高等院校医学实验教学系列教材

医学机能实验学

第4版

主　编　于　利　叶丽平

副主编　李伟红　刘晓健　于　洋　康艳平　王国贤

编　委　（按姓氏笔画排序）

于　利　于　洋　王国贤　王爱梅

王寒明　王　蕊　石丽娟　叶丽平

田　原　牟　华　闫恩志　庄晓燕

刘　卓　刘　博　刘春娜　刘晓健

刘婉珠　李　垚　李伟红　李胜陶

邸　阳　邹金发　林宇涵　宝东艳

姜　岩　姚素艳　康艳平　潘　丽

U0214253

科学出版社

北京

内 容 简 介

《医学机能实验学》是将生理学、药理学和病理生理学动物实验及人体机能学实验内容融合而形成的一本新的实验课程。本实验课程教材共6篇。第一篇主要介绍了机能实验学的目的和要求、实验动物的基本知识和操作技术、机能实验学的常用仪器设备及使用；第二篇为机能学基础实验，介绍了经典的离体组织器官实验、在体动物实验；第三篇为机能学综合性实验，介绍了循环系统、呼吸系统、消化系统、泌尿系统和神经系统共18个综合性实验；第四篇为人体机能学实验，介绍了人体机能学实验的基本知识，常用的设备仪器，介绍了包括血液凝固实验、血型鉴定、动脉血压测定、心电图描记、肌电图描记、脑电图及其影响因素观察、定量负荷运动对心血管功能的影响、能量代谢及其影响因素观察、尿成分及其影响因素观察、血糖检测及其影响因素观察等；第五篇为创新性实验，介绍了实验研究的基本知识及统计学方法、常用疾病动物模型的制备等，并精选了5个创新性实验范例；第六篇为病例讨论，选取了比较有代表性的临床病例，供学生讨论课参考。本教材内容丰富，实用性强，可供高等医药院校学生使用，也可供研究生和从事医药学研究的相关人员使用，其中人体机能学实验部分也可供运动生理与康复医学相关专业学生的实验教学使用。

图书在版编目（CIP）数据

医学机能实验学 / 于利，叶丽平主编 . —4 版 . —北京：科学出版社，2018.2

　ISBN 978-7-03-056550-1

　Ⅰ.①医… Ⅱ.①于…②叶… Ⅲ.①实验医学－医学院校－教材 Ⅳ.① R-33

中国版本图书馆 CIP 数据核字（2018）第 024802 号

责任编辑：朱　华　车　艳／责任校对：郭瑞芝

责任印制：赵　博／封面设计：陈　敬

科 学 出 版 社 出版

北京东黄城根北街 16 号

邮政编码：100717

http://www.sciencep.com

天津文林印务有限公司 印刷

科学出版社发行　各地新华书店经销

*

2012 年 1 月第　一　版　　开本：787×1092　1/16

2018 年 2 月第　二　版　　印张：18

2023 年 1 月第十五次印刷　字数：415 000

定价：75.00 元

（如有印装质量问题，我社负责调换）

高等院校医学实验教学系列教材（第2版）
总编委会

总　　序

医学专业教育不仅要让学生系统掌握医学理论知识，更需要关注学生实践技能、科学思维和创新能力的培养。实验教学与理论教学相辅相成，在全面提高医学教育质量方面有着理论教学不可替代的作用，是高等教育体系中的一个重要环节，是医学教育教学的重要组成部分。实验教材是体现实验教学内容和教学方法的知识载体，是指导学生动手操作、培养学生实践能力的重要工具，是做好实验教学、提高实验教学质量的重要保证，是培养创新型人才的重要手段。为顺应当代医学发展形势、满足医学教育和医学生培养需求，建立以能力培养为主线，分层次、多模块、相互衔接的实验教学体系，培养适应21世纪医药卫生事业发展的高素质医学人才，从实际应用性出发，构建具有自身特点的实验教学内容和建材体系。

本系列实验教材第1版于2011年由科学出版社出版发行，为推动实验教学改革，整合实验教学资源，完善实验教学体系，提高实验教学水平，于2016年10月对第一版系列教材进行全面修订。第2版教材由长期工作在教学、科研、医疗第一线的具有丰富理论与实践教学经验的教师编写而成，延续上一版教材的结构框架，将实验内容分为基本实验操作及常用仪器使用、经典验证性实验、综合性实验、研究创新型实验，并依据学科特点适当调整结构比例，增加综合性、创新性实验项目，减少验证性实验。进一步整合、更新了实验项目，删减陈旧内容，纠正在使用过程中发现的问题，使实验项目设置更加科学，实验技术操作更加规范，更有利于培养和提高学生实践能力、观察能力、分析和解决问题能力。

第2版实验系列教材共八本，包括《医用化学实验》《医用物理学实验》《医学大体形态学实验》《医学显微形态学实验》《医学机能实验学》《生物化学与分子生物学实验》《医学免疫学与病原生物学实验》《临床技能学》。其中《临床技能学》融合视频、音频等富媒体技术，使纸质教材与数字教材有机地结合，顺应教材多样化、个性化的发展需要。

本系列教材读者对象以本科、专科临床医学专业为主，兼顾预防、口腔、影像、麻醉、检验、护理、药学等专业需求，涵盖医学生基础医学全部实验教学内容。

在修订过程中，虽经全体编委努力工作及反复修改，但由于水平和时间限制，教材中难免有疏漏或缺陷，恳请读者和同行专家提出宝贵意见。

高等院校医学实验教学系列教材

总编委会

2017年7月

前　言

随着基础医学实验教学改革的不断深入，一门新的综合性实验课程——机能实验学应运而生。机能实验学打破了传统医学实验教学的单一模式，将生理学、药理学和病理生理学的实验内容有机结合，更强调学科之间的交叉融合，更注重学生创新能力的培养。为了进一步适应机能学实验教学的改革与创新，在第3版基础上我们组织修订编写了高等医药院校医学实验教学系列教材《医学机能实验学》。为更新实验内容、创新实验教学，对更新的实验设备进行了实验数据校准、兼容原有仪器设备，使实验课的教材有更广泛的应用。

本教材从人才培养体系的整体出发，构建了以能力培养为主线，分层次、多模块相互衔接的新型实验教学体系。我们将实验内容分为6大基本板块，即基本实验操作及常用仪器使用、基础实验、综合性实验、人体机能学实验、创新性实验和病例讨论。基本实验操作及常用仪器使用板块使学生对机能学实验的基本知识和技术及仪器设备有概括性了解，并学会使用常用实验仪器设备；基础实验板块以基础实验技能训练为目的，从经典的离体组织器官实验、在体动物实验入手，培养学生掌握基本实验技能；综合性实验以循环系统、呼吸系统、消化系统、泌尿系统和神经系统为主线，注重知识的拓展性和学科的交叉融合性，提高学生的综合能力和水平；人体机能学实验以学生人体作为实验对象，能够直观生动地开展机能学实验，包括人体血压测定、人体心电图描记、人体ABO血型鉴定、人体肌电图描记、人体脑电图描记及定量负荷运动与能量代谢测定、尿成分检测等，人体机能学实验更切合实际，将理论学习与人体机能观察密切结合，具有很高的实用价值，能够极大地激发学生参加实验的兴趣；创新性实验介绍了实验研究的基本知识及统计学方法、常用疾病动物模型的制备等，并精选了5个创新性实验范例，为拓展学生的专业视野，培养学生的创新思维能力和基本的医学科研能力提供了一个较好的平台；最后通过病例讨论将实验结果与临床实践密切结合，提高学生分析问题和解决问题的能力。

我们在组织编写过程中力争体现本教材的知识性、系统性、科学性和先进性。然而，由于机能学实验尚在不断探索中，本教材难免存在不当之处，恳请广大读者指正。

编　者
2017年2月

目　　录

第三篇 机能学综合性实验

第四篇　人体机能学实验

第五篇　创新性实验

第六篇 病例讨论

第一篇 总 论

第一章 绪 论

第一节 机能实验学的目的和要求

一、机能实验学的目的

机能实验学是一门研究生物正常机能、疾病发生机制和药物作用规律的综合性实验学科。它保留了部分经典的电生理学、人体生理学、病理生理学和药理学实验，并发展了综合性和创新性实验项目，从而将生理学、药理学和病理生理学三门学科的实验内容有机地结合起来，形成一门独立的实验性学科。机能实验学更强调学科之间的交叉融合，更重视实验技术的应用，更注重学生创新能力的培养。

机能实验学的目的在于通过实验使学生掌握基本的操作技术，学会一些实验仪器的正确使用方法及观察、分析实验结果和书写实验报告的基本方法；通过各种动物实验模型的制备、药物及其他方法的救治等，将生理学、药理学和病理生理学知识融会贯通，更加贴近临床；通过创新性实验，培养并提高学生独立思考和独立工作的能力、分析问题和解决问题的能力，培养学生严肃的科学态度、严密的科学思维和严谨的工作作风。

二、机能实验学的要求

为了实现机能实验学的目的，要求实验者必须做到以下几方面。

（一）实验前

1. 仔细阅读本实验教程和有关参考书，了解实验的目的、要求，充分理解实验原理，熟悉实验方法，要特别留意"注意事项"中的内容，做到防患于未然。

2. 复习与实验内容有关的理论知识，做到充分理解，尽可能预测实验结果，注意和估计实验中可能发生的误差，以便及时纠正操作上的错误。

（二）实验时

1. 仔细清点所用实验器材和药品，检查并正确调试仪器。

2. 按照实验方法严肃、认真地进行操作，不能随意变动。

3. 仔细、耐心地观察实验中出现的现象，随时记录实验结果，及时加上必要的文字注释，以免发生错误或遗漏。

4. 在实验过程中，实验条件应始终保持一致，如有变动应加以说明，并要联系所学的理论知识对实验结果进行分析。如出现非预期结果，应仔细分析其原因。

（三）实验后

1. 将实验用品整理就绪，所用器械擦洗干净，按实验前的布置整理安放好。

2. 检查实验仪器性能状况，填写使用单，如有损坏或丢失应立即报告实验指导教师。临时借用的器械或物品，实验完毕及时清点后请负责教师验收。

3. 将废弃的试剂、药品及动物尸体放于指定处，不得随意乱丢。

4. 值日生负责清理实验室，并将垃圾携带到指定场所。

5. 整理实验记录，对实验结果进行分析讨论，认真撰写实验报告，并按时交给实验指导教师评阅。

第二节　实验结果的处理

学生在实验过程中，通过科学方法将所观察、检测及计算出的实验结果进行整理、统计、分析，转变为可定性和（或）定量的数据和图表，以便研究其所获得的各种实验结果变化的规律，得出正确的结论。

实验中得到的结果数据一般称为原始资料。原始资料可分为计量资料和计数资料两大类。计量资料是以数值大小来表示某事物变化的程度，例如心率、血压、血流量、尿量、呼吸频率及神经冲动频率等。这类资料可用测量仪器获得，也可通过测量实验描记的曲线获得。计数资料是清点数目所得到的结果，例如动物实验中记录存活与死亡动物的数目。在可以记录到曲线的实验项目中，应尽量采用曲线来表示实验结果，在曲线上应标注说明。在取得一定数量的原始资料后即可进行统计学处理，以得到对实验结果的某些规律性进行的适当评价。

为了便于比较、分析，统计学处理的结果可用表格或绘图表示。用表格表示实验结果时，应采用三线表，并要有表题。一般将观察项目列在表内左侧，右侧按顺序填写各种实验结果的数值。用绘图表示实验结果时，要以横轴表示各种刺激条件，纵轴表示所发生的各种反应，坐标轴要有适当的注解，包括剂量单位、大小适宜的标度等。根据图的大小确定坐标的长短，绘制经过各点的曲线或折线要光滑。如果不是连续性的变化，也可用柱形图表示。图下注明实验条件、实验名称等。需要做统计学处理的实验数据，应按统计学中所规定的统计学方法进行处理后，才能对实验结果进行评价。

第三节　实验报告的书写

实验报告是实验的总结，是表达实验结果的一种形式。书写实验报告是机能实验学的一项基本训练，是学习书写论文的基础。通过书写实验报告，可以熟悉撰写科研论文的基本格式，学会绘制图表的基本方法；可以应用学过的有关理论知识或查阅有关文献，对实验结果进行分析和解释，得出实验结论，从而培养学生独立思考、分析和解决问题的能力，为将来撰写科研论文打下良好的基础。因此，学生应以科学严谨的态度，认真独立地完成实验报告的书写，不应盲目抄袭他人的实验报告。

一、实验报告的格式

实验报告一般包括如下项目。

1. 姓名、班级、学号、专业（此项可写在实验报告册的封面）。

2. 实验序号和实验题目。

3. 实验目的。

4. 实验对象。

5. 实验器材和药品。

6. 实验方法。

7. 实验结果。

8. 实验讨论。

9. 实验结论。

二、实验报告的书写要求

在书写实验报告时，要求学生做到以下几点。

1. 完整填写实验报告的有关项目，字迹工整，文字精练。

2. 实验题目、实验目的、实验对象、实验器材和药品可参考本实验教程。

3. 实验方法一般不必详细描述，如果实验仪器和实验方法有临时变动或因操作技术影响观察的可靠性时，可做简要说明。

4. 实验结果是实验中最重要的部分，应将实验过程中所观察到的现象进行真实、正确、详细地记录。在实验完成之后，对原始记录的资料和数据进行认真的核对、系统分析，必要时对数据进行统计学处理，形成实验结果。实验结果可用适当的表格、图表及曲线表示，加上必要的文字叙述。

5. 实验讨论是根据已知的理论和知识对实验结果进行解释和推理分析，这是充分发挥想象力进行求异求新的创造性思维过程，务必要符合逻辑，真实可靠。讨论的过程应是归纳和演绎的统一。要判断实验结果是否为预期的，如果出现非预期的结果，应该查阅相关文献分析其可能的原因。

6. 实验结论是从实验结果和实验讨论中归纳出的概括性判断，也就是这一实验所能得出的结论。实验结论应与本次实验的目的相呼应，而不是实验结果的简单重复，也不能随意推断和引申。

（王爱梅）

第二章　实验动物的基本知识和操作技术

第一节　实验动物的选择

在机能动物实验中，实验动物的选择适当与否直接关系到实验结果的正确性，是动物实验中首先要考虑的问题。实验动物的选择应注意影响实验效果的各种因素，应尽可能选择其结构、机能、代谢、健康状况与疾病特点等接近于人类的动物。机能实验常用的动物有蟾蜍（或蛙）、小鼠、大鼠、豚鼠、家兔、猫和犬等。由于动物的种属、品系、年龄、性别、微生物等级、遗传背景，甚至生理状态与健康状况的差异，往往造成对同一刺激反应性的不同。因此，应根据实验目的、内容和水平来选择适合的实验动物，且应遵循国际上的"3R"，即 reduction（减少）、refinement（优化）、replacement（替代）原则。因此，应根据实验目的和要求来选择适合的实验动物，且应符合节约的原则。例如，测定药物的半数致死量（LD_{50}）或半数有效量（ED_{50}）时，需要大量的动物，常选用小鼠，因小鼠种系清楚、繁殖快、比较经济；研究平喘药或抗组胺药时，多选用对组胺特别敏感的豚鼠。了解常用实验动物的特点十分重要，以利于选择动物。

常用实验动物的特点及选择应用如下。

1. 蟾蜍、青蛙　离体心脏能较持久地有节律地搏动，常用于观察药物对心脏的作用；坐骨神经 - 腓肠肌标本可用来观察药物对外周神经、神经 - 肌接头或横纹肌的作用；蛙舌和肠系膜是观察炎症和微循环变化的良好标本，在水肿和肾功能不全的模型中常采用该类动物；蛙的腹直肌还可以用于鉴定胆碱能药的作用。

2. 小白鼠　小白鼠是实验室应用最多的动物，适用于需要大量动物的实验，如药物筛选，LD_{50} 测定，药物效价比较，抗感染、抗肿瘤药物研究及避孕药研究等。小白鼠具有繁殖周期短、温顺易捉和体型小易于饲养、价廉等特性，是实验动物中培养种系最多的一类动物，有瑞士种、英国种、法国种和德国种等，以瑞士种最为著名。目前我国各种生物制品、医学研究单位繁育的小鼠为昆明种，该品系为封闭种群。

3. 大鼠　在基础医学研究中，常用于水肿、休克、炎症、心功能不全和应激反应等各类实验及一些在小鼠身上不便进行的实验，如研究药物抗炎作用时，可选用大鼠踝关节炎症模型；观察药物亚急性或慢性毒性研究等。大白鼠具有抗病力强、繁殖快、喜啃咬等特征。大鼠的血压和血管阻力对药物反应敏感，是研究心血管疾病的首选动物。常用品种有 Sprague-Dawley（SD）大白鼠和 Wistar 大白鼠等。

4. 豚鼠　豚鼠对组织胺非常敏感，易致敏，用于平喘药和抗组胺药的研究。豚鼠血清因补体丰富而稳定，是免疫学实验中补体的重要来源；豚鼠易于过敏，所以适合做变态反应的研究。对人型结核菌高度敏感，是结核菌分离、鉴别、诊断和病理研究的最佳动物。还因其听觉发达，对声波敏感，常用于听觉方面和内耳疾病的研究。

5. 家兔　家兔性情温顺、易饲养，常用于药物对心脏、血压、呼吸的影响及有机磷农药中毒和解救的实验。家兔体温变化灵敏，最易产生发热反应，还常用于体温实验、致热原检查。还因家兔免疫反应灵敏，血清量产生较多，其最大用途是产生抗体、制备高效价血清和特异性强的免疫血清。家兔还是眼科研究中最常用的动物。亦可用于研究药物对中枢神经的作用、毒物对皮肤的局部作用、肠系膜微循环观察实验、离体肠段和子宫的药理学实验、避孕药实验及离体兔耳和兔心的各种分析性实验研究等。

6. 猫　与家兔相比，猫的血压稳定，血管壁坚韧，心脏泵血功能强，便于手术操作，对外科手术的耐受性强，但价格昂贵，具有攻击性，常用于血压实验等心血管系统实验研究。猫具有非常敏感的神经系统，可用于去大脑僵直、下丘脑功能、脑室灌流研究药物的作用部位等中枢神经系统药物的研究。还可用于镇咳药研究、制备弓形虫病等动物模型等。

7. 犬　当实验需要大动物时，常选用犬。常用于观察药物对冠状动脉血流量的影响、心肌细胞电生理研究、高血压的实验治疗、胃瘘、肠瘘、膀胱瘘及抗休克药的研究等。经过训练，可与人合作，适用于慢性实验研究，如条件反射实验等。在进行临床前长期毒性试验时，犬是常用动物。

（刘晓健　于　利）

第二节　实验动物的编号

在机能的药物实验中，常用多只动物同时进行实验，并对实验动物做适当的分组。为了便于观察并记录实验过程中动物的变化情况，在对实验动物实施处理前，需要对其进行编号标记加以区分。良好的编号标记是做好实验和实验记录的必要前提。实验动物的编号标记方法有很多，良好的标记方法应具有简便、易辨、清晰、耐久的特点。常用的方法有染色法、烙印法、耳缘剪孔法、针刺法和剪毛法等，如家兔等较大的动物可用特制的号码牌固定于耳郭上（烙印法）。可根据实验目的、动物种类和具备的条件选用。

在机能实验的本科教学中，对实验动物进行编号最常用染色法，用于小白鼠、大白鼠及白色家兔。常用的涂染化学药品如下。

1. 涂染黄色，用 3% ～ 5% 苦味酸溶液，最常用。

2. 涂染红色，用 0.5% 中性红或品红溶液。

3. 涂染黑色，用煤焦油的酒精溶液。

4. 涂染咖啡色，用 2% 硝酸银溶液。

标记时可用棉签蘸取上述溶液，涂于动物身体不同部位的被毛上形成染色斑点，以示不同号码。家兔等较大的动物可用特制的号码牌固定于耳郭上。小鼠、大鼠或白色家兔等，可用黄色苦味酸涂于毛上不同部位进行标记。如给小鼠标记 1 ～ 10 号，可将小白鼠背部的肩、腰、臀部按左、中、右分为 9 个区，按左、中、右顺序标记 1 ～ 9 号，第 10 号不做标记（图 2-1）。

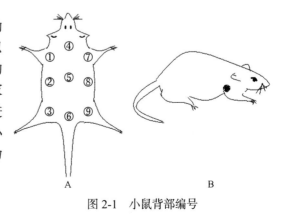

图 2-1　小鼠背部编号

（刘　卓　于　利）

第三节　实验动物的捉拿与固定方法

捉拿与固定动物是为了更好地进行实验。在捉拿动物时应尽量使动物免受不必要的刺激和损伤，同时也要防止实验者被动物咬伤、抓伤。在固定动物时一定要既牢固又要减少动物的痛苦，维持动物的正常生理活动，从而不影响实验观察结果。

1. 蟾蜍和蛙　宜用左手将动物背部贴紧手掌固定，以左手中指、无名指和小指压住其左腹侧和后肢，拇指和食指分别压住左、右前肢，右手进行操作。捣毁脑和脊髓时，左手食指和中指夹持头部，右手将探针经枕骨大孔前刺入颅腔，可感觉针在四面皆壁的腔内，左右摆动探针捣毁脑组织，然后退回探针。再由枕骨大孔刺入，并转向尾方，与脊柱平行刺入椎管以破坏脊髓。

固定方法可用大头针固定在蛙板上，采取俯卧位或仰卧位固定。抓取蟾蜍，禁忌挤压其两侧耳部突起的毒腺，以免毒腺分泌物射入眼中。如被射入时，立即用生理盐水冲洗眼睛。

2. 小鼠　捉拿法有两种。一种是用右手将尾部抓住并提起，放在鼠笼盖或其他粗糙面上，轻轻地用力向后方拉鼠尾，此时小鼠向前挣扎时，迅速用左手拇指和食指捏住小

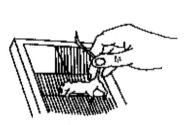

鼠头颈部皮肤，将其置于左手掌心中，并用小指和手掌尺侧夹持其尾根部固定于手中；另一种抓法是只用左手，先用拇指和食指抓住小鼠尾部，再用手掌尺侧及小指夹住尾根，然后用拇指及食指捏住其颈部皮肤。前一方法简单易学，后一方法难度较大，但捉拿快速（图 2-2）。

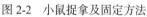
图 2-2　小鼠捉拿及固定方法

这种在手中固定方式，可进行小鼠灌胃、皮下、肌肉和腹腔注射等。如进行解剖、手术、心脏采血和尾静脉注射时，须将小鼠做一定形式的固定，解剖和采血等均可使动物背卧位（必要时先行麻醉），再将小鼠前后肢依次固定在手术板上。尾静脉注射时，可用小鼠尾静脉注射器固定。可根据动物大小选择合适的固定架，打开鼠筒盖，手提小鼠尾巴，让小鼠头对准筒口送入筒内，调整鼠筒长短合适后，露出尾巴，固定筒盖即可进行尾静脉注射或尾静脉采血等操作。

3. 大鼠　大鼠比小鼠牙尖性猛，不易用袭击方式抓取，否则会被咬伤，捉拿时为避免咬伤，可带上帆布手套。捉拿及固定方法基本同小鼠。捉拿时，右手抓住鼠尾，将大鼠放在粗糙面上；左手戴上防护手套或用厚布盖住大鼠，抓住整个身体并固定其头部以防咬伤。捉拿时勿用力过大过猛，勿捏其颈部，以免引起窒息。大鼠在惊恐或激怒时易将实验操作者咬伤，在捉拿时应注意。

若进行手术或解剖，则应事先麻醉，然后用棉线活结缚四肢。用棉线固定门齿，背卧位固定在大鼠固定板上。须取尾血及尾静脉注射时，可将其固定在大鼠固定盒里，将鼠尾留在外面供实验操作。

4. 豚鼠　豚鼠具有性情非常温顺，好奇、胆小易惊的特性，不宜强烈刺激和惊吓。因此，抓取时要求快、稳、准。一般方法是：先用右手掌迅速、轻轻地扣住豚鼠背部，抓住其肩胛上方，以拇指和食指环握颈部，另一只手托住其臀部。体重小的豚鼠可用

双手捧起来。

用固定器固定豚鼠，和大、小鼠的基本方法一样，用木制板和线绳固定或按不同的实验要求进行固定。

5. 家兔 家兔易于驯服，一般不会咬人，但脚爪较锐利。抓取时，家兔会挣扎，要特别注意。由于家兔的耳朵非常敏感，勿抓耳朵提取家兔，虽然家兔耳朵较长，但不能承担全身重量，家兔可能因疼痛而挣扎，易造成抓不稳而落地摔伤。若兔耳损伤，会给静脉注射或采血带来极大的不便。正确的抓取方法是：右手抓住其颈背部皮肤，轻轻将兔提起，左手托住其臀部，使其躯干的重量大部分集中在左手上，然后按实验要求固定。

对家兔施行手术，须将家兔固定于家兔手术台上。多数实验须采用仰卧位固定，缚绳打套结绑在四肢踝关节上（打活结便于术后解开），而后四肢左右分开、拉直，分别固定在兔台尾端；两前肢缚绳分别固定在兔台两侧。最后固定头部，兔头夹固定时先将兔颈部放在半圆形的铁圈上，再把铁圈推向嘴部压紧后拧紧固定螺丝，将兔头夹的铁柄固定在兔手术台的固定架上。

6. 猫 捉拿时先轻声呼唤，慢慢将手伸入猫笼中，轻抚猫的头颈及背部，抓住颈背部皮肤并以另一只手抓住腰背部。当猫不让接触或捉拿时，可用套网捉拿。操作时注意猫的利爪和牙齿，勿被其抓伤或咬伤，必要时可用固定袋将猫固定。手术时的固定方法与家兔相同。

（刘 卓 于 利）

第四节 实验动物的麻醉方法

麻醉实验动物使用的麻醉药物和麻醉方法如下。

1. 乙醚 乙醚为挥发性麻醉药，常用于小动物（小鼠）的麻醉。将乙醚蘸在棉球上放入玻璃罩内，利用乙醚的挥发性质，经肺泡吸入，麻醉作用出现快，除去乙醚后麻醉作用很快消除。乙醚麻醉初期常有兴奋现象，且因对呼吸道有强烈的刺激性，使呼吸道分泌物增加，导致呼吸道阻塞，故使用时应注意观察。

2. 戊巴比妥钠 戊巴比妥钠的麻醉作用稳定、持续时间中等（一次给药可维持作用2～4小时），一般实验均可使用。常用其3%溶液。各种动物所用戊巴比妥钠，剂量如下：犬为30mg/kg，静脉注射；猫、兔为30～40mg/kg，静脉注射或腹腔注射；大鼠、小鼠为40～50mg/kg，腹腔注射。

3. 氨基甲酸乙酯（乌拉坦） 氨基甲酸乙酯作用较弱，对呼吸抑制作用小是其优点，麻醉实验动物实验常用的麻醉药。各种动物所用剂量：家兔与大鼠为1.0～1.5g/kg，静脉注射或腹腔注射。

4. 氯醛糖 氯醛糖对血压和神经反射影响较小，适用于心血管实验。但其溶解度小，常用浓度为1%。犬、猫所用剂量为80～100mg/kg，静脉注射或腹腔注射。常与戊巴比妥钠或氨基甲酸乙酯合用，合用时应适当减少剂量。

（刘 卓 于 利）

第五节　实验动物的处死方法

实验动物的处死方法，常用的有以下几种。

1. 颈椎脱臼法　本法适用于小鼠，用拇指和食指或用镊子压住小鼠的后头部，另一手捏住小鼠尾巴，用力向上牵拉，使其脱臼死亡。

2. 空气栓塞法　用注射器将空气快速注入静脉，可使动物死亡。一般兔与猫注入空气 10～20ml 可致死。

3. 心脏抽血处死法　用粗针头一次大量抽取心脏血液，可致动物死亡。此法常用于豚鼠、猴等。

4. 大量放血法　大鼠可采取摘除眼球，由眼眶动脉放血致死；断头、切开股动脉，使其大量失血而死亡。家兔亦可在麻醉情况下，由颈动脉放血，并轻轻挤压胸部，尽可能使其大量放血致死。

5. 其他方法　蛙或蟾蜍类可断头，也可用探针经枕骨大孔破坏脑和脊髓处死。其他还可用电击法、注射或吸入麻醉药法。

（刘　卓　于　利）

第六节　实验动物的取血方法

1. 小鼠和大鼠的取血法

（1）断头取血：这是常用而简便的一种取血方法，操作时抓住动物，用剪刀剪掉头部，立即将鼠颈部向下，提起动物，并对准已准备好的容器（内放抗凝血药），鼠血即快速滴入容器内。

（2）眶动脉或眶静脉取血：将动物倒持压迫眼球，使其明显充血后，用止血钳迅速摘除眼球后，将血滴入加有抗凝血药的玻璃器皿内，直至不流血为止。一般可取得动物体重 4%～5% 的血液量。用毕动物即死亡，只适用于一次性取血。

（3）眼眶后静脉丛取血：将内径为 1.0～1.5mm 的玻璃毛细管，临用前折成 1.0～1.5cm 长的毛细管段，浸入 1% 肝素溶液中，取出干燥。取血时，左手抓住鼠双耳之间的头部皮肤，使头部固定，并轻轻向下压迫颈部两侧，导致头部静脉血液回流困难，使眼眶静脉丛充血，右手持毛细管，将其新折断端插入下眼睑与眼球之间，然后轻轻向眼底部方向移动，并旋转毛细管以切开静脉丛，保持毛细管水平位，血液即流出，以事先准备的容器接收。取血后，立即拔出取血管，放松左手即可止血。小鼠、大鼠、豚鼠及家兔均可采取此法取血。其特点可根据实验需要，于数分钟内在同一部位反复取血。

2. 豚鼠的取血方法　通常采用心脏取血法。此法需两人协作进行，助手以双手将豚鼠固定腹部向上。操作者用左手在胸骨左侧触摸到心尖冲动处，选择心尖冲动最明显部位进针穿刺，一般在第 4～6 肋间。如针头进入心脏，则血液随心尖冲动进入注射器内，取血应快速，以防血液在针管内凝血。如针头已刺入心脏但还未出血时，可将针头慢慢退回一点即可，失败时应拔出重新操作。切忌针头在胸腔内左右摆动，以防损伤心脏和肺而导致动物死亡。此法取血量较大，可反复采血，但需技术熟练。

3. 家兔取血法

（1）耳缘静脉取血法：以小血管夹夹住耳根部，沿耳缘静脉局部涂二甲苯，使血管扩张，涂后即用乙醇拭净。然后以粗针头刺入耳缘静脉，拔出针头血即流出。此法简单，取血量大，可取到 2～3 ml，且可反复取血。

（2）颈动脉取血：先行颈动脉暴露手术，分离出长为 2～3cm 颈动脉，动脉下穿两条线，用一条线结扎远心端，使血管充盈。近心端以小动脉夹夹闭，用眼科剪刀向近心端剪一小"V"形口，插入制备好的硬塑料动脉插管，以线结扎，并将远心端结扎线与近心端结扎线相互结紧，防止动脉插管脱出。动物体内可注射肝素抗凝。手术完毕后，需血时即可打开动脉夹放出所需的血量，而后夹闭动脉夹。这样可以按照所需时间反复取血，方便而准确。但动脉只能利用一次。

（刘 卓 于 利）

第七节　实验动物的常用给药方法

一、经口给药法

1. 灌胃法

（1）小鼠灌胃法：左手拇指和食指捏住小鼠颈背部皮肤，环指或小指将尾部紧压在手掌上，使小鼠腹部向上。右手持灌胃管，灌胃管长为 4～5cm，直径约 1mm。操作时，经口角将灌胃管插入口腔，用灌胃管轻压小鼠头部，使口腔和食管成一直线，再将灌胃管沿上腭壁轻轻插入食管内，当推进 2～3cm 时，灌胃管前端约到达膈肌水平（体重 20g 左右的小鼠），此时可稍感有抵抗。如此时动物无呼吸异常，即可将药注入。如遇阻力或动物憋气时，则应抽出重插。如误插入气管，注药时可引起动物立即死亡。药液注完后轻轻退出灌胃管。操作时宜轻柔、细致，切忌粗暴，以防损伤食管及膈肌。一次可灌注药量 10～25ml/kg 体重（图 2-3）。

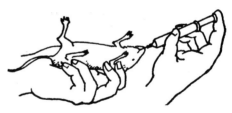

图 2-3　小鼠灌胃法

（2）大鼠灌胃法：一只手的拇指和中指分别放到大鼠左右腋下，食指放于颈部，使大鼠伸开两前肢，握住动物。灌胃法与小鼠相似。采用的灌胃管长为 6～8cm，直径约为 1.2mm，尖端呈球状。插管时，为防止插入气管，应先抽回注射器针栓，无空气抽回说明不在气管内，即可注药。一次可灌注药量为 10～20ml/kg 体重。最大灌药量不超过 3ml/只。

（3）豚鼠灌胃法：助手以左手从动物背部把后肢伸开，握住腰部和双后肢，用右手拇、食指夹持两前肢。术者右手持灌胃管沿豚鼠上腭壁滑行，插入食管，轻轻向前推进插入胃内。插管时亦可用木制或竹制的开口器，将管穿过开口器中心的小孔插入胃内。插管完毕回抽注射器针栓，无空气抽出时，慢慢推注药液；如有空气抽回时，说明插入气管，应拔出重插。药物注完后再注入生理盐水 2ml，冲净管内残存药物。当拔出插管时，应捏住管的开口端，慢慢抽出，当抽到近咽喉部时应快速抽出，以防残留的液体进入咽喉部。

（4）家兔灌胃法：用兔固定箱，可一人操作。右手将开口器固定于兔口中，左手将管经开口器中央小孔插入。如无固定箱，则需两人协作进行。一人坐好，腿上垫好围裙，将家兔的后肢夹于两腿间，左手抓住双耳，固定其头部，右手抓住其两前肢。另一人将开口器横放于家兔口中，将家兔舌压在开口器下面。此时助手双手应将家兔耳朵、开口器和两前肢同时固定好，另一人将管自开口器中央的小孔插入，慢慢沿家兔口腔上腭壁插入食管 15～18cm。插管完毕后，将胃管的外端放入水杯中，切忌伸入过深（图2-4）。如有气泡从胃管逸出，说明不在食管内而是在气管内，应拔出来重插。如无气泡逸出，则可将药推入，并以少量清水冲洗胃管，胃管最后的拔出同豚鼠。

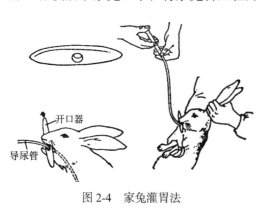

开口器

导尿管

图 2-4　家兔灌胃法

2. 口服法　如药物为固体剂型时，可直接将药物放入某些动物口中，使其口服咽下。

二、注射给药法

1. 皮下注射

（1）小鼠皮下注射：通常在背部皮下注射。注射时以左手拇指和中指将小鼠颈背部皮肤轻轻提起，食指轻按其皮肤，使其形成一个三角形小窝，右手持注射器从三角窝下部刺入皮下，轻轻摆动针头，如易摆动时则表明针尖在皮下，此刻可将药液注入。针头拔出后，以左手在针刺部位轻轻捏住皮肤片刻，以防药液流出。大批动物注射时，可将小鼠放在鼠笼盖或粗糙平面上，左手拉住尾部，小鼠自然向前爬动，此时右手持针迅速刺入背部皮下，推注药液。一次注射量为 10～30ml/kg 体重。

（2）大鼠皮下注射：注射部位可在背部或后肢外侧皮下，操作时轻轻提起注射部位皮肤，将注射针头刺入皮下，一次注射量应 < 10ml/kg 体重。

（3）豚鼠皮下注射：部位可选用两后肢内侧、背部、肩部等皮下脂肪少的部位。通常在大腿内侧注射。操作时，助手将豚鼠固定于台上，术者将注射侧的后肢握住，将注射针头与皮肤呈45°角的方向刺入皮下，确定针头在皮下后推入药液，拔出针头后，拇指轻压注药部位片刻。

（4）家兔皮下注射法：参照小鼠皮下注射法。

2. 腹腔注射

（1）小鼠腹腔注射：左手固定动物，使腹部向上，头呈低位。右手持注射器，在小鼠右侧下腹部刺入皮下，沿皮下向前推进 3～5mm，然后刺入腹腔。此时有抵抗力消失的感觉，在针头保持不动的状态下推入药液。一次可注射量为 10～25ml/kg 体重。应注意切勿使针头向上注射，以防针头刺伤内脏（图2-5）。

（2）大鼠、豚鼠、兔、猫等的腹腔注射：皆可参照小鼠腹腔注射法。但应注意家兔与猫在腹白线两侧注射，

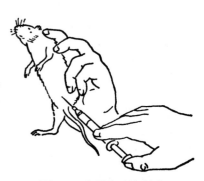

图 2-5　小鼠腹腔注射法

离腹白线约 1cm 处进针。

3. 肌内注射

（1）小鼠、大鼠、豚鼠肌内注射：一般因肌肉少，不做肌内注射，如需要时，可将动物固定后，一手拉直动物左或右侧后肢，将针头刺入后肢大腿外侧肌肉内，用 5 ～ 7 号针头，小鼠注射每侧不超过 0.2ml。

（2）家兔肌内注射：固定动物，右手持注射器，令其与肌肉成 60° 角，一次刺入肌肉中，先抽回针栓，无回血时将药液注入。注射后轻轻按摩注射部位，帮助药液吸收。

4. 静脉注射

（1）小鼠、大鼠静脉注射：多采用尾静脉注射。先将动物固定于固定器内（可采用瓶底有小口的玻璃筒、金属筒或铁丝网笼）。将全部尾部露在外面，以右手食指轻轻弹其尾尖部，必要时可用 45 ～ 50℃的温水浸泡尾部或用 75% 乙醇擦尾部，使血管扩张充血、表皮角质软化，以拇指与食指捏住尾部两侧，尾静脉充盈更明显，以无名指及小指夹持尾尖部，中指在下托起尾巴固定。用 4 号针头，使针头与尾部呈 30° 角刺入静脉，推动药液无阻力，且可沿静脉血管出现一条白线，说明药液已进入血管内，可以注射药物（图 2-6）。如遇阻力较大，皮下发白有隆起，说明不在静脉内须拔出针头重新穿刺。注射完毕后，拔出针头，轻按注射部位止血。一般选择鼠尾两侧静脉，并应从鼠尾尖端开始，渐向尾根部移动，以备反复应用。一次注射量为 5 ～ 10ml/kg 体重。大鼠亦可舌下静脉注射或麻醉后，切开大腿内侧皮肤股静脉注射，亦可颈外静脉注射。

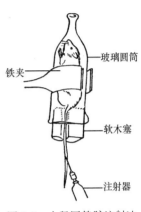

铁夹

玻璃圆筒

软木塞

注射器

图 2-6 小鼠尾静脉注射法

（2）豚鼠静脉注射：可选用多部位的静脉注射，如前肢皮下头静脉、后肢小隐静脉、耳壳静脉或雄鼠的阴茎静脉注射。一般前肢皮下头静脉穿刺易成功。也可先将后肢皮肤切开，暴露胫前静脉，直接穿刺注射，注射量不超过 2ml。

（3）家兔静脉注射：家兔静脉注射一般采用耳缘静脉。先除去注射部位的兔毛，用酒精棉球涂擦耳缘静脉部皮肤。以左手拇指与中指捏住固定耳尖部，食指放在耳下，垫起兔耳。右手持带有 6 ～ 8 号针头的注射器，尽量从静脉远端刺入血管（不一定有回血）。注射时针头先刺入皮下，沿皮下向前推进少许，而后刺入血管。针头刺入血管后再稍向前推进，将针头的斜面开口全部进入血管内，再轻轻推动针栓，若无阻力和局部皮肤发白隆起现象，即可缓慢注药。否则应退出重新穿刺。注射完毕后，用棉球压住针眼止血，拔出针头（图 2-7）。

5. 淋巴囊注射 蛙及蟾蜍常用淋巴囊给药。它们有数个淋巴囊（图 2-8），该处注射药物易吸收。一般多为腹淋巴囊作为给药途径。一手抓住蛙，固定四肢，将腹部朝上，另一手持注射器，将针头先经蛙后肢上端刺入，经大腿肌肉层，再刺入腹壁皮下腹淋巴囊内，然后注入药液。这种注射方法可防止拔出针头后药液外溢。注射量为 0.25 ～ 1.0ml/只。

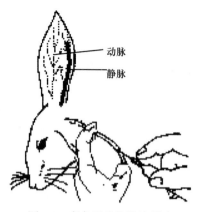

图 2-7 家兔耳缘静脉注射法

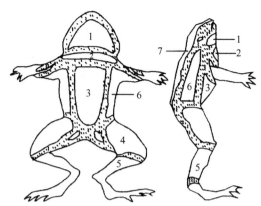

图 2-8 蛙淋巴囊示意图

（刘 卓 于 利）

第八节 实验动物的各种插管技术

一、家兔颈总动脉插管术

（一）麻醉及固定

从家兔耳缘静脉缓慢注入 20% 氨基甲酸乙酯溶液（5ml/kg 体重）。待家兔麻醉后背位（仰卧）置于兔手术台上，先后固定头和四肢。

（二）动物手术

1. 颈部手术 用弯剪刀剪去颈部兔毛（从甲状软骨到胸骨上缘间），沿颈部正中线切开皮肤 5～7cm。用止血钳钝性分离皮下组织和颈部肌肉，暴露气管。将气管上方的皮肤、肌肉向左右两侧拉开，即可在气管两侧见到与其平行的颈动脉鞘。

2. 分离颈总动脉 家兔颈动脉鞘内含颈总动脉、迷走神经、交感神经及减压神经（具体操作参考第六章第一节，图参见图 6-1）。其中迷走神经最粗，交感神经较细，减压神经最细（如毛发粗细）。用玻璃分针仔细打开左（或右）侧颈动脉鞘，分离出颈总动脉 2～3cm，其下穿两条线备用。在上述手术过程中需注意及时止血。

（三）体内抗凝

耳缘静脉注入（1000 U/ml）肝素（1 ml/kg 体重）。

（四）颈总动脉插管

将动脉插管充满肝素，并用胶管把插管连接在压力换能器上的三通管上备用（注意插管内不应含有气泡）。将左（或右）颈总动脉远心端备用线结扎，近心端备用线打一松结。然后用动脉夹在松结线的近心端侧夹住动脉（结扎线处与动脉夹之间的距离至少要在 2cm 左右）。再用眼科剪刀在靠近远心端结扎处的动脉上做一斜形切口，约剪开动脉管径的一半，将动脉插管向心脏方向插入颈总动脉，用上述打松结的线扎紧插管尖嘴部后，再固定于动脉插管中部的突起上，打开动脉夹，即可看到插管内血液随心跳而搏动。

插好后应保持动脉插管与动脉平行，以防插管刺破血管。手术部位用温热的盐水纱布覆盖。

（五）注意事项

1. 颈总动脉剪口不宜过大或过小。过小时插管不易插入，过大时易将颈总动脉插断。一般剪口为血管口径的 1/3 ～ 1/2 为宜。如不小心将颈总动脉插断，可将剪口处结扎，再向心脏端分离一段颈总动脉，重新剪口插管。

2. 动脉插管的尖嘴部要光滑，不能过尖，以防刺破动脉管壁，引起大出血。如刺破了动脉壁，应立即用动脉夹夹闭颈总动脉，再向心脏端分离一段颈总动脉重新剪口插管，必要时改插对侧颈总动脉。

3. 插管内要充满肝素，以防凝血。

（于　利　姜　岩）

二、家兔颈外静脉插管术

（一）动物手术

1. 颈部手术　用弯剪刀剪去颈部兔毛（从甲状软骨到胸骨上缘间），沿颈部正中线切开皮肤 5 ～ 7cm，用止血钳钝性分离皮下组织暴露肌层。

2. 分离颈外静脉　颈外静脉表浅，位于颈部正中两侧 1 ～ 2cm 的皮下。在胸锁乳突肌外缘，可见到粗大、呈暗紫色的颈外静脉。用拇指和食指提起一侧切开的皮肤并外翻，其余手指将皮瓣轻轻顶起；用止血钳在静脉两侧，沿其走行分离，将颈外静脉分离出 3 ～ 4cm，穿两根细线备用。

（二）颈外静脉插管

用动脉夹夹住游离段静脉的近心端，结扎其远心端，用眼科剪在靠远心端结扎线处剪一小口（约为管径的 1/3 或 1/2），插入与输液装置相连的、充满肝素溶液的塑料导管，3 ～ 4cm，结扎固定。打开动脉夹即可注药或输液。若插管用于测量中心静脉压，导管插入深度应达到 5 ～ 8cm。

（三）注意事项

1. 静脉周围的结缔组织应分离干净，否则剪口后插管困难。

2. 插管前必须排空输液装置中的气泡，以防气体栓塞。

（刘　博　叶丽平）

三、家兔气管插管术

（一）动物手术

在甲状软骨下方，沿颈正中线向下切开皮肤，长为 5 ～ 7cm，用止血钳钝性分离皮下组织暴露肌层，覆盖于甲状软骨及气管上方的肌肉为胸骨舌骨肌，沿胸骨舌骨肌走行方向，用止血钳钝性分开胸骨舌骨肌从而暴露气管，将止血钳插入气管与食管之间分离开食管，气管分离长度为 2 ～ 3cm，穿一条粗线备用。

（二）气管插管

在甲状软骨下端 1 ～ 2cm 处，于软骨环之间横向剪开气管，深度约达气管口径一半，再向头侧剪断 2 个气管软骨环，使切口呈"⊥"形，用棉球或棉签清理干净气管内的血液及分泌物，然后向肺方向插入气管插管，结扎预置线，固定（为防滑脱，应再将结扎线固定在插管分叉处）。气管插管一端与呼吸换能器相连，即可描记呼吸曲线。

（三）注意事项

1. 勿损伤周边的颈总动脉及迷走神经。

2. 术中防止血液流入气管造成窒息。

3. 插管前清除气管内的分泌物。

（于　利）

四、家兔膀胱插管术

（一）腹部手术

用弯剪刀剪去下腹部兔毛，在耻骨联合上缘正中线向上纵行剪开下腹部皮肤，长 3 ～ 4 cm。再沿腹白线剪开腹膜，打开腹腔，发现膀胱后将其慢慢移出腹腔，暴露膀胱三角。仔细辨认膀胱和输尿管的解剖部位，用手术线结扎膀胱颈部阻断膀胱同尿道的通路，以免刺激膀胱时尿液流失。

（二）膀胱插管

选择膀胱顶部血管较少的部位用连续缝线做一荷包缝合，在缝合中心用眼科剪刀纵向剪一小口，将膀胱插管插入膀胱，收紧并结扎缝线，以关闭膀胱切口；也可不做缝合，直接用止血钳或镊子将膀胱前壁的顶部轻轻提起，选择膀胱顶部血管较少的部位，用眼科剪刀纵向剪一小口，将插管插入膀胱内，用手术线结扎固定插管于膀胱顶部。膀胱插管应对着输尿管开口处，插管另一端下方接于计滴器或量筒／培养皿，并使插管的尿液流出口低于膀胱水平，以利于尿液的收集。手术完毕后，将膀胱送回腹腔，用温热盐水纱布覆盖腹部创口。

（三）注意事项

1. 膀胱壁剪口要全层剪开，以免插管失败。

2. 用止血钳钳夹膀胱壁不宜太多，膀胱插管应顺尿道方向，以利于尿液的收集。

（于　利　牟　华）

五、家兔输尿管插管术

（一）腹部手术

用弯剪刀剪去下腹部兔毛，在耻骨联合上缘从正中线向上纵行剪开下腹部皮肤，长 4 ～ 5cm。再沿腹白线打开腹腔，将膀胱慢慢移出体外，仔细辨认膀胱和输尿管的解剖部位。

在膀胱处找到一侧输尿管，用玻璃分针仔细分离出输尿管，长 2～3cm。在其下方穿两条手术线，将近膀胱端的一条线结扎，另一条线打一松结备用。

（二）输尿管插管

待输尿管略充盈后，用眼科剪刀在结扎线上方将输尿管剪一斜形切口，向肾方向插入已充满生理盐水的输尿管插管，再用备用线结扎并固定。按同样方法，完成另一侧输尿管的插管。调整插管位置，使其与输尿管保持同一走行，防止插管尖端刺破输尿管或使输尿管扭曲，影响尿液的流出。术后用温热生理盐水纱布覆盖切口，以避免损伤性尿闭的发生。

（三）注意事项

1. 腹壁切口时勿伤及腹腔内脏，仔细辨认输尿管。

2. 分离输尿管时不要伤及周围血管，以防出血使手术视野模糊。分离尽量干净，以便剪口和插管。

3. 插管时，应注意不能过度牵拉输尿管，防止输尿管痉挛导致尿液排出受阻，插管时防止插入管壁肌层和黏膜之间。

4. 输尿管插管易引起输尿管出血、血凝块阻塞导管，可用肝素生理盐水或枸橼酸钠溶液冲洗，保持输尿管通畅。

（于　利　林宇涵）

六、家兔股动脉和股静脉插管术

（一）动物手术

在一侧大腿根部近腹股沟处摸到股动脉搏动点，用弯剪刀局部剪毛。以股动脉搏动最明显处为中点，沿血管走行方向做一长约 4cm 的纵行切口，钝性向下分离后可见股动脉、股静脉和股神经走行于同一鞘内，位置比较表浅，股静脉呈紫蓝色，较粗而管壁较薄；股动脉位于股静脉的下方，呈红色，壁较厚，可摸到动脉搏动。用玻璃分针顺血管方向仔细分离出股动脉和股静脉，长各 2～3cm，并在各自下方分别穿两条手术线备用。

（二）股动脉和股静脉插管

1. 股动脉插管　将股动脉远心端的手术线结扎，股动脉近心端线打一松结。然后在松结线的近心端侧用动脉夹夹住股动脉（结扎线处与动脉夹之间的距离应在 2cm 左右）。用眼科剪刀在靠近远心端结扎处的动脉上做一斜形切口，向心方向插入充满肝素溶液的动脉插管，将松结线结扎并固定插管，放开动脉夹，即可看到插管内血液随心尖冲动而搏动。插好后应保持动脉插管与动脉平行，以防插管刺破血管。手术部位用温热的盐水纱布覆盖，以备放血或注射用。

2. 股静脉插管　在股静脉近心端用动脉夹轻轻夹住血管（也可用手术线提起血管），待股静脉充盈后，再结扎静脉远心端，近心端线打一松结。用眼科剪刀在远心端结扎线处的静脉上做一斜形切口，向心方向插入充满肝素溶液的静脉插管，取下动脉夹，静脉插管继续送入 2cm 左右，再将近心端松结线结扎并固定插管。手术部位用温热的盐水纱布覆盖，以备注射用。

（三）注意事项

1. 腹股沟区股动脉段有分支，分离时不可盲目用力，以防撕破血管，引起出血。遇到分支时不必处理，可继续分离下段血管。

2. 股静脉壁较薄，且该段股静脉的纵向张力较大，弹性小，容易撕破出血，故分离时一定要仔细、轻柔，以防出血。

3. 插管前一定检查插管顶部是否光滑和过尖，以防刺破血管壁，造成插管失败。因股动、静脉的可分离段较短，再分离及再插管较为困难，故要求一次插管成功。

（于　利　林宇涵）

第三章 机能实验学的常用仪器设备及使用

第一节 概 述

机能实验学主要是用各种实验手段对正常生理功能、致病因子或药物作用下机能的变化进行实验观察，以探讨生理机能内在的规律性及疾病发生与药物作用的机制。机能实验学所用的仪器很多，无论经典的仪器设备还是越来越广泛应用的计算机生物信号记录分析系统，从功能上来说可分为3大部分，刺激输出部分、信号采集与放大部分和记录部分（图3-1）。

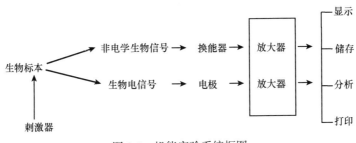

图3-1 机能实验系统框图

一、刺 激 部 分

刺激输出部分的作用是给实验动物或标本施加刺激，包括电子刺激器、刺激隔离器与各种刺激电极。

（一）电子刺激器

电刺激是机能实验中最常用的刺激方式，其特点是易重复、强度易于精确控制和不易引起组织损伤。电子刺激器是能产生一定波形的电脉冲仪。最常用的刺激波形是方波，方波的前缘上升速度快，对生物组织是较有效的刺激。刺激的主要参数如下：

1. 刺激强度 刺激强度是指方波的高度，可用电压或电流强度来表示。

2. 刺激持续时间 刺激持续时间又称为波宽，是指方波的持续时间。为了减少对组织的损伤，应尽量缩短刺激时间，并采用正负双向方波刺激。用单向方波刺激时刺激时间不宜过长，否则将引起组织电解和热效应损伤。

3. 刺激频率 刺激频率是指在施加连续刺激时方波的重复频率。

除了上述3个主要参数之外，刺激器尚有其他功能，如：①输出同步脉冲：它表示一次刺激的时间起点，被输送到整个实验系统中，使各仪器有共同的起点，以保证时间上的同步；②延迟：是指从同步脉冲到刺激方波出现的时间差。调节"延迟"时间可移动方波在显示装置上的位置，使实验者便于观察和记录。

刺激器输出刺激的方式主要有：①单刺激：指每启动刺激时只输出一次刺激脉冲；②连续刺激：指启动刺激后有连续的刺激脉冲输出；③串刺激，指每个刺激周期中刺

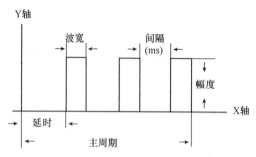

图 3-2　串刺激方波的波形与参数示意图

激器输出一串刺激脉冲，脉冲个数可调（图 3-2）。

锌铜弓是最简单的刺激器，主要用于检测神经肌肉标本的兴奋性。

目前，计算机化的生物信号记录与处理系统中，多采用程控刺激器，其参数可用软件方便地调节。

（二）刺激隔离器

生物体是一个容积导体。实验时，由于刺激器的输出和放大器的输入具有公共地线，使一部分刺激电流流入放大器的输入端，进而使记录系统记录到刺激电流的波形，即刺激伪迹。刺激伪迹过大时将干扰生物信号的记录。减小刺激伪迹可用刺激隔离器，其作用是使刺激电流的两个输出端与地隔离，切断了刺激电流从公共地线返回的路径。

（三）刺激电极

刺激电极的作用是施加刺激于生物标本，多用银丝或不锈钢丝制成。根据用途可分为普通电极和保护电极等。

二、信号采集与放大部分

信号采集与放大部分的作用是提取生物信号，其中生物电信号直接用电极来采集，非电学信号用换能器来采集并将其转换为电学信号，然后将信号放大至记录仪器可记录或检测的程度。

（一）生物换能器（传感器）

换能器（transducers）是一种能将机械能、化学能、光能等非电量形式的能量转换为电能的器件或装置。

在生物医学上，换能器能将人体及动物体各系统、器官、组织直至细胞水平及分子水平的生理功能或病理变化所产生的非电信号（如体温、血压、血流量、呼吸流量、脉搏、渗透压、血气含量等）转换为电信号，然后送至电子测量仪器进行测量、显示和记录。

1. 换能器的种类　在生物医学实验中，常用的换能器有下列几种。

（1）离子选择电极：能将离子电流转换成电子电流。

（2）压力换能器：能将各种压力如血压、呼吸道气压等压力信号转换成电信号。

（3）张力换能器：能将肌肉收缩等各种张力信号转换成电信号。

（4）流量传感器：能将各种流体的流量转换成电信号。此类传感器应用光电或磁电原理工作。

机能学实验中使用的张力换能器和压力换能器属应变式换能器。这类换能器是根据导电材料在受力变形时，材料电阻率发生变化或其几何尺寸变化使电阻改变的原理制成的。用导电材料制成电阻丝或喷涂于弹性材料上制成电阻应变片，用电阻丝或电阻应变片构成惠斯登电桥的四臂（图 3-3），电阻丝或电阻应变片受力变形，其电阻或电阻率发生变化，电桥的四个电阻的阻值相应发生变化，电桥就输出一个电压，这个电压的值与电阻丝或电阻应变片所受力的大小成比例。力的变化转换成电桥输出电压的变化。如张力换能器的应变片粘贴在弹性悬臂梁上，悬臂梁受力（如向下），悬臂梁向下位移变形，贴在梁上面的应变片受力被拉长，电阻增大；贴在梁下面的应变片受力被缩短，电阻减小，电桥输出电压发生变化。

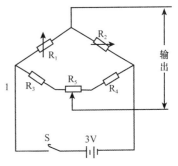

图 3-3 换能器的电桥电路

2. 换能器使用注意事项

（1）在使用时不能用手牵拉弹性梁和超量加载。张力换能器弹性悬臂梁的屈服极限为规定量程的 2～3 倍，如 50g 量程的张力换能器，在施加了 150g 力后，弹性悬臂梁将不能恢复其原状，即弹性悬臂梁失去弹性，换能器被损坏。

（2）防止水进入换能器内部。张力换能器内部没有经过防水处理，水滴入或渗入换能器内部会造成电路短路，损坏换能器，累及测量的电子仪器。

（3）压力换能器不能碰撞，应轻拿轻放。压力换能器的内部由应变丝构成电桥，应变丝盘绕在应变架上，应变架结构精密，应变丝和应变架在碰撞和震动时，会发生断丝或变形。

（4）压力换能器施加的压力不能超过其量程规定的范围。换能器的弹性膜片在过载情况下将不能恢复原状，过载会发生应变丝断丝或应变架变形。

（二）记录电极

记录电极的作用是直接提取生物电信号，可分为普通电极、微电极、金属电极与玻璃电极等，可根据不同的实验目的来选用。记录多细胞的生物电活动时，一般采用普通电极；记录单细胞的生物电活动（如静息电位与动作电位）时，一般采用微电极，因为其阻抗高，能减小生物信号的损失。

（三）生物放大器

生物信号都是比较微弱的，一般为毫伏级，甚至为微伏级，必须经过放大方能被记录或显示。放大器的种类很多，按其功能可分为电压、电流和功率放大器；按被放大信号的频率可分为低频、高频和视频放大器等。放大器的主要性能指标如下。

1. 频率响应　放大器对不同频率的信号具有不同的放大能力，其上限与下限之间的频率范围就是放大器的频率响应范围，又称通频带。一般生物放大器要求的频率响应范围是：直流放大器为 0～10kHz；交流放大器为 10～15kHz。通用生物放大器的通频带是可以调节的，可根据实验的实际要求调整；其上限截止频率可由放大器的"滤波"参数来设定，下限截止频率可由"时间常数"来设定。不同生物信号记录时，要求的放大器参数见表3-1。

表 3-1　不同生物信号记录要求的放大器参数

实验项目	增益	滤波（kHz）	时间常数（s）
神经干动作电位	200	10	0.1
皮层诱发电位	2000	1	0.1
肌电（蛙腓肠肌）	200	10	0.001
膈神经放电	10 000	10	0.01
减压神经放电	10 000	10	0.01
蛙心电（直接）	200	0.1	0.1
兔、鼠心电	1000	0.1	0.1～1
脑电（兔）	1000	0.1	0.1

2. 放大倍数 放大器放大信号的能力表示其灵敏度的高低。前置放大器主要是进行电压放大，可用电压放大倍数来表示其放大能力，即：

$$放大器增益＝输出电压 / 输入电压。$$

在实验中所需的放大倍数需根据生物信号的大小而定。

3. 信噪比 应用放大器的目的是将所观察的生物信号放大，但在放大生物信号的同时也把一些干扰信号（电压或电流噪声波）放大。被放大的电流干扰波称为放大器的噪声。电子学中将放大器的信号功率与噪声功率之比称为信噪比。一个性能良好的生物放大器必须具有较高的信噪比。

4. 输入阻抗与输出阻抗 放大器的阻抗好像电池的内阻一样，直接影响信号的放大作用。对于生物放大器来说，要求有较高的输入阻抗和较小的输出阻抗，以减小信号源的负担和生物信号的损失。

三、记 录 部 分

记录部分的作用是将生物信号记录并显示出来。传统的记录仪器有记纹鼓、多道生理记录仪和电脑化实验系统。

（于 利 王爱梅）

第二节 机能学实验计算机教学系统及其他仪器设备

一、BL-420E⁺ 生物机能实验系统

BL-420E⁺ 生物机能实验系统是配置在微机上的 4 通道生物信号采集、放大、显示、记录与处理系统。它由电脑、BL-420E⁺ 系统硬件和 BL-420E⁺ 生物信号显示与处理软件 3 个主要部分构成，其基本原理是：首先将原始的生物信号，包括生物电信号和通过换能器引入的非电生物信号进行放大、滤波等处理后，再对信号进行模数转换后传输到计算机。计算机则通过专用的生物机能实验系统软件对这些信号进行实时处理，存储并显示。另外，还可对数据进行指定的处理和分析，比如平滑滤波，微积分、频谱分析等。生物机能实验系统软件可以随时将存储在计算机内部的实验数据进行观察和分析，还可以将实验波形和分析数据进行打印（图 3-4）。

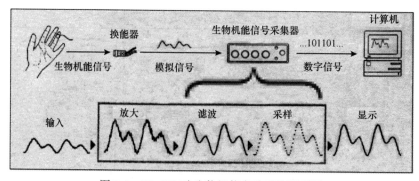

图 3-4 BL-420 E⁺ 生物机能实验系统原理图

1. 主界面　BL-420E⁺生物信号显示与处理软件的主界面（图3-5，表3-2）从上到下依次主要分为：标题条、菜单条、工具条、波形显示窗口、数据滚动条及反演按钮区、状态条6个部分；从左到右主要分为：标尺调节区、波形显示窗口和分时复用区3个部分。在标尺调节区的上方是刺激器调节区，其下方则是Mark标记区。分时复用区包括：控制参数调节区、显示参数调节区、通用信息显示区和专用信息显示区4个分区，它们分时占用屏幕右边相同的一块显示区域，可以通过分时复用区顶端的4个切换按钮在这4个不同用途的区域之间进行切换。

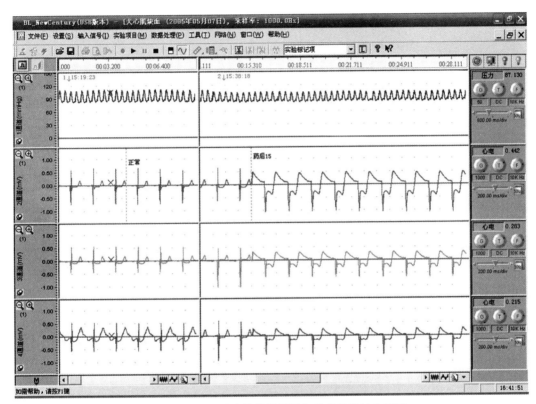

图3-5　BL-420E⁺生物信号显示与处理软件的主界面

在软件主界面中需要特别说明的是视的概念。视可以看作为一个用于观察生物信号的复合显示窗口，其中包括直接用于观察生物波形的显示窗口和相关的辅助窗口。每一个视均包含有6个子窗口，它们分别是：时间显示窗口（用于显示记录数据时间）、4个通道波形显示窗口、数据滚动条及反演按钮区（用于数据定位和查找）。

表3-2　BL-420E⁺软件主界面上各部分功能一览表

名称	功能	备注
刺激器调节区	调节刺激器参数及启动、停止刺激	包括两个按钮
标题条	显示软件名称及实验标题等相关信息	
菜单条	显示软件中所有的顶层菜单项，您可以选择其中的某一菜单项以弹出其子菜单。最底层的菜单项代表一条命令	菜单条中一共有9个顶层菜单项
工具条	一些最常用命令的图形表示集合，它们使常用命令的使用变得方便与直观	其中包含有下拉式按钮

续表

名称	功能	备注
左、右视分隔条	用于分隔和调节左、右视大小	左、右视面积之和相等
时间显示窗口	显示记录数据的时间	数据记录和反演时显示
四个切换按钮	用于在四个分时复用区中进行切换	
标尺调节区	选择标尺单位及调节标尺基线位置等	
波形显示窗口	显示生物信号的原始波形或处理后的波形，每一个显示窗口对应一个实验采样通道	
显示通道之间的分隔条	用于分隔不同的波形显示通道，也是调节波形显示通道高度的调节器	4 个显示通道的面积之和相等
分时复用区	包含硬件参数调节区、显示参数调节区、通用信息区以及专用信息区四个分时复用区域	这些区域占据屏幕右边相同的区域
Mark 标记区	用于存放 Mark 标记和选择 Mark 标记	Mark 标记在光标测量时使用
状态条	显示当前系统命令的执行状态或一些提示信息	
数据滚动条及反演按钮区	用于实时实验和反演时快速数据查找和定位，同时调节四个通道的扫描速度	实时实验中显示简单刺激器调节参数（右视）

2. 生物信号波形显示窗口　生物信号波形显示窗口用于显示观察到的所有生物信号波形及处理后的结果，在初始状态时屏幕上将显示 4 个波形窗口。用户可以根据自己的需要在屏幕上显示 1 个或多个波形显示窗口，也可以调节各个波形显示窗口的高度。

图 3-6 表示一个通道的波形显示窗口，其中包含有标尺基线、波形显示和背景标尺格线 3 个部分。

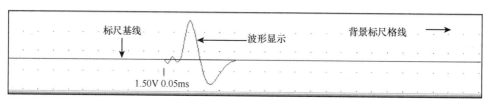

图 3-6　BL-420E$^+$ 软件生物信号显示窗口

有一个上下文相关的快捷功能菜单与通道显示窗口相联系，当您在通道窗口上单击鼠标右键时，BL-420E$^+$ 软件将会完成两项功能。一是结束所有正在进行的选择操作和测量操作，包括两点测量、区间测量、细胞放电数测量及心肌细胞动作电位测量等；二是弹出快捷功能菜单。在这个快捷功能菜单中包含的命令大部分与通道相关，所以如果您需要对某个通道进行操作，就直接在那个通道的显示窗口上单击鼠标右键弹出与那个通道相关的快捷菜单即可。

3. 图形剪辑窗口　用于完成一些基本的图形操作（图 3-7）。进入图形剪辑窗口的方法有二：一是执行图形剪辑操作后自动进入；二是选择工具条上的"进入图形剪辑窗口"命令按钮▣或选择"窗口"菜单上的"图形剪辑窗口"命令。退出图形剪辑窗口的方法是选择图形剪辑工具条上的退出命令按钮▣。

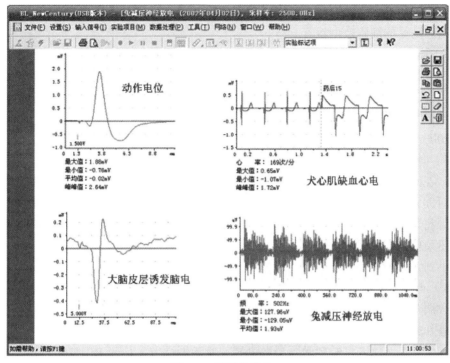

图 3-7 图形剪辑窗口

图形剪辑窗口分为图形剪辑页和图形剪辑工具条两部分。

图形剪辑页在图形剪辑窗口的左边，占图形剪辑窗口的大部分空间，图形剪辑页用于拼接和修改从原始数据通道剪辑的波形图。剪辑的图形只能在剪辑页的白色区域内移动。

图形剪辑工具条占据图形剪辑窗口的右边，包含 12 个与图形剪辑相关的命令按钮，它们分别是打开、存储、打印、打印预览、复制、粘贴、撤销、刷新、选择、擦除、写字和退出。

4. 控制参数调节区 控制参数调节区是 BL-420E$^+$ 软件用来设置 BL-420 系统的硬件参数及调节扫描速度的区域，每一个通道有一个控制参数调节区（图 3-8）。

控制参数调节区从上至下分为 3 个部分，它们分别是信息显示区、硬件参数调节区和扫描速度调节区。

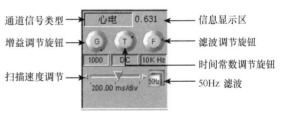

图 3-8 一个通道的控制参数调节区

信息显示区包括通道信号类型显示和简单测量信息显示两个部分；硬件参数调节区则包括增益调节旋钮、时间常数调节旋钮、滤波旋钮、50Hz 滤波按钮四个调节器。下面依次对控制参数调节区的各个要素进行介绍。

（1）通道信号类型：用于显示当前通道信号类型，如心电、压力、张力、微分、积分等。当通道关闭时，通道信号类型显示为"无信号"。

（2）信息显示区：信息显示区只能显示一个测量数据，而更多的信息显示在通用信息显示区内。由于这个信息显示区域太小，所以其显示的测量结果只显示数值而不显示单位。另外，这个简单测量信息显示区还可以显示以下信息：在神经干动作电位传导速度的实验中显示传导速度；在尿生成实验中显示单位时间的尿滴数；在细胞放电数测量中显示当前测量的细胞放电数等。

（3）增益调节旋钮：增益调节旋钮用于调节通道增益（放大倍数）。具体的调节方法是：在增益调节旋钮上单击鼠标左键增大一档增益，而单击鼠标右键则减小一档增益；另一种调节方法是在放大倍数显示框中单击鼠标右键弹出增益选择菜单，选择其中一个增益完成调节。增益分为 14 档，从小到大分别是 2、5、10、20、50、100、200、500、1000、2000、5000、10 000、20 000、50 000 倍。

（4）时间常数调节旋钮：时间常数调节旋钮用于调节时间常数的档位。具体的调节方法是：在时间常数调节旋钮上单击鼠标左键减小一档时间常数，而单击鼠标右键则增大一档时间常数。当您更改某一通道的时间常数值之后，时间常数调节旋钮下的时间常数显示区将显示时间常数的当前值。在时间常数显示框中单击鼠标右键将弹出时间常数选择快捷菜单，选择其中之一完成调节。BL-420E$^+$生物机能实验系统的时间常数分为 5 档，它们从小到大分别是 0.001s、0.01s、0.1s、5s、DC。

（5）滤波调节旋钮：滤波调节旋钮用于调节高频滤波的档位。具体的调节方法参见时间常数调节旋钮的调节方法。BL-420$^+$生物机能实验系统的高频滤波分为 8 档，从小到大分别是 0.3、3、30、100、300、1000、3300、10 000，单位是 Hz。

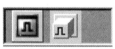

图 3-9 刺激器调节区

5. 刺激器参数设置 刺激器调节区位于 BL-420E$^+$ 软件主界面左上角，在工具条的下方，其内部包含两个与刺激器调节相关的按钮，分别是"打开刺激器设置对话框"按钮和"启动 / 停止刺激"按钮（图 3-9）。

（1）刺激器参数：在讲解刺激器设置之前，先对刺激器的各个参数做以下简单介绍，以利于更好地理解后面关于刺激器设置的讲解，刺激器参数说明，见图 3-10。

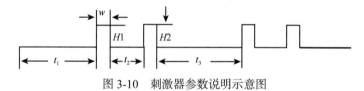

图 3-10 刺激器参数说明示意图

t_1（延时）：刺激脉冲发出之前的初始延时（范围：0 ～ 6s，单位：ms）。

t_2（波间隔）：双刺激或串刺激中两个脉冲波之间的时间间隔（范围：0 ～ 6s，单位：ms）。

t_3（延时 2）：在连续刺激中，连续刺激脉冲之间的时间间隔，可与 t_1 相等，也可以不等（范围：0 ～ 6s，单位：ms），在显示中，该参数将被换算为频率，换算公式如下：

$f = 1/ (t_3 + w)$；

其中 f 为频率（单位：Hz），t_3 和 w 的单位是 s。

w（波宽）：刺激脉冲的宽度（范围：0 ～ 2s，单位：ms）。

$H1$（强度 1）：单刺激、串刺激中的刺激脉冲强度或双刺激中第一个刺激脉冲的强度（范围 0 ～ 100V，单位：V）。如果您选择的刺激模式为电流刺激，那么它表示第一个刺激脉冲的电流强度（范围 0 ～ 20mA，单位：mA）。

$H2$（强度 2）双刺激中第二个刺激脉冲的强度（范围 0 ～ 100V，单位：V）。如果您选择的刺激模式为电流刺激，那么它表示第二个刺激脉冲的电流强度（范围 0 ～ 20mA，单位：mA）。

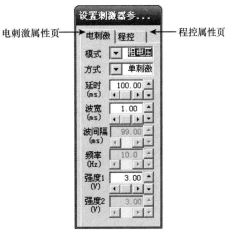

图 3-11　电刺激属性页

（2）电刺激属性页：可以使用"电刺激"属性页来设置刺激器的各个参数见图 3-11。在讲述参数设置之前，先讲述一下电刺激属性页的总体结构。

电刺激属性页中的每一个元素（刺激模式和刺激方式列表框除外）具有以下形式，见图 3-12。

当对话框元素的粗调按钮与微调按钮变为浮雕形式时（图 3-12），表明该参数此时无效，也不能被调节。某个参数当前的有效性主要由刺激方式确定。

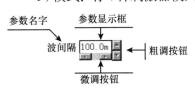

图 3-12　刺激器对话框电刺激属性页的元素分解图

1）模式：有 4 种刺激器模式供您选择，他们分别是粗电压、细电压、粗电流及细电流。

粗电压刺激模式的刺激范围为 0 ～ 100V，步长为 50mV；细电压刺激模式的刺激范围为 0 ～ 10V，步长为 5mV；粗电流刺激模式的刺激范围为 0 ～ 20mA，步长为 10μA；细电流刺激模式的刺激范围为 0 ～ 2mA，步长为 1μA。

2）方式：有 5 种刺激方式可供选择，它们分别是单刺激（为默认选择）、双刺激、串刺激、连续单刺激与连续双刺激。

3）延时：调节刺激器第一个刺激脉冲出现的延时。延时的单位为 ms，其范围从 0 ～ 6s 可调。每调节粗调按钮一次，其值改变 5ms，调节微调按钮一次，其值改变 0.05ms。

4）波宽：调节刺激器脉冲的波宽。波宽的单位为 ms，其范围从 0 ～ 2s 可调。每调节粗调按钮一次，其值改变 0.5ms，调节微调按钮一次，其值改变 0.05ms。

5）波间隔：调节刺激器脉冲之间的时间间隔（适用于双刺激和串刺激）。波间隔的单位为 ms，其范围从 0 ～ 6s 可调。每调节粗调按钮一次，其值改变 0.5ms，调节微调按钮一次，其值改变 0.05ms。波间隔的有效范围还受到刺激频率的影响。

6）频率：调节刺激频率（适用于串刺激和连续刺激方式）。频率的单位为 Hz，其范围从 0 ～ 2000Hz 可调。每调节粗调按钮一次，其值改变 10Hz，调节微调按钮一次，其值改变 0.1Hz，但刺激器的频率受到波宽和波间隔（在串刺激和连续双刺激时波间隔才起作用）的影响，因此，如果您调节的波宽较长，刺激频率将不能调节到 2000Hz，计算机会自动计算出当时可以调节的最高刺激频率。

7）强度 1：调节刺激器脉冲的电压幅度（当刺激类型为双刺激时，则是调节双脉冲中第一个脉冲的幅度）或电流强度。电压幅度的单位为 V，其范围从 0 ～ 100V 可调。在粗电压模式下，每调节粗调按钮一次，其值改变 0.5V，调节微调按钮一次，其值改变 50mV；在细电压模式下，每调节粗调按钮一次，其值改变 50mV，调节微调按钮一次，其值改变 5mV。电流强度的单位为 mA，其范围从 0 ～ 20mA 可调。在粗电流模式下，每调节粗调按钮一次，其值改变 100μA，调节微调按钮一次，其值改变 10μA；在细电流模式下，每调节粗调按钮一次，其值改变 10μA，调节微调按钮一次，其值改变 1μA。

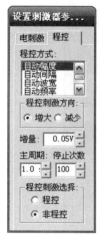

图 3-13　程控属性页

8）强度 2：当刺激类型为双刺激时，它用来调节双脉冲中第二个脉冲的幅度。当刺激器类型为串刺激时，它用来调节串刺激的脉冲个数。强度 2 的电压幅度或电流强度的范围和调节方式与强度 1 完全相同。如果该参数用来调节串刺激的脉冲个数，脉冲个数的单位为个，其有效范围从 0 ～ 250 个可调。每调节粗调按钮一次，其值改变 10，调节微调按钮一次，其值改变 1。

（3）程控属性页：使用"程控"属性页来设置刺激器的程控参数，见图 3-13。

程控属性页中包括程控方式、程控刺激方向、增量、主周期、停止次数和程控刺激选择 6 个部分，下面分别加以介绍。

1）程控方式：该命令为程控刺激方式选择子菜单，包括自动幅度、自动间隔、自动波宽、自动频率和连续串刺激 5 种程控刺激方式。①自动幅度方式按照设定的主周期自动对单刺激的刺激幅度进行改变；②自动间隔方式按照设定的主周期自动对双刺激的刺激波间隔进行改变；③自动波宽方式按照设定的主周期自动对单刺激的刺激波宽进行改变；④自动频率方式按照设定的主周期自动对串刺激的刺激频率进行改变；⑤连续串刺激方式按照设定的主周期自动、连续的发出串刺激波形。

2）程控刺激方向：程控刺激方向包括增大、减小两个选择按钮，它们控制着程控刺激器参数增大或减小的方向。如果程控刺激器的方向为增大，则如果参数增大到最大时，系统自动将其设定为初始值；如果程控刺激器的方向为减小，则如果参数减小到最小时，系统自动将其设定为初始值。

3）程控增量：程控刺激器在程控方式下每次发出刺激后程控参数的增量或减量。

4）主周期：程控刺激器的主周期，单位为 s。主周期是指程控刺激两次刺激之间的时间间隔。

5）停止次数：停止次数是指停止程控刺激的次数，在程控刺激方式下，每发出一个刺激将计数一次，所发出的刺激数达到停止次数后，将自动停止程控刺激。也就是说停止次数是停止程控刺激的一个条件。

6）程控刺激选择：程控刺激选择包括"程控"和"非程控"两个选择按钮，您可以通过这个选择按钮，在程控刺激器和非程控刺激器之间进行选择。在任何时候，您都可以选择程控按钮来将刺激器设置为程控刺激器；也可以选择非程控按钮随时停止程控刺激器。

（于　利　宝东艳）

二、BL-420N 生物信号采集与分析系统

（一）系统简介

从 90 年代中期开始至今，计算机网络和信息化发展迅速，以往的生物信号采集与处理系统只是计算机化了，但没有网络化及信息化，这在某种意义上已经落后于时代科技水平的发展。为了时代新技术发展的要求，也为了更好的帮助学生进行实验操作及实验结果数据的收集汇总和分析总结，协助老师进行实验教学的信息化管理，实现信息化和

网络化的信号采集系统的更新换代迫在眉睫。

　　成都泰盟软件有限公司研制的 BL-420N 信息化信号采集与处理系统，除满足原有常规信号采集与处理系统的功能之外，还能够满足信息化、网络化的发展要求，实现无纸化的实验报告过程，让学生的机能实验学习再上一个新台阶。

　　BL-420N 系统相比于上一代信号采集与处理系统（BL-420E⁺/BL-420F 等），引入新的软件平台，在此平台上扩展出信息化、网络化等大量新的功能；同时也扩展了硬件（图3-14）平台的功能，硬件系统可以方便识别连入前端的传感器类型，而且可以根据前端连接设备的不同扩展采样通道数。

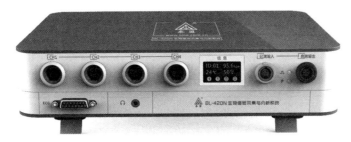

图 3-14　BL-420N 信号采集与处理系统硬件

　　BL-420N 生物信号采集与处理系统，以下简称 BL-420N 系统，是一套基于网络化、信息化的新型信号采集与处理系统，通过预先配置的 NEIM-100 实验室信息化管理系统将分散、孤立的 BL-420N 系统连接起来，除了完成传统信号采集与处理系统的功能之外，还扩展了大量信息化的功能。BL-420N 系统的拓步结构见图 3-15。

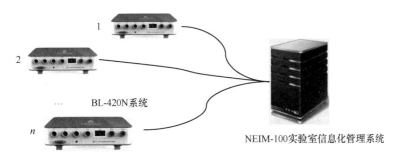

图 3-15　BL-420N 系统拓扑结构图

　　BL-420N 系统将传统的医学机能实验划分为 3 个学习阶段（图 3-16），分别对应于实验前、实验中和实验后，从不同角度帮助学生和科研工作者更好地完成自己的生理实验工作。

　　1. 实验前　在 BL-420N 系统软件内部嵌入了各种多媒体的实验学习资料（图3-17A），包括部分电子教材，录像和虚拟实验操作交互（图 3-17B）等。

　　在实验前学生可以从系统学习到关于仪器的知识，关于本次实验的相关知识，这对学生的实验预习起到重要的支撑作用。

　　如果 BL-420N 系统与学校的虚拟实验教学中心连接还可以让学生预先在网上实习虚拟实验操作的内容，加深学生对实验知识的了解。

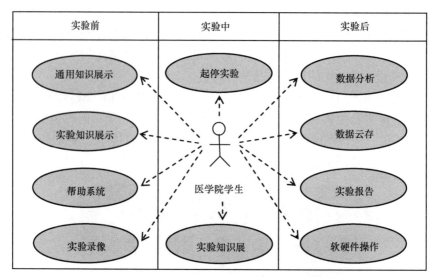

图 3-16 学生看到的 BL-420N 生物信号采集与处理系统

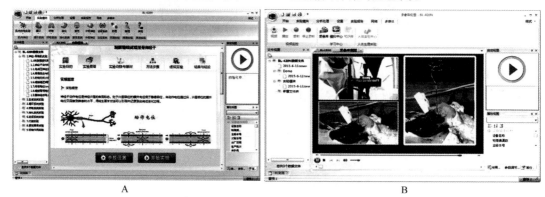

图 3-17 BL-420N 系统实验前的相关知识展示

A. 实验原理介绍；B. 实验操作录像

2. 实验中 使用 BL-420N 系统完成生理实验，在实验过程中，可以使用双视功能对比查看本次实验不同时间段记录的数据（图 3-18A）。更进一步地，在实验过程中操作者可实时打开以前记录的文件进行反演，实时对比不同时期的实验结果，为实验带来极大的便利（图 3-18B）。

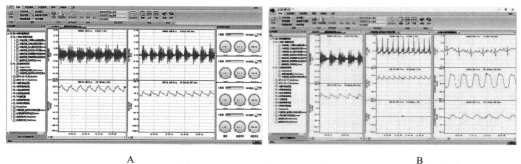

图 3-18 BL-420N 生物信号采集与处理系统数据对比功能

A. 双视功能对比同一实验记录中不同时间段的数据；B. 实时实验过程中打开反演文件对比实验结果

3. 实验后 实验后学生可以直接在 BL-420N 系统中提取实验数据，撰写实验报告。实验报告可以上传到 NEIM-100 实验信息管理中心（图 3-19A），教学老师则可以实现对实验报告进行网上批阅和指导（图 3-19B）。

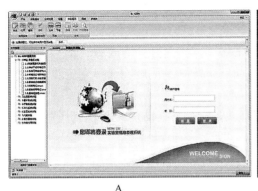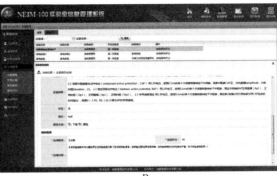

A   B

图 3-19　BL-420N 生物信号采集与处理系统实验报告上传和批阅功能

A. 实验报告上传登录；B. 实验报告网上批阅

（二）硬件介绍

1. 前面板连接说明 BL-420N 系统硬件前面板（图 3-20）上主要包含系统的工作接口。这些接口包括通道信号输入接口、全导联心电输入接口、监听输入接口、记滴输入接口及刺激输出接口等。

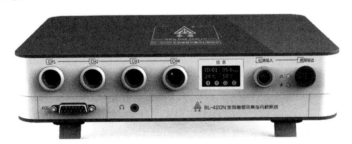

图 3-20　BL-420N 系统硬件前面板

（1）前面板元素说明（从左到右，从上到下）

1）CH1、CH2、CH3、CH4：8 芯生物信号输入接口（可连接信号引导线、各种传感器等，4 个通道的性能指标完全相同）。

2）信息显示屏：显示系统基本信息，包括温湿度及通道连接状况指示等。

3）记滴输入：2 芯记滴输入接口。

4）刺激输出指示灯：系统发出刺激指示。

5）高电压输出指示灯：当系统发出的刺激超过 30V 时高电压输出指示灯点亮。

6）刺激输出：2 芯刺激输出接口。

7）全导联心电输入口：用于输入全导联心电信号。

8）监听输出（耳机图案）：用于输出监听声音信号，某些电生理实验需要监听声音。

（2）前面板接口连接：前面板因所完成的实验不同而连接不同的信号输入或输出线。

1）信号输入线的连接：将信号输入线圆形接头连接到 BL-420N 硬件信号输入口，另一端连接到信号源，信号源可以是心电、脑电或胃肠电等电信号。

2）传感器的连接：将传感器圆形接头连接到 BL-420N 硬件信号输入口，另一端连接到信号源，信号源可以是血压、张力、呼吸等。

3）全导联心电的连接：将全导联心电线的方形接头连接到 BL-420N 硬件的全导联输入口，另一端连接到动物的不同肢体处（红—右前肢，黄—左前肢，绿—左后肢，白—右后肢，黑—右后肢）。

4）刺激输出线的连接：将刺激输出线的圆形接头连接到 BL-420N 硬件的刺激输出口，另一端连接到生物体需要刺激的部位。

5）监听输出：将电喇叭的输入线连接到 BL-420N 系统硬件的监听输出口。

2. 后面板连接说明　BL-420N 系统硬件后面板（图 3-21）连接是系统正常工作的基础。后面板上通常为固定连接口，包括 12V 电源接口、A 型 USB 接口（方形，与计算机连接）、B 型 USB 接口（扁形）、接地柱、多台设备级联的同步输入输出接口。

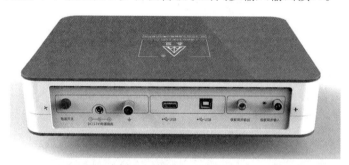

图 3-21　BL-420N 系统硬件后面板

（1）后面板元素说明（从左到右，图 3-21）

1）电源开关：BL-420N 硬件设备电源开关。

2）电源接口：BL-420N 硬件电源输入接口（12V 直流）。

3）接地柱：BL-420N 硬件接地柱。

4）B 型 USB 接口（扁形）：BL-420N 硬件固件程序升级接口。

5）A 型 USB 接口（方形）：BL-420N 硬件与计算机连接的通讯接口。

6）级联同步输入接口：多台 BL-420N 硬件设备级联同步输入接口。

7）级联同步输出接口：多台 BL-420N 硬件设备级联同步输出接口。

【注意】

1）BL-420N 硬件内部的固件软件可以单独升级。升级方法：首先打开电源，然后在 B 型 USB 接口中插入包含有升级固件程序的 U 盘，30 秒后拔下 USB，最后关闭 BL-420N 硬件电源完成升级。

2）BL-420N 系统接地可以获得更好的电生理实验效果，系统在没有连接地线情况下也可以进行生理实验，但可能会造成某些电生理实验，比如心电、脑电的干扰加大。

3）连接级联同步接口是为了获得不同级联设备更精确的采样同步；在不连接级联同步接口的情况下也可以进行多台设备的级联采样。

（2）后面板基本接口连接步骤

1）将 USB 连接线的一端连接到 BL-420N 系统的 A 型 USB 接口位置，另一端连接到计算机的 USB 接口，完成系统通信线路的连接。

2）将接地线的一端连接到 BL-420N 系统的接地柱，另一端连接到实验室地线接头处，完成系统接地线的连接。如果实验室内部本身没有接地线，则可以不连接地线，连接地线是为了获得更好的电生理实验效果。

3）连接 12V 直流电源。

上述连接接口为固定连接，只需连接一次。

（3）启动硬件设备：在后面板连接完成之后，就可以启动 BL-420N 系统进行工作了。

启动方法：按下后面板上的电源，前面板的显示屏被点亮，显示启动画面，等待大约 30 秒后会听到 BL-420N 系统硬件会发出"嘀"的一声声响，表示设备启动完毕。

设备启动完成后，前面板的信息显示屏上会显示当前环境的温、湿度、大气压力及当前信号通道的设备连接状况等信息。

（三）软件主界面介绍

1. 主界面简介 BL-420N 系统主界面中包含有 4 个主要的视图区，分别为功能区、实验数据列表视图区、波形显示视图区及设备信息显示视图区，见图 3-22、表 3-3。

视图区是指一块独立功能规划的显示区域，这些区域可以装入不同的视图。在 BL-420N 系统中，除了波形显示视图不能隐藏之外，其余视图均可显示或隐藏。其余视图中除顶部的功能区之外，其余视图还可以任意移动位置。在设备信息视图中通常还会有其他被覆盖的视图，包括通道参数调节视图，刺激参数调节视图、快捷启动视图及测量结果显示视图等，见表 3-3。

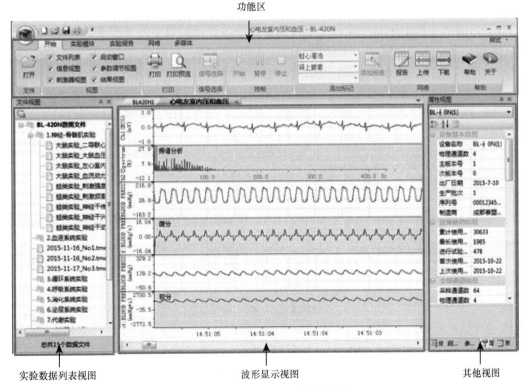

图 3-22 BL-420N 程序主界面

表 3-3　主界面上主要功能区划分说明

序号	视图名称	功能说明
1	波形显示视图	显示采集到或分析后的通道数据波形
2	功能区	主要功能按钮的存放区域，是各种功能的起始点
3	实验数据列表视图	默认位置的数据文件列表，双击文件名直接打开该文件
4	设备信息视图	显示连接设备信息、环境信息、通道信息等基础信息
5	通道参数调节视图	通道参数调节控制区
6	刺激参数调节视图	刺激参数调节和刺激发出控制区
7	快捷启动视图	快速启动和停止实验
8	测量结果视图	显示所有专用和通用的测量数据

打开软件，请对应图 3-22 找到各个视图，请耐心认识软件主界面将有助于使用软件。

【注意】

BL-420N 系统软件进入后，看到的软件主界面可能会和图 3-22 所显示的主界面有所不同，这是由于 BL-420N 软件的很多视图都可以隐藏和移动，而且视图之间还可能会相互覆盖，造成主界面有所变化。

如果进入 BL-420N 软件后显示的主界面与图 3-22 不一致，请不要担心，接下来我们就简单介绍主界面元素的操作和使用。

（1）主界面各个视图的显示和隐藏：BL-420N 系统软件中多个视图的位置和显示状态都可以改变，这是为了适应不同用户的使用习惯，但这种变化有时候会造成系统的主界面变得我们无法理解。但是万变不离其宗，只要您掌握了其变化的规律，就可以轻松应对这种变化，而且还可以更方便您完成实验。

1）功能区的最小化和恢复：功能区位于软件主界面的最上方（图 3-23A），功能区可以被最小化。在功能区的分类标题位置单击鼠标右键，会弹出功能区相关快捷菜单，选择"最小化功能区"命令，则功能区分类标题下面的功能按钮被隐藏。如果要恢复被隐藏的功能区按钮，则需要再次在功能区分类标题上单击鼠标右键弹出快捷菜单，然后选择打勾的"最小化功能区"命令，则可恢复最小化的功能区，见图 3-23B。

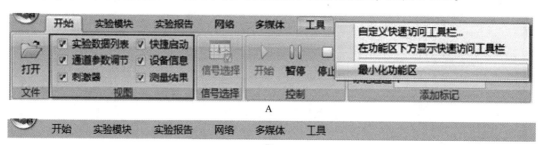

图 3-23　BL-420N 软件顶部功能区的最小化和恢复

A. 正常的功能区；B. 最小化的功能区

2）视图的隐藏和显示：BL-420N 系统软件中包含有多个视图，除主视图之外，其余视图都可以被隐藏或显示。这些视图的隐藏显示状态显示在"功能区"->"开始"分类栏下面的"视图"选项中，见图 3-23A。当"视图"选项中的某一个视图前面的方框中有一个小勾，表示该视图被显示，比如实验数据列表视图。

由于视图在某一个区域中会相互覆盖，因此，即使该视图处于显示状态，但是它可能被其他视图所覆盖而无法显示。如果要显示这些被覆盖的视图，最简单的方法就是在视图区的下方单击该视图的名称即可。

（2）主界面各个视图的移动：在 BL-420N 系统中，除波形显示区和功能区之外，其余视图都可以按需移动位置或改变大小。每个视图都具有两种状态，一种是紧挨软件主界面边缘的停靠状态，这是视图的默认状态；另一种是以独立窗口形式存在的浮动状态，见图 3-24、图 3-25。

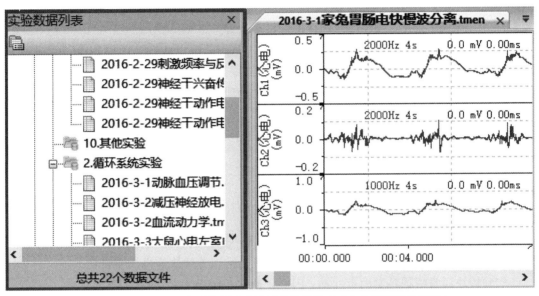

图 3-24　BL-420N 实验数据列表视图的停靠状态（和主视图紧挨排列）

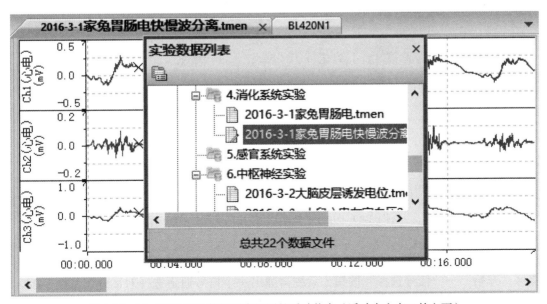

图 3-25　BL-420N 实验数据列表视图的浮动状态（浮动在主窗口的上面）

1）停靠状态和浮动状态的切换：在视图标题栏上双击鼠标左键就可以在停靠状态和浮动状态之间切换。

2）停靠状态和浮动状态的移动：在视图标题栏上按下鼠标左键不放，然后移动鼠标，就可以按需移动视图位置。

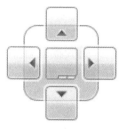

图 3-26　选择视图停靠位置透明指示按钮

当在视图标题栏上按下鼠标左键不放时，在主界面上会出现停靠位置指示透明按钮，见图 3-26。视图可以停靠在主视图的上下左右，为了精确停靠视图，则需要将鼠标位置移动到这些停靠按钮上，当鼠标移动到停靠按钮上之后，选择视图就会出现在主视图的相应位置，当确认好位置之后松开鼠标左键就会将选择视图停靠在指定位置了；如果不将鼠标移动到停靠按钮上，而是直接在任意位置松开鼠标左键，则窗口浮动在鼠标指示位置。

BL-420N 软件系统会自动记录用户最近一次移动视图的位置，这样在您下次打开软件的时候所有视图仍然保持原来的位置和大小。因此，当您移动过视图之后软件的主界面会呈现出与图 3-22 不同的情形。

2. 开始实验　BL-420N 系统提供 3 种开始实验的方法，分别是从实验模块启动实验、从信号选择对话框进入实验或从快速启动视图开始实验。接下来就简单介绍开始实验的 3 种方式。

（1）从实验模块启动实验（适用于学生的教学实验）：选择功能区"实验模块"栏目，然后根据需要选择不同的实验模块开始实验，比如，选择"循环"→"期前收缩 - 代偿间歇"，将自动启动该实验模块（图 3-27）。

从实验模块启动实验时，系统会自动根据用户选择的实验项目配置各种实验参数，包括采样通道数，采样率、增益、滤波、刺激等参数，方便快速进入实验状态。

实验模块通常根据教学内容配置，因此，通常适应于学生实验。

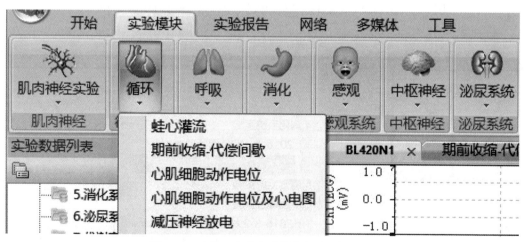

图 3-27　功能区中的实验模块启动下拉按钮

（2）从选择信号选择对话框启动实验（适用于科研实验或新的学生实验）：选择工具区"开始"→"信号选择"按钮，系统会弹出一个信号通道选择对话框，见图 3-28、图 3-29。在"信号选择"对话框中，实验者可根据自己的实验内容，为每个通道配置相应的实验参数，这是最为灵活的一种启动实验方式。

信号选择对话框是一种最灵活通用的开始实验的方式，主要适用于科研工作。对于灵活配置的实验参数在将来的 BL-420N 版本中也可以存贮为自定义实验模块，帮助科研工作者快速启动自己的实验。

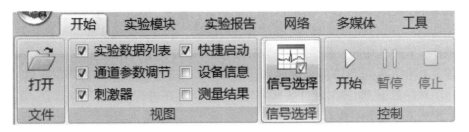

图 3-28　功能区开始栏中的信号选择功能按钮

信号选择

采样通道信号列表

通道号	信号种类	采样率	增益	高通滤波	低通滤波	50Hz陷波	机器	☐ 选择
通道 1	ECG	1 KHz	1.0 mV	100 ms	100 Hz	开	BL-420N(1)	☑
通道 2	ECG	1 KHz	1.0 mV	100 ms	100 Hz	开	BL-420N(1)	☑
通道 3	ECG	1 KHz	1.0 mV	100 ms	100 Hz	开	BL-420N(1)	☑
通道 4	ECG	1 KHz	1.0 mV	100 ms	100 Hz	开	BL-420N(1)	☑
通道 5	LEAD I	2 KHz	2.0 mV	3 s	450 Hz	关	BL-420N(1)	☐
通道 6	LEAD II	2 KHz	2.0 mV	3 s	450 Hz	关	BL-420N(1)	☐
通道 7	LEAD III	2 KHz	2.0 mV	3 s	450 Hz	关	BL-420N(1)	☐
通道 8	LEAD AVL	2 KHz	2.0 mV	3 s	450 Hz	关	BL-420N(1)	☐
通道 9	LEAD AVR	2 KHz	2.0 mV	3 s	450 Hz	关	BL-420N(1)	☐
通道 10	LEAD AVF	2 KHz	2.0 mV	3 s	450 Hz	关	BL-420N(1)	☐

工作模式

◉ 连续采样　　　○ 刺激触发　　　触发采样时长(s)：2048

开始实验　　　取消

图 3-29　信号选择对话框

（3）从快速启动视图开始实验（适用于快速打开上一次实验参数）：可以从启动视图中的快速启动按钮开始实验，也可以从功能区"开始"菜单栏中的"开始"按钮快速启动实验，见图 3-30。这两种快速启动实验的方法完全相同，之所以有两种相同的启动方法是为了方便用户的操作。

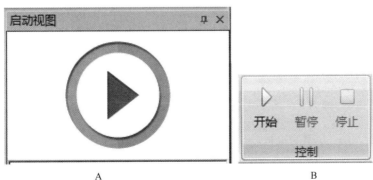

图 3-30　快速启动实验按钮

A. 启动视图中的开始按钮；B. 功能区开始栏中的开始按钮

在第一次启动软件的情况下快速启动实验，系统会采用默认方式，即同时打开4个心电通道的方式启动实验。如果在上一次停止实验后使用快速启动方式启动实验，系统会按照上一次实验的参数启动本次实验。

3. 暂停和停止实验　在"启动视图"中点击"暂停"或"停止"按钮（图3-31），或者选择功能区开始栏中的"暂停"或"停止"按钮，就可以完成实验的暂停和停止操作。这两种操作方式完全相同，提供两种操作方式是为了方便用户的操作。

暂停是指在实验过程中停止快速移动的波形，便于仔细观察分析停留在显示屏上的一幅静止图像的数据，暂停时硬件数据采集的过程仍然在进行但数据不被保存；重新开始，采集的数据恢复显示并被保存。

停止是指停止整个实验，并将数据保存到文件中。

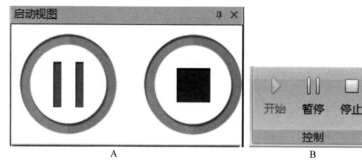

图 3-31　暂停、停止控制按钮区

A. 启动视图中的暂停、停止按钮；B. 功能区开始栏中的暂停、停止按钮

4. 保存数据　当单击"停止"实验按钮的时候，系统会弹出一个询问对话框询问是否停止实验，如果确认停止实验则系统会弹出"另存为"对话框让用户确认保存数据的名字，见图3-32。文件的默认命名为"年 - 月 - 日 _Non.tmen"。用户可以自己修改存贮的文件名，点击"保存"即可完成保存数据操作。

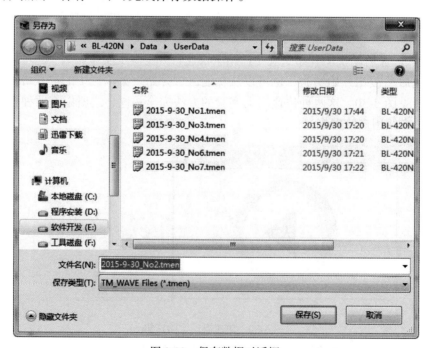

图 3-32　保存数据对话框

5. 数据反演　数据反演是指查看已保存的实验数据，有两种方法可以打开反演文件。

（1）在"实验数据列表"视图中双击要打开反演文件的名字，见图3-24。

（2）在功能区的开始栏中选择"文件"→"打开"命令，将弹出与图3-32相似的打开文件对话框，在打开文件对话框中选择要打开的反演文件，然后单击"打开"按钮。

BL-420N系统软件可以同时打开多个文件进行反演，最多可以同时打开4个反演文件，见图3-33。

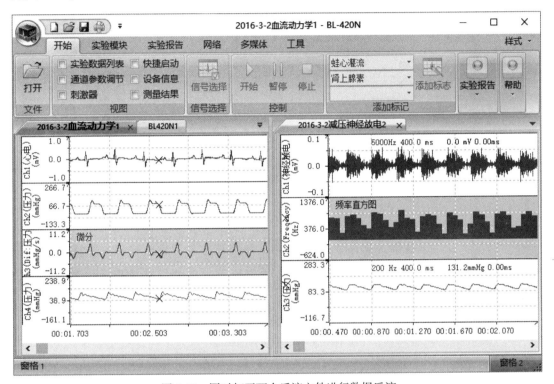

图3-33　同时打开两个反演文件进行数据反演

6. 实验报告功能　实验完成后，用户可以在软件中直接编辑和打印实验报告，对于编辑后的实验报告可以直接打印，也可以存贮在本地或上传到NEIM-100实验室信息化管理系统（需要实验室独立配置）。实验报告的相关功能可以在"功能区"→"开始"栏→"实验报告"分类中找到，这里包括7个与实验报告相关的常见功能，见图3-34。

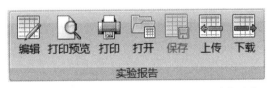

图3-34　功能区开始栏中与实验报告相关的功能

（1）编辑实验报告：选择图3-34中的编辑按钮，系统将启动把实验报告编辑功能。实验报告编辑器相当于在Word软件中编辑文档，见图3-35。

用户可以在实验报告编辑器中输入用户名字，实验目的、方法、结论或其他信息，也可以从打开的原始数据文件中选择波形粘贴到实验报告中。默认地，实验报告将当前屏显示的波形自动提取到实验报告"实验结果"显示区中。

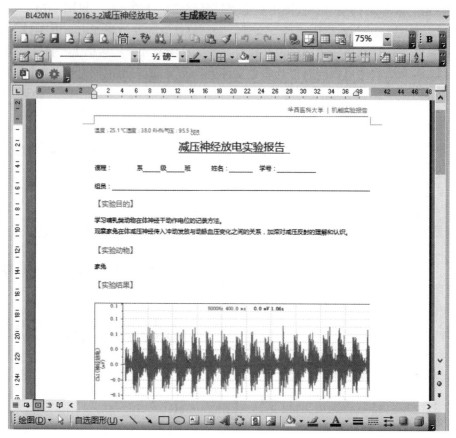

图 3-35　实验报告编辑器

（2）打印实验报告：单击"功能区"→"开始"→"实验报告"→"打印"功能按钮，将打印当前编辑好的实验报告。

（3）存贮实验报告：单击"功能区"→"开始"→"实验报告"→"保存"功能按钮，将存贮当前编辑好的实验报告。

（4）打开已存贮实验报告：单击"功能区"→"开始"→"实验报告"→"打开"功能按钮，打开已存贮在本地的实验报告。

（5）上传实验报告：单击"功能区"→"开始"→"实验报告"→"上传"功能按钮，将启动实验报告上传到 Internet 的功能。

上传实验报告是指将当前编辑的或选择的实验报告上传到基于 Internet 的 NEIM-100 实验室信息管理系统服务器中保存。一旦上传实验报告成功，用户将来就可以在任何地方下载已上传的实验报告进行编辑；老师也可以对实验报告进行在线批阅和保存。

（6）下载实验报告：单击"功能区"→"开始"→"实验报告"→"下载"功能按钮，将从 Internet 上下载已经上传的实验报告。

下载实验报告是指将存贮于 NEIM-100 实验室信息管理系统服务器中的实验报告现在到计算机本地进行编辑。

【注意】

上传和下载实验报告功能依赖于网络环境和 NEIM-100 实验室信息管理系统。NEIM-100 系统独立于 BL-420N 系统存在，如果用户没有购买和安装 NEIM-100 实验室信息管理系统，那么将不能够使用实验报告上传和下载的功能。

7. 刺激器的使用　在生理实验中会经常使用到刺激器。

通过选择功能区开始栏中的"刺激器"选择框可以打开刺激参数调节视图，见图 3-36。

刺激参数调节视图可以按照垂直方式排列，停靠在主显示视图右边，见图 3-37；也可以按照水平方式排列，停靠主显示视图下部，见图 3-36。

刺激参数调节视图从上到下或左从到右分依次为 4 各部分，"启动刺激"按钮、刺激模式选择区、刺激参数调节区、波形示意图。

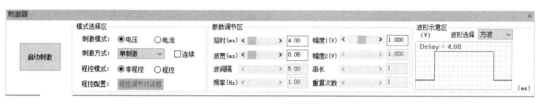

图 3-36　水平放置的刺激器参数调节视图

（1）启动刺激：单击启动刺激按钮可以按照刺激器当前设置参数启动 BL-420N 系统硬件向外输出刺激信号。

（2）刺激模式：刺激模式是控制刺激器工作的基本参数，包括电压、电流刺激模式的选择，程控、非程控刺激方式的选择，连续刺激和单刺激的选择等。

（3）参数调节区：参数调节区调节单个刺激的基本参数，包括延时、波宽、幅度、频率等。

（4）刺激波形示意：波形示意区显示调节参数后的刺激波形形状和参数，为用户提供直观的认识。

（四）波形显示视图说明

1. 波形显示视图概述　BL-420N 系统软件波形显示视图是采集到生物信号的主要显示区域，该区域主要由 7 个部分组成，分别包括波形显示区、顶部信息区、标尺区、测量信息显示区、时间坐标显示区、滚动条及双视分隔条，见图 3-38、表 3-4。

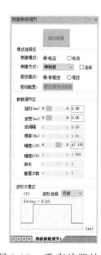

图 3-37　垂直放置的刺激器参数调节视图

BL-420N 系统软件波形显示视图中的顶部信息区和测量信息显示区可以通过通道快捷菜单隐藏和显示。

双视分隔条用于打开双视系统，这样，同一生物信号不同时期记录的波形可以分别在两套窗口系统中显示便于前后对比，见图 3-39。

打开和关闭双视系统的方式是：在双视分隔条上按下鼠标左键，然后左右拖动双视分隔条即可打开或关闭双视系统，也可以调节双视系统的宽度占比。

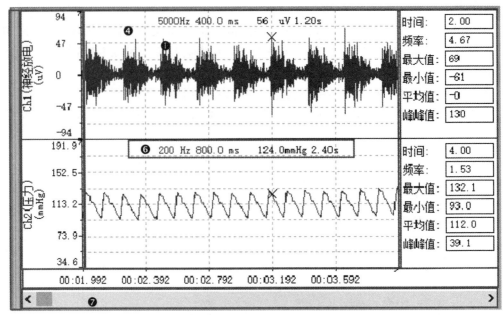

图 3-38 BL-420N 系统软件的波形主显示视图

表 3-4 波形显示视图各部分功能说明

序号	区域名称	功能说明
1	波形显示区	以通道为基础同时显示 1 ~ n 个通道的信号波形
2	顶部信息区	显示通道基本信息, 包括采样率、扫描速度和测量数据等
3	标尺区	显示通道幅度标尺, 幅度标尺用于对信号的幅度进行定量标识
4	测量信息显示区	显示通道区间测量的结果
5	时间显示区	显示所有通道的时间位置标尺, 以 1 通道为基准
6	滚动条	拖动定位反演文件中波形的位置
7	双视分隔条	拖动双视分隔条可以实现波形的双视显示, 用于波形的对比

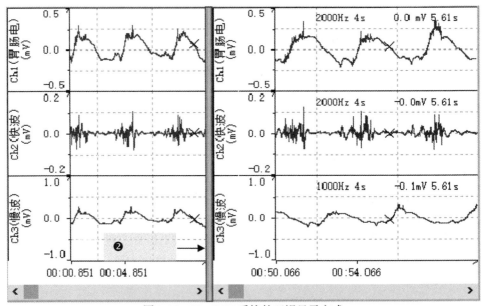

图 3-39 BL-420N 系统的双视显示方式

2. 单通道显示和多通道显示切换　BL-420N 系统可以同时记录 $1 \sim n$ 通道生物信号，n 的最大值为 128（含分析通道）。

通常情况下，波形显示视图根据用户选择的记录信号数自动设置相应的通道数，当多个通道同时显示时，每个通道平分整个显示区域。

在通道较多的情况下，每个通道的垂直显示方向较窄，不易波形观察，此时，用户通过在要观察通道上双击鼠标左键的方式在单通道显示方式和多通道显示方式之间切换（图 3-40）。

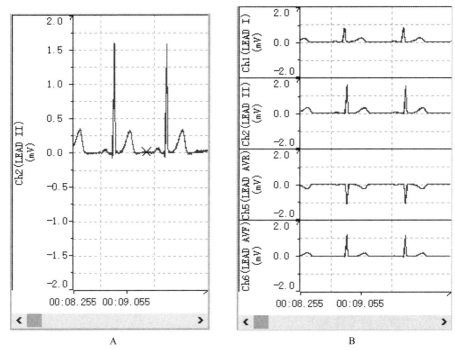

图 3-40　BL-420N 系统的单通道显示方式和多通道显示方式切换

A. 单通道显示方式；B. 多通道显示方式

3. 复制通道波形　用户使用 BL-420N 系统完成实验后，要编写论文或实验报告，此时，用户需要将记录的有效生理信号波形复制下来粘贴到自己的论文或实验报告中。

BL-420N 系统可以非常方便地复制用户选择的信号波形。选择信号的步骤如下。

（1）在选择区域的左上角按下鼠标左键。

（2）在按住鼠标左键不放的情况下，向右下方移动鼠标，以确定选择区域的右下角。

（3）在选定右下角之后松开鼠标左键完成信号波形的选择（图 3-41）。

波形选择完成后，被选择波形及该选择波形的时间轴和幅度标尺就以图形的方式被复制到了计算机内存中。此后，你可以在 Word 文档中或编辑实验报告中粘贴选择的波形。

4. 波形的上下移动　为了便于观察，用户可以在通道中上下移动波形。

上下移动波形的步骤：

1）在通道标尺区按下鼠标左键。

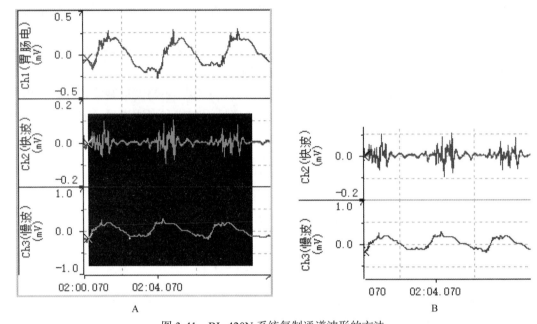

图 3-41　BL-420N 系统复制通道波形的方法

A. 以反显方式显示的信号选择区域；B. 选择区域粘贴到 Word 软件中的图样

2）在按住鼠标左键不放的情况下上下移动鼠标，此时，波形会跟随鼠标的上下移动而移动。

3）确认好波形移动的位置后松开鼠标左键完成波形移动。

5. 波形的放大和缩小（图 3-42）　为了便于观察，用户可以在放大或缩小通道中的波形。放大缩小波形的步骤如下。

（1）将鼠标移动到通道标尺区中。

（2）向上滑动鼠标滚轮放大波形，向下滑动鼠标滚轮缩小波形。

（3）在标尺窗口中双击鼠标左键，波形会恢复到默认标尺大小。

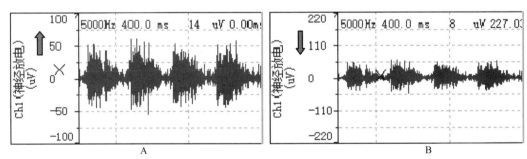

图 3-42　BL-420N 系统单通道波形的放大和缩小

A. 缩小的波形；B. 放大的波形

6. 波形的压缩和扩展（图 3-43）　为了便于观察，用户可以在压缩或扩展通道中的波形。压缩或扩展波形的步骤如下：

（1）将鼠标移动到波形显示通道中。

（2）向上滑动鼠标滚轮扩展波形，向下滑动鼠标滚轮压缩波形。

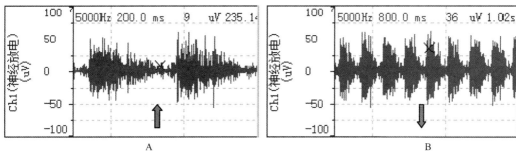

图 3-43　BL-420N 系统单通道波形的压缩和扩展

A. 扩展的波形；B. 压缩的波形

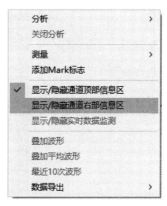

图 3-44　BL-420N 系统波形显示区的快捷菜单

【注意】

（1）如果在波形通道中向上或向下滑动鼠标滚轮，则只影响该通道的压缩或扩展。

（2）如果在所有通道底部的时间显示区中向上或向下滑动鼠标滚轮，则影响所有通道的压缩或扩展。

7. 波形显示区的快捷菜单说明　当你在波形通道中单击鼠标右键时会弹出通道相关的快捷菜单，见图 3-44。

通道快捷菜单中包含有很多与通道相关的命令，比如数据分析、测量、通道信息区的隐藏、叠加波形开关及数据导出等。下面就对这些命令做简单介绍（图 3-45）。

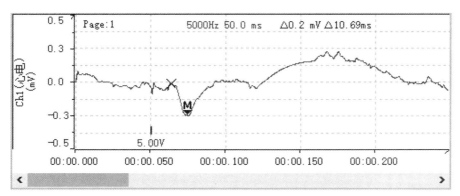

图 3-45　BL-420N 系统波形上添加的 Mark 标记

（1）分析：BL-420N 系统软件包含一系列的分析功能，包括微分、积分、频率直方图、频谱分析、序列密度直方图和非序列密度直方图等。

用户可以通过选择分析子菜单中相应分析命令启动对选择通道的分析，分析通道直接插入在被分析通道的下面。通过在分析通道上选择"关闭分析"命令可以关闭该分析。

由于分析的功能非常重要，单独在系统说明书第七章数据分析和测量功能说明中介绍。

（2）测量：BL-420N 系统软件包含一系列的测量功能，包括区间测量、心功能参数测量、血流动力学测量和心肌细胞动作电位测量等。

由于测量的功能非常重要，单独在第七章数据分析和测量功能说明中介绍。

（3）添加 M 标记：M 标记用于配套鼠标移动时的单点测量。

在数据反演时，鼠标在波形线上移动，当前点的信号值及相对于屏幕起点的时间被计算出来并显示在通道的顶部信息区。如果通过该命令在波形上添加 M 标记，则移动鼠标测量的结果是 M 标记点和鼠标点之间的幅度差和时间差，此时，顶部显示区显示的幅度值和时间值的前面都会添加一个△标志，表示差值。

（4）显示 / 隐藏通道顶部信息区：BL-420N 系统软件通道窗口顶部可以显示一些基本信息，包括信号采样率、扫描速度及单点测量的结果等信息。你可以通过快捷菜单上的"显示 / 隐藏通道顶部信息区"命令显示或隐藏顶部信息区，见图 3-46。

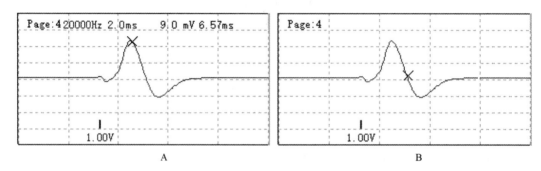

图 3-46　BL-420N 系统通道窗口的顶部信息显示区

A. 显示顶部信息；B. 隐藏顶部信息

（5）显示 / 隐藏通道右部信息区：BL-420N 系统软件通道窗口右部可以显示一些区间测量的结果，包括测量持续时间，频率（单位：Hz），最大值、最小值、平均值，峰峰值和面积等信息。你可以通过快捷菜单上的"显示 / 隐藏通道右部信息区"命令显示或隐藏右部信息区，见图 3-47。

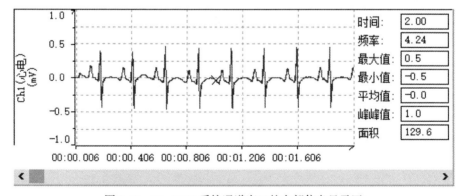

图 3-47　BL-420N 系统通道窗口的右部信息显示区

（6）显示 / 隐藏通道实时数据监测：BL-420N 系统软件通道窗口右上角可以显示实时监测最新的采集数据值，采样数据值的单位与通道左边标尺区中的单位相同，见图 3-48。

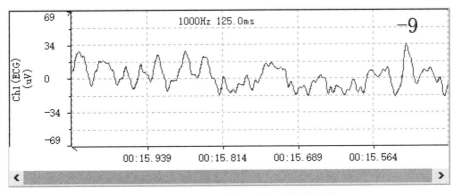

图 3-48　BL-420N 系统通道实时数据监测

（7）叠加波形：以刺激触发方式采样的信号以定长帧的形式存贮，每一帧的数据长度和刺激触发点的位置相同，这是信号叠加的基础。

叠加的目的是消除信号中包含的随机干扰信号对有效信号的影响。对于有些生理信号，比如刺激、听觉和视觉等诱发电位，其信号非常微弱，这些信号往往被噪声信号所淹没，因此，一次刺激得到的信号中往往无法直接观察到这些信号。但这些信号出现的方向和大小是固定的，而随机干扰信号是不确定的，这两种信号的特点决定了有效信号会在累加的情况下逐渐放大，而随机信号在累加的过程中因相互抵消而减小，因此，做波形叠加就可以突出有效信号而抑制干扰信号，便于研究者观察分析。

叠加的方式是对采样得到的所有数据帧累加求和。

BL-420N 系统软件支持刺激触发方式采样的波形进行叠加。叠加波形以灰色形式显示。

（8）叠加平均波形：叠加波形往往比较大，不易观察，如果对叠加波形进行平均，就可以更容易地观察到有效信号。

BL-420N 系统软件支持对叠加波形进行平均，平均的次数是信号累加的次数。

（9）最近 10 次波形：在刺激触发方式下，数据以帧的方式进行采集和存贮，不同帧之间的数据可能存在差异，为了对比最近若干帧数据之间的差异，BL-420N 系统软件支持在通道窗口中同时显示最近 10 帧数据。

最近 10 次波形的同时显示构成一幅伪三维图形，将有助于对前后波形的比较。在同时显示的 10 次波形中，最上面的一条波形是时间最近的一条波形曲线，越下面的波形时间越远，每两条波形之间相隔在 10 个屏幕像素值。

（10）数据导出：数据导出是指将您选择的一段反演波形或整个文件长度的原始采样数据以文本格式提取出来，并存入到相应的文本文件中。文本格式是一种通用的数据格式，采用文本格式的原因之一是为了方便其他软件读入，比如在 notepad 等文本编辑器中查看。

数据导出的目的是为了在其他分析软件，如 Excel、MatLab、SAS、SPSS 等中对原始数据进行进一步地统计、分析处理。BL-420N 数据导出子菜单如图 3-49。

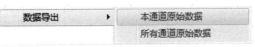

BL-420N 系统软件中包含 4 种数据导出方式：①导出本通道选择长度的数据；②导

图 3-49　数据导出子菜单

出本通道整个记录长度的数据；③导出所有通道选择长度的数据；④导出所有通道整个记录长度的数据。

如果用户在通道中选择了一段区域，则数据导出命令以选择的区域长度为基础；如果用户在执行数据导出命令时未选择区域，则数据导出命令以整个记录文件的长度为导出基础。

执行数据导出命令后生成的原始采样数据以文本形式存入到当前目录的 data 子目录下，并以 "data*n*- 年 - 月 - 日.txt" 的形式命名，其中 data 后面的 *n* 代表通道号，例如，从 1 通道上选择的数据段导出到 data1，如果选择导出 "所有通道数据"，那么 data 后面没有 *n*（图 3-50）。

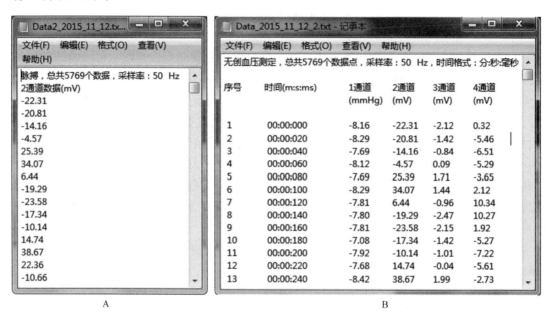

A　　　　　　　　　　　　B

图 3-50　记事本中看到的导出数据

A. 单通道数据导出；B. 多通道数据导出

【注意】

原始数据导出功能只在数据反演时有效。

（五）功能区说明

1. 功能区概述　功能区是指 BL-420N 系统主界面顶部的功能按钮选择区域，这个区域是用户操作系统的入口点，见图 3-51。BL-420N 系统功能区相当于把传统软件中用户命令选择的菜单栏和工具栏合二为一，既有图标又有标题，使功能选择更直观、方便，这类似于 Word2010 的操作风格。

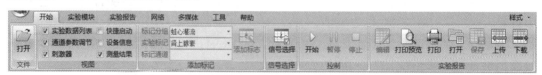

图 3-51　BL-420N 功能区

2. 功能区栏目的切换　在功能区中，所有的功能按照不同分类分成不同的栏目。整个功能区共有 7 个栏目，分别是开始栏、实验模块栏、实验报告栏、网络栏、多媒体栏、工具栏和帮助栏。默认情况下 BL-420N 软件显示开始栏，该栏目提供用户最常用的功能。

　　当需要某个分类下的功能时就直接点击分类名称即可切换到某个分类下。如图 3-52A 所示显示，当前在开始栏，当想切换到实验模块栏下时就直接用鼠标点击"实验模块"即可却换到实验模块栏了，图 3-52B，当想要切换回"开始"分类的时候同样直接点击"开始"分类即可切换回来。

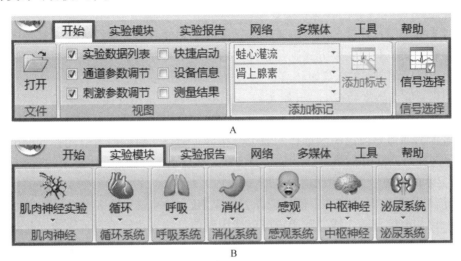

图 3-52　BL-420N 功能区栏目切换

A. 开始栏；B. 实验模块栏

　　还有一种切换功能区各个栏目的方式是，将鼠标移动到功能区，滚动鼠标滚轮来切换功能栏。但是这种切换功能区栏目的方式不常用，因此，不推荐大家使用。

　　3. 功能区开始栏说明　功能区开始栏是系统默认的功能区分类，把最常用的功能放在该分类中，在功能区开始栏中又包括 6 个功能分类，分别是文件、视图、添加标记、信号选择、控制和实验报告，见图 3-53，表 3-5。

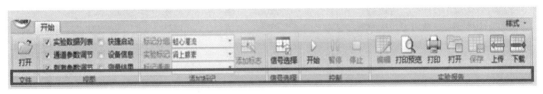

图 3-53　BL-420N 功能区开始栏

表 3-5　功能区开始栏的功能分类说明

序号	分类名称	功能说明
1	文件	打开文件，用于打开指定数据文件进行反演
2	视图	显示或隐藏除主视图以外的其他视图，选中即为打开，非选中即为隐藏
3	添加标记	添加实验标记，该功能只在采样过程中可用。3 个下拉框分别用于选择标记的分组、标记的名称和标记添加到的通道
4	信号选择	用户自主选择并设置通道参数，启动实验
5	控制	控制波形采集的开始、暂停和停止
6	实验报告	实验报告的编辑、打印、上传、下载等功能

信号选择: 信号选择对话框用于用户自定义实验参数。该菜单项只有在实验还未启动，且设备连接正确的情况下使用。

点击功能区中→"开始"→"信号选择"命令，将弹出信号选择对话框。在该对话框中将显示当前设备的全部可用通道信息。对于每一个通道用户可以设置采样率、量程、高通滤波、低通滤波、50Hz滤波、扫描速度等参数。默认地，系统选择前面4个通道作为采样通。

信号采集的工作模式分为连续采样和刺激触发采样两种，连续采样方式是指不间断地进行信号采集；刺激触发方式则是在用户启动刺激时同时触发一帧采样。在刺激触发模式下用户可以调节触发采样时长。

用户设置完参数之后按下"开始实验"按钮，系统将按照设置的参数启动采样工作。

请注意开始采样后波形显示视图中显示的通道号与此对话框表格中第一列的通道号无关，显示的通道号以第一个选择的通道号作为1通道，后续通道以此类推，比如，用户在信号选择对话框中选择3、4通道进行实验，在启动采样后，通道显示的通道号为1、2，这个显示的通道号为逻辑通道号（图3-54）。

1）信号种类（图3-55）：信号选择，如果BL-420N信号输入端接入了通用的信号输入线，比如电信号输入线，则用户可以使用该信号输入线完成各种实验，此时，用户可以按照自己完成的实验选择相应的信号类型，比如神经放电，心电等。如果系统接入了唯一识别的传感器，则信号种类确定用户将不能选择其他信号种类。

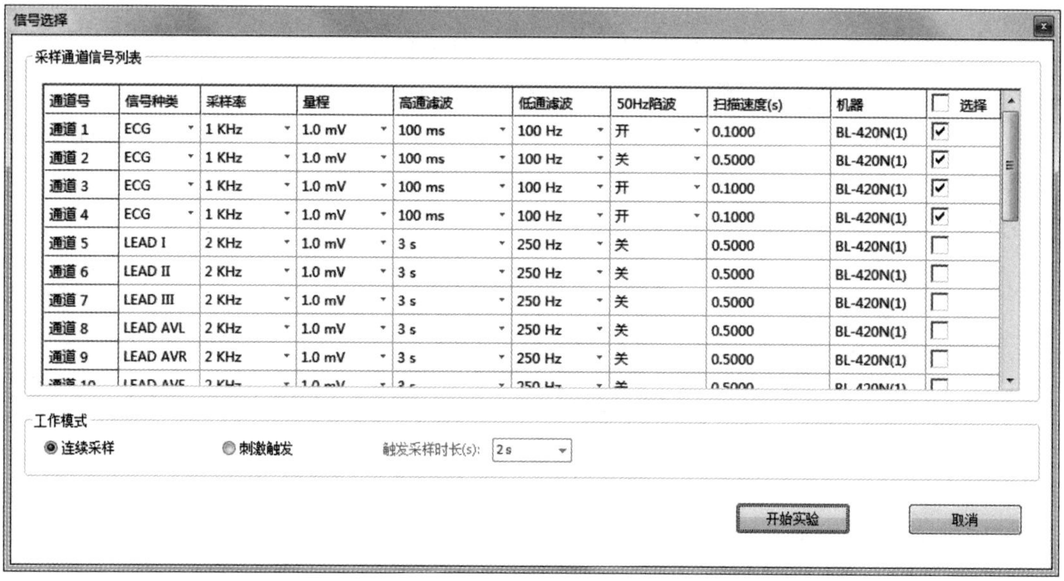

图 3-54　信号选择对话框

2）采样率：显示可供选择的采样率（图3-56）。采样率的单位是Hz表示单位时间（秒）内采样点的个数，例如1.0Hz表示1秒钟只采集一个点。

3）量程（图3-57）：选择通道信号量程（放大倍数）范围，例如选择1.0mV则表示用户选择的输入信号的量程范围为 -1 ～ 1mV，这是心电信号的默认量程范围。

4）高通滤波（图3-58）：选择该通道的高通滤波参数，即时间常数。

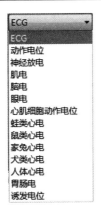 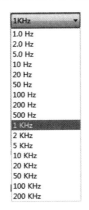 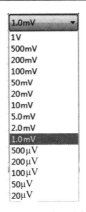 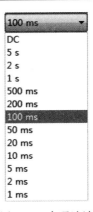

图 3-55 信号种类选择　图 3-56 采样率选择　图 3-57 增益选择　图 3-58 高通滤波

5）低通滤波（图 3-59）：选择该通道的低通滤波参数。

6）50Hz 陷波（图 3-60）：启动或关闭 50Hz 抑制开关。

7）扫描速度（图 3-61）：设置波形的扫描速度，以秒 / 格为单位。

8）机器：显示当前设备名称，如果是级联设备，系统会为接入计算机的每台设备自动分配机器号。

9）选择：选择或不选择该通道。

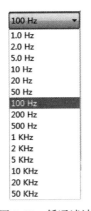 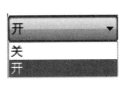 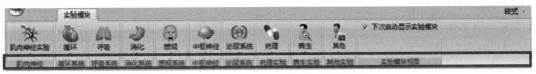

图 3-59 低通滤波　　图 3-60 50Hz 陷波　　图 3-61 扫描速度选择

4. 功能区实验模块栏说明　实验模块栏包含有 11 个分类，分别是肌肉神经实验、循环系统、呼吸系统、消化系统、感观系统、中枢神经、泌尿系统、药理实验、病理生理实验、其他实验和实验模块视图（图 3-62）。其中前 10 个分类为实验模块分组，最后一个为是否显示实验模块视图功能。当用户选择实验模块分组下的具体的实验模块时，BL-420N 软件会显示关于该实验模块的信息介绍页面（表 3-6），当用户对这些信息了解了并想在下次启动该实验项目时不再显示该实验模块相关信息介绍页面并想直接开始实验时，只要取消掉"下次启动显示实验模块"的勾选即可。

BL-420N 系统将生理及药理实验按性质分类，分成不同的实验模块分组，在每一个实验模块分组下又包含有若干个具体的实验模块。当您选择了一个实验模块之后，系统

图 3-62 BL-420N 功能区实验模块栏

表 3-6 功能区实验模块栏的功能分类说明

序号	分类名称	功能说明
1	肌肉神经	肌肉神经相关实验模块，用于查看肌肉神经对外界刺激的反应
2	循环系统	血液循环系统相关实验模块，用于观察血流、血压的状态调节
3	呼吸系统	呼吸调节相关实验模块，用于观察呼吸系统的调节功能
4	消化系统	消化相关实验模块，用于观察消化系统的调节功能
5	感官系统	感官系统相关实验模块，用于观察听觉、视觉的电位状态变化
6	中枢神经	中枢神经相关实验模块，用于检测中枢神经系统放电情况
7	泌尿系统	泌尿系统相关实验模块，用于尿生成检测
8	药理实验	药理相关实验模块，用于测试药物对生物体功能的影响
9	病理生理实验	病理生理实验，用于测试疾病的相关因素
10	其他实验	更多的实验，包括无创血压实验模块
11	实验模块视图	用于用户选择下次从实验模块启动时是否显示实验模块页面

将自动设置该实验所需的各项参数，包括采样通道、采样率、增益、时间常数、滤波及刺激器参数等，并在开始实验后，使实验者直接进入到数据采集状态。当完成实验后，根据不同的实验模块，生成的实验报告自动包含实验模块的标题，并包含有不同的实验数据及波形截图信息。

例如，当您选择了"肌肉神经实验"分组中的"神经干动作电位的引导"实验模块后，系统将自动把生物信号输入通道设为 1 通道，采样率设为 20KHz，扫描速度设为 2.0ms，量程设为 20mV，高通滤波设为 200ms，低通滤波设为 20KHz；刺激器参数设为单刺激，延时 5.00ms，波宽 0.05ms，幅度 1 为 1.0V 等，见图 3-63。

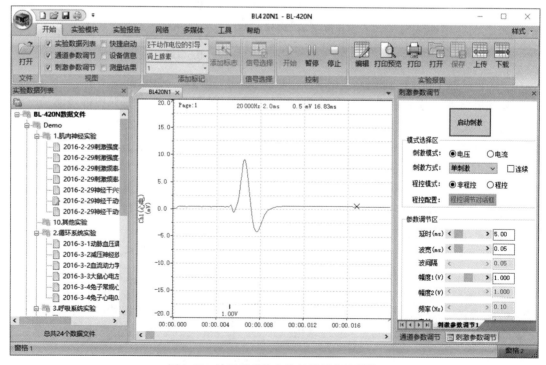

图 3-63 神经干动作电位的引导实验模块

5. 功能区实验报告栏说明　实验报告栏用于实验报告的配置，包括编辑、选择实验报告类型和实验报告基本信息 3 个分类，见图 3-64，表 3-7。

需要注意的是：在功能区开始栏下实验报告分类中的"编辑"是指编辑实验报告；而在实验报告栏下的"编辑"分类是指对实验报告模板的编辑。

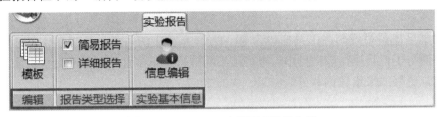

图 3-64　BL-420N 功能区实验报告栏

表 3-7　功能区实验报告栏的功能分类说明

序号	分类名称	功能说明
1	编辑	编辑实验报告模板，在编辑实验报告时 BL-420N 会有默认的模板。如果用户想修改模板内容时，就可以使用这里的模板编辑功能
2	报告类型选择	选择简易实验报告模板或详细实验报告模板。简易实验报告模板在一页纸上完成实验报告，是默认的实验报告模板选择
3	实验基本信息	实验基本信息包括（学院、院系、课程名称），在编辑实验报告时 BL-420N 软件会自动将这些信息填入到实验报告中

6. 功能区网络栏说明　功能区网络栏网络操作相关的功能，网络栏包括 Internet、系统更新两个分类，见图 3-65，表 3-8。

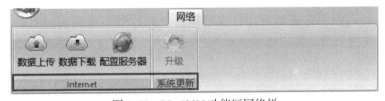

图 3-65　BL-420N 功能区网络栏

表 3-8　功能区网络栏的功能分类说明

序号	分类名称	功能说明
1	Internet	实验数据的上传和下载，服务器地址配置等功能；服务器地址可以变化，因此，可以在软件中手动配置服务器地址
2	系统更新	BL-420N 软件系统的在线升级

7. 功能区多媒体栏说明　功能区多媒体栏用于管理系统的多媒体功能。多媒体功能包括视频制作、视频播放、模拟实验操作等，见图 3-66，表 3-9。

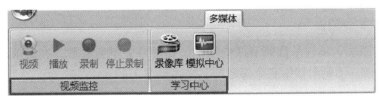

图 3-66　BL-420N 功能区多媒体栏

表 3-9　功能区多媒体栏的功能分类说明

序号	分类名称	功能说明
1	视频监控	视频监控功能用于实时监控实验操作及录制实验操作过程视频
2	学习中心	学习中心用于学生观看实验教学视频和实验模拟动画

8. 功能区工具栏说明　工具栏包含 BL-420N 系统中的各种计算工具，包括数据分析和向量图两个子栏目。在该栏目中，将持续不断地提供更多计算工具和计算方法给用户，以方便用户更好的采集数据和分析结果，见图 3-67，表 3-10。

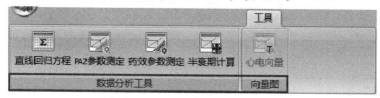

图 3-67　BL-420N 功能区工具栏

表 3-10　功能区多媒体栏的功能分类说明

序号	分类名称	功能说明
1	数据分析工具	BL-420N 系统配置的专业计算工具，根据用户输入的数据计算出相应的结果
2	向量图	用于观察心电向量环

9. 帮助栏说明　帮助栏是关于 BL-420N 软件系统的相关帮助信息，点击"帮助"功能可以查看 BL-420N 的帮助文档说明书；"关于"是用于查看软件的开发者及版权信息；"反馈"功能对用户非常重要，用户在使用系统的过程中出现任何问题都可以通过该功能来反馈给我们公司，我们将很快对用户描述的问题进行一对一的解决，见图 3-68，表 3-11。

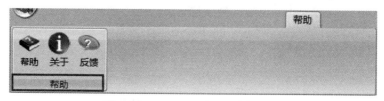

图 3-68　BL-420N 功能区多帮助栏

表 3-11　功能区多帮助栏的功能分类说明

序号	分类名称	功能说明
1	帮助	BL-420N 系统帮助说明书、使用反馈及开发者相关信息

（六）刺激参数调节

1. 刺激器原理　刺激参数调节区中列举了要调节的刺激参数，在讲解刺激参数调节前，应该先了解一下刺激器中各个参数的意义，见图 3-69。

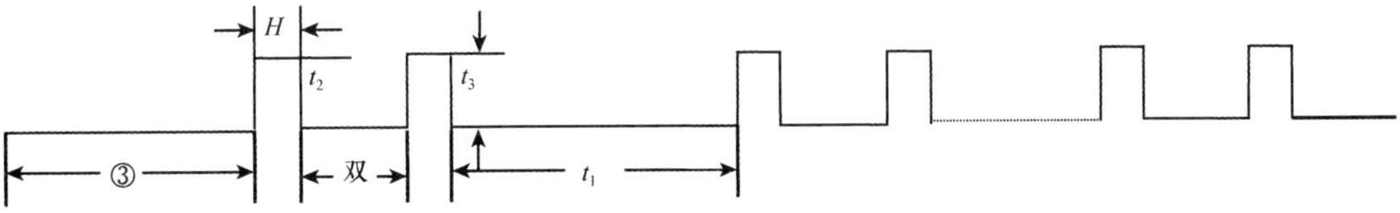

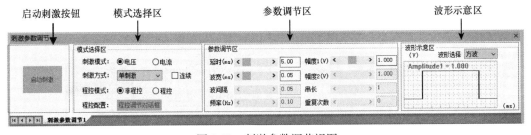

图 3-69　刺激器参数分析示意图

（1）延时（t_1）：刺激脉冲发出之前的初始延时（范围：0～6ms，单位：ms）。

（2）波间隔（t_2）：双刺激或串刺激中两个脉冲波之间的时间间隔（范围：0～6ms，单位：ms）。

（3）连续刺激波间隔（t_3）：在连续刺激中，连续刺激脉冲之间的时间间隔（范围：0～6ms，单位：ms），在显示中，该参数被换算为频率，对于连续单刺激，频率换算公式如下：

$$f = 1 / (t_3 + w)$$

其中 f 为频率（单位：Hz），t_3 和 w 的单位是 s。

（4）波宽（w）：刺激脉冲的宽度（范围：0～2000ms，单位：ms）。

（5）幅度1（$A1$）：单刺激、串刺激中的刺激脉冲强度或双刺激中第一个刺激脉冲的强度（范围 -100～100V，单位：V）。如果选择的刺激模式为电流刺激，那么它表示第一个刺激脉冲的电流强度（范围：0～100A，单位：A）。

（6）幅度2（$A2$）：双刺激中第二个刺激脉冲的强度（范围 -100～100V，单位：V）。如果选择的刺激模式为电流刺激，那么它表示第二个刺激脉冲的电流强度（范围 0～100mA，单位：mA）。

2. 刺激参数调节视图介绍　刺激参数调节视图分为4个部分，包括启动刺激按钮、模式选择区、参数调节区和波形示意区，见图3-70。

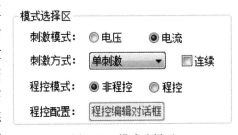

图 3-70　刺激参数调节视图

（1）模式选择区：模式选择区用于选择刺激模式，见图3-71。

1）刺激模式：有两种刺激模式，分别是电压和电流模式。电压刺激模式下的刺激调节区间为 -100～100V，步长为 5mV。当用户调节的刺激强度小于 30 V 时系统自动判断为低电压状态；当用户调节刺激强度超过 30V 时系统自动判断为高电压状态，此时，硬件前面板的刺激高电压状态指示灯被点亮（红色）。此外，电流刺激模式的

图 3-71　模式选择区

刺激调节区间为 -100 ～ 100mA，步长为 10μA。

2）刺激方式：有 3 种刺激方式可供选择，分别是单刺激、双刺激和串刺激。如果用户选择了刺激方式选择框后面的"连续"复选框，则表示系统会按照选定的刺激方式连续发出刺激脉冲。

3）程控模式：以程控或非程控模式启动刺激。例如：当用户选择"刺激强度与反应的关系"开始实验后，程控模式自动变为"程控"，且参数调节区变为无效。若用户想不通过实验模块启动程控时，只需要在开始实验后手动切换程控模式，然后点击"启动刺激"按钮即可以启动程控模式。

（2）参数调节区（图 3-72）：

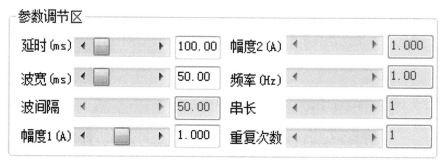

图 3-72　参数调节区

波形参数调节方法为，参数调节区显示的元素包括参数名称、单位、参数调节滑动条、参数编辑框。参数调节的方式有多种，用户可以通过拖动滑动块□的方式来调节参数，也可以点击滑动条的两端三角箭头来精细调节或点击滑动块左右两边 ▮ 来进行粗调。另外，用户还可以直接在参数编辑框 50.00 中直接输入刺激参数值。

（3）波形示意区：波形示意区用于直观显示用户调节的刺激参数，见图 3-73。另外，用户还可以在波形示意区中选择不同的刺激脉冲波形，比如方波、正弦波、余弦波和三角波等，默认的刺激波形为方波。

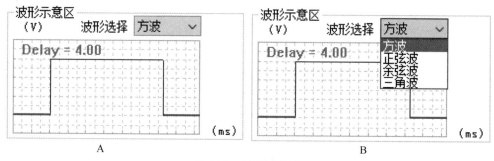

图 3-73　波形示意区

A. 波形示意区；B. 刺激波形选择

波形类型选择方法：波形示意区用来粗略的表达刺激波形，可以在"波形选择" 方波 ▼ 下拉框中选择刺激波形的类型，刺激波形的类型有方波、正弦波、余弦波、三角波等波形。当用户改变刺激参数的时候，该区域会用绿色的字样 Delay = 100.00 显示参数值的变化情况。

（七）测量结果视图

测量结果视图用于显示所有测量结果。

在 BL-420N 软件系统中，在主视图中进行各种测量的结果都会汇聚到测量结果视图中显示。通常，用户在测量过程中的测量结果会被暂存在主视图中，比如用户进行的区间测量，当用户完成所有的测量之后单击右键取消本次测量后，暂存在主视图中的所有测量结果会提交到测量结果视图中显示（图 3-74）。

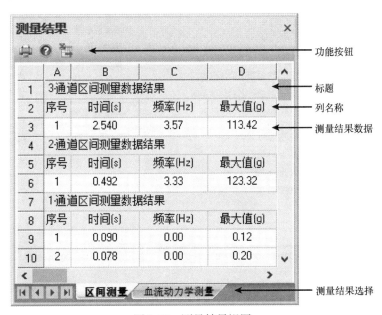

图 3-74 测量结果视图

1. 功能按钮 打印、Excel 导出和帮助功能。

2. 标题 以通道和测量名称命名的测量结果标题。

3. 列名称 根据不同测量方法得到的测量结果数据项。

4. 测量结果数据 测量结果值。

5. 测量结果选择 用于选择不同测量方法的测量结果信息进行查看。

（八）数据分析和测量功能说明

数据分析和测量是 BL-420N 系统的重要功能之一。数据分析通常是对信号进行变换处理，例如频谱分析，是将时域信号变换为频域信号；而数据测量，则是在原始数据的基础上对信号进行分析得到某些结果如心率的计算等。

1. 数据分析 目前 BL-420N 软件提供的数据分析方法包括微分、积分、频率直方图、频谱分析、序列密度直方图和非序列密度直方图等。

数据分析都与通道相关，因此，使用通道相关的快捷菜单启动分析功能。当在某个数据通道上单击鼠标右键弹出通道快捷菜单之后，就可以选择与该通道相关的分析命令见图 3-75。

（1）启动数据分析：所有分析功能的启动方式相同，都是在通道相关的快捷菜单中选择相应的命令后即可启动分析。启动通道分析功能后，系统会自动在该通道下面插入一个新的分析通道来显示对原始分析数据的转换结果。例如：对 1 通道进行微分，在 1 通道相关快捷餐单中选择"积分"命令，系统会自动插入一个灰色背景的积分分析通道，见图 3-75 和图 3-76。

　　除频谱分析和非序列密度直方图之外，其余分析通道的放大、压缩、拉伸等操作与数据通道的操作相同。

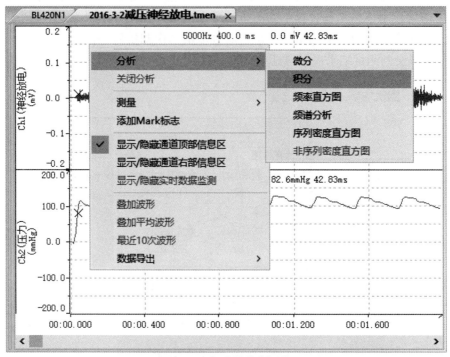

图 3-75　启动微分分析前

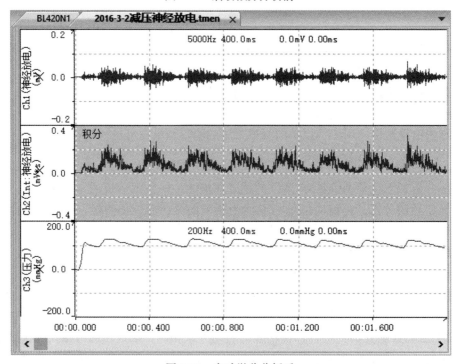

图 3-76　启动微分分析后

　　（2）关闭数据分析通道：在波形显示区的数据分析通道上单击鼠标右键，弹出右键菜单，选择"关闭分析"，即可以关闭该选择数据分析通道，见图 3-77。

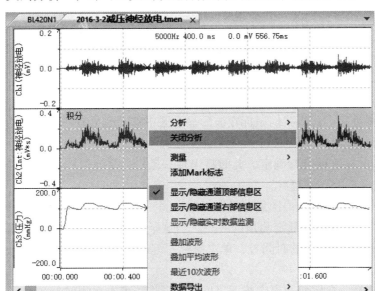

图 3-77　关闭微分分析

需要注意的是，在其他非数据分析通道上右键点击，弹出的右键菜单的"关闭分析"功能为不可用状态，因为只有分析通道才能被关闭。

2. 数据测量　在 BL-420N 系统中数据测量主要包括区间测量、心功能参数测量、血流动力学测量、心肌细胞动作电位测量和肺功能测量。

与数据分析功能相似，数据测量功能也通过右键点击波形显示区中某个通道，在弹出的快捷菜单中选择相应的"测量"命令启动测量，见图 3-78。

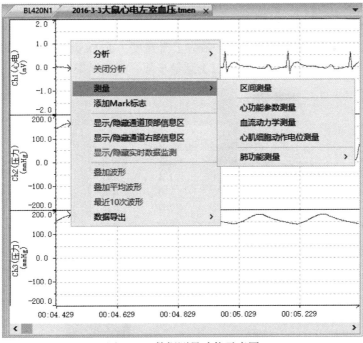

图 3-78　数据测量功能示意图

每次测量的结果显示在通道右部信息显示区中。单击鼠标右键结束本次所有测量之后，本次测量的结果会传递到测量结果视图中。

（1）测量步骤：在 BL-420N 系统中所有测量方法的步骤都是一致的，详细的操作步骤如下。

启动区间测量：右键单击"波形显示区"→"测量"→"某某测量"启动测量功能，见图 3-79。

1）选择测量起点：当我们鼠标在波形显示区中移动时会有一条垂直的直线跟随着鼠标移动。这条直线贯穿所有通道。将鼠标移动到任意通道中需要进行测量的波形段的起点位置，单击鼠标左键进行确定，此时将出现一条短的垂直直线在按下鼠标左键的地方固定，它代表选择的测量起点。

2）确定测量终点：当再次您移动鼠标时，另一条垂直直线出现并随着鼠标的左右移动而移动，这条直线用来确定测量的终点。当这条直线移动时，在直线的右上角将动态地显示两条垂直直线之间的时间差，单击鼠标左键确定终点。可以反复 2、3 步骤进行重复测量。

3）退出测量：在任何通道中按下鼠标右键都将结束本次测量。

4）查看测量结果：只有退出测量后，在测量结果视图中才会更新所有测量结果。

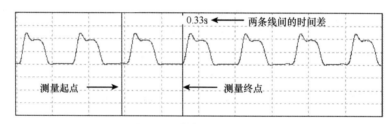

图 3-79 数据测量示意图

（2）区间测量：区间测量用于测量任意通道波形中选择波形段的时间、频率、最大值、最小值、平均值、峰峰值、面积、最大上升速度（dmax/dt）及最大下降速度（dmin/dt）等参数。详细的测量步骤请参照（1）测量步骤，测量结果见图 3-80。

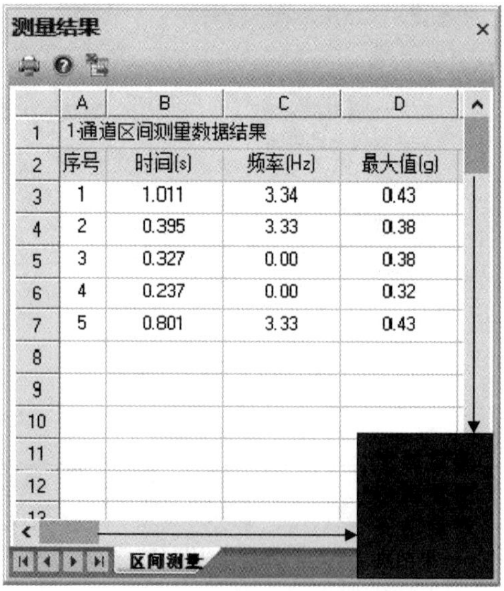

	A	B	C	D
1	1通道区间测量数据结果			
2	序号	时间(s)	频率(Hz)	最大值(g)
3	1	1.011	3.34	0.43
4	2	0.395	3.33	0.38
5	3	0.327	0.00	0.38
6	4	0.237	0.00	0.32
7	5	0.801	3.33	0.43
8				
9				
10				
11				
12				

图 3-80 区间测量结果示意图

（3）心功能参数测量：心功能参数测量用于测量心电波形上的各种参数，包括心率、RR 间期、PR 段、QT 间期、QTC 间期、QRC 时限、ST 时段、P 波幅度、R 波幅度、T 波幅度、S 波幅度、Q 波幅度和 ST 波幅度 13 个参数。详细的测量步骤请参照（1）测量步骤，测量结果见图 3-81。

【注意】

因为整体测量使用您选择波形段的时间宽度计算心率，所有应该尽量选择一个以上的完整周期的心电波形，否则测量的心率不准确。

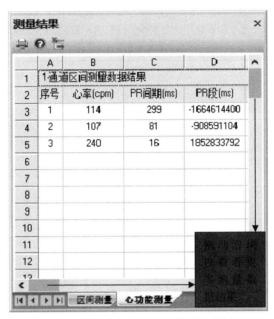

图 3-81　心功能参数测量结果示意图

（4）血流动力学测量：当选择血流动力学模块进行实验时，启动血流动力学测量，则 BL-420N 软件测量结果视图中将显示与血流动力学相关的测量数据。这些测量数据是专门为血流动力学实验模块设计的，为了获得正确的测量结果，必须用 1 通道观察心电、2 通道观察左心室内压、3 通道观察动脉血压。当然，可以不观察动脉血压，但左心室内压必须通过 2 通道引入，这时，只有关于动脉血压的数据无效，其他专用的测量数据仍然有效。详细操作步骤请参照（1）测量步骤，各测量参数的意义见表 3-12，测量结果见图 3-82。

表 3-12　血流动力学测量参数说明

序号	参数指标	意义	单位
1	HR	心率	次/分
2	SP	动脉收缩压	kPa 或 mmHg
3	DP	动脉舒张压	kPa 或 mmHg
4	AP	动脉平均压	kPa 或 mmHg
5	LVSP	左心室收缩压	kPa 或 mmHg
6	LVDP	左心室舒张压	kPa 或 mmHg

续表

序号	参数指标	意义	单位
7	LVEDP	左心室终末舒张压	kPa 或 mmHg
8	dp/dtm	左心室内压最大上升速率	kPa/s 或 mmHg/s
9	t-dp/dtm	左心室开始收缩至 dp/dtmax 的间隔时间	ms
10	-dp/dtm	左心室内压最大下降速率	kPa/s 或 mmHg/s
11	Vpm	左心室心肌收缩成分实测最大缩短速度	1/s
12	Vmax	左心室心肌收缩成分零负荷时的缩短速度	1/s
13	V40	左心室内发展压力为 40mmHg 时心肌收缩成分缩短速度	1/s
14	T	左心室压力下降时间常数	s

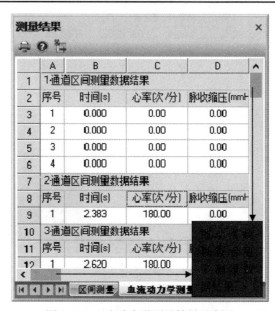

图 3-82　血流动力学测量结果示意图

（5）心肌细胞动作电位测量：心肌细胞动作电位测量功能对单个的心肌细胞动作电位波形进行测量后，在分时复用区的专用信息显示区中，将显示所测得的 12 个指标。详细操作步骤请参照（1）测量步骤，各测量参数的意义见表 3-13，测量结果见图 3-83。

表 3-13　心肌细胞动作电位测量参数说明

序号	参数指标	意义	单位
1	APD10	复极 10% 的动作电位时程	ms
2	APD20	复极 20% 的动作电位时程	ms
3	APD50	复极 50% 的动作电位时程	ms
4	APD90	复极 90% 的动作电位时程	ms
5	APD50/ APD90		
6	RP	静息电位	mV
7	OS	超射	mV
8	APA	振幅	MV

续表

序号	参数指标	意义	单位
9	MDP	最大舒张期电位	MV
10	Vmax	0期最大除极化速度	V/s
11	VmaxV	最大复极化速度	V/s
12	VaveV	平均复极化斜率	V/s

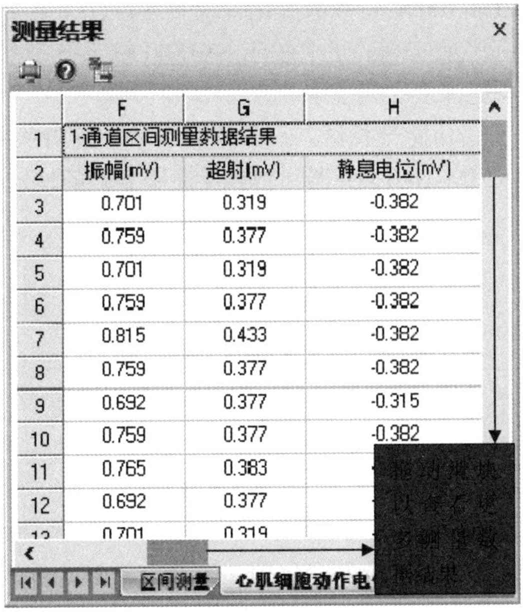

图 3-83　心肌细胞动作电位测量示意图

（九）信息化功能说明

1. 信息化功能概述　信息化功能基于 NEIM-100 实验室信息化管理服务器。NEIM-100 实验室信息管理系统是一个基于校园网的实验室信息管理与实验报告评阅系统。系统具备（图 3-84）：实验室预约管理、实验室设备管理、用户权限管理、实验报告管理、

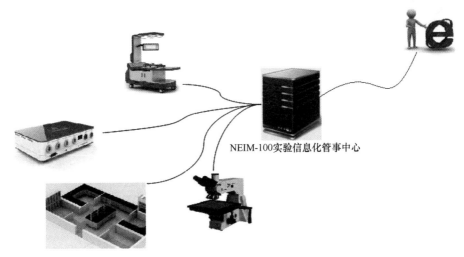

NEIM-100实验信息化管事中心

图 3-84　NEIM-100 系统集组成

实验数据管理等主要功能，主要用于管理员对实验室使用时间分配、老师自定义实验内容、学生申请实验室并上传实验报告和数据的情形之下，并且在宿舍和办公室等地方的个人电脑通过浏览器访问，给使用者带来了极大的简单易用性。BL-420N 系统完美地与 NEIM-100 系统相结合，在实验完成后能立即上传实验所得的数据与报告。因此，使用本系统可以告别打印实验报告的时代，进入无纸化信息时代，更加绿色环保。

【注意】

信息化功能基于 NEIM-100 实验室信息化管理服务器，如果学校未购买 NEIM-100 系统则所有的信息化功能都不能实现。更多关于 NEIM-100 系统请参考《NEIM-100 使用手册》，将对该系统有一个更深层次的了解。

2. 网络地址的设置　"功能选择区"→"网络"→"配置服务器"，或在首次使用网络功能时，需要配置 NEIM-100 服务器和用户反馈服务器的地址，见图 3-85。

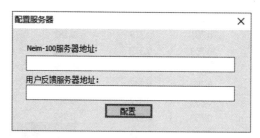

图 3-85　配置服务器地址

配置好服务器后，点击网络功能就会出现如下登录界面见图 3-86。

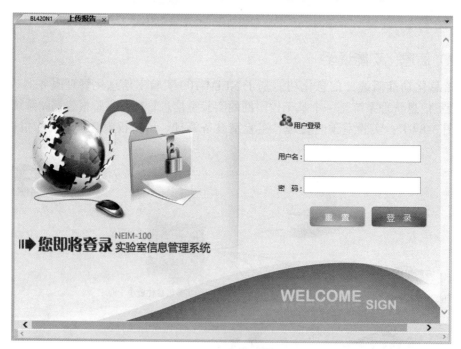

图 3-86　用户登录界面示意图

3. 实验报告的上传和下载　上传实验报告："功能选择区"→"开始"→"实验报告"→"上传"。输入用户名和密码，这样报告就可以上传到该用户名下，见图3-87。

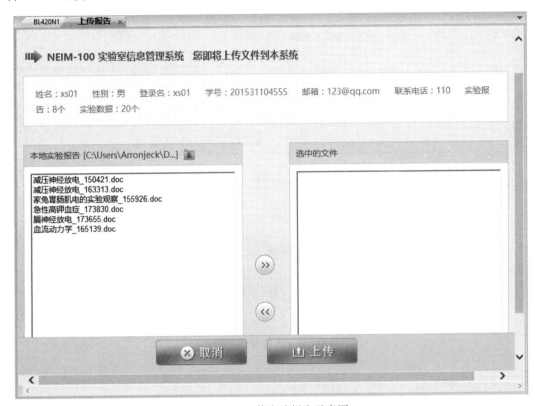

图 3-87　上传实验报告示意图

在图 3-88 中，可以看到上传界面分为两个部分"本地实验报告"和"选中文件"。找到要上传的文件，本地实验报告是刚刚保存的实验报告，BL-420N 软件系统自动会检测到保存的实验报告并一一列举到本地实验报告下面的列表框中。选中一个文件，然后点击 >> 按钮将上传的文件添加到选中文件下面的列表框中，点击 << 按钮从列表中取消刚才选中的文件。选完之后点击"上传"即可上传选中的所有文档到系统服务器中，以供老师或学生以后下载使用。

下载实验报告："功能选择区"→"开始"→"实验报告"→"下载"。同样在输入用户名密码后把选中文件下的列表框中选中要下载的文件，然后点击 >> 添加到下载网络文件下方列表框中，然后点击"下载"即可，见图3-88。

BL-420N 生物信号采集与分析系统功能非常强大，在国内乃至国外都是独一无二的。本软件具有精确度高、扩展性强、内容丰富、界面美观、使用方便等特点。

4. 实验数据的上传和下载　数据上传和下载功能与实验报告的上传下载功能类似，且两者都是将数据文件上传到 NEIM-100 服务器。操作方式和实验报告一致，首先选择要上传或下载的数据文件，然后使用中间的移动按钮将文件移动到选中文件中，然后点击上传或下载即可上传或下载数据文件（图3-89、图3-90）。上传当前文件不用去选择并移动文件到选择列表中，可直接上传当前文件。

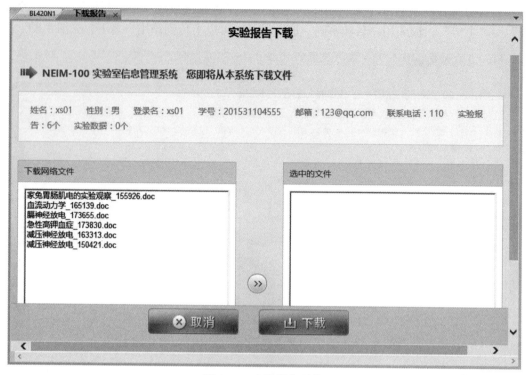

图 3-88　实验报告下载

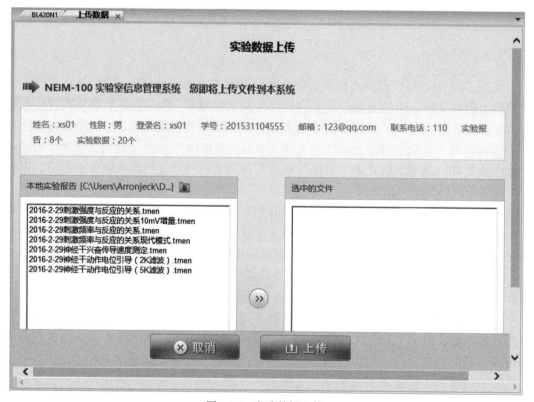

图 3-89　实验数据上传

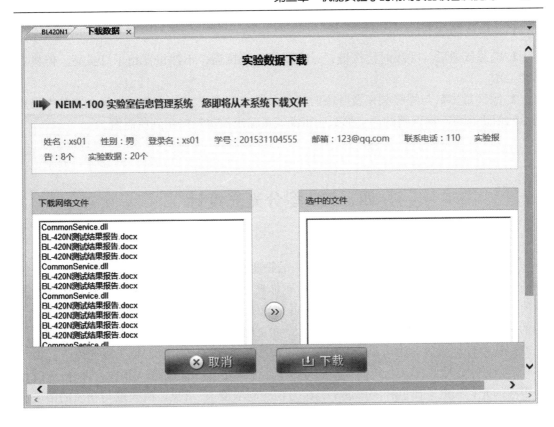

图 3-90　实验数据下载

（于　利）

三、小动物呼吸机

小动物呼吸机主要用于生物医学实验室，可为麻醉、给予肌肉松弛药或开胸术的实验动物提供机械控制辅助呼吸。小动物呼吸机适用的常用实验动物为大鼠、豚鼠、仓鼠、兔、猫、猴及小中型狗等。

（一）使用方法

1. 准备　主机平置，接上电源，然后将两皮管分别插入潮气输出及呼气口接头。

2. 操作　首先估计实验动物所需潮气量、呼吸频率、呼吸时比，然后操作呼吸机，步骤如下。

（1）打开电源开关。

（2）将呼吸时比，呼吸频率调到所需位置。

（3）将潮气量调到所需位置。

（4）将三通一头用软胶管与动物气管插管接通，这时即开始做控制呼吸。

（5）当动物进行机控呼吸时，应及时注意观察所选各参数对动物是否合适，在一般情况下，主要是潮气量的选择是否合适，如觉不适，应及时修正。

（二）注意事项

1. 电源接通后，呼吸时比按键，一定要有一挡接通，不然机器指示灯虽亮，但机器不会工作。

2. 潮气量多数与呼吸频率及呼吸时比的参数之间有一定的关系，如果在实验中需要将后两值进行再一次调整的话，那么应将潮气量输出值重新修正到所需值。

（于 利）

四、722型分光光度计

（一）原理

722型分光光度计的基本原理是溶液中的物质在光的照射下产生了对光吸收的效果。物质对光的吸收是具有选择性的，各种物质都具有各自的光谱。当一束单色光照射待测物质的溶液时，某一定频率（或波长）的可见光所具有的能量（hf）恰好与待测物质分子中的价电子的能级差相应（即 $\Delta E = E_2 - E_1 = hf$）时，待测物将对该频率（波长）的可见光产生选择性地吸收。用可见分光光度计可以测量和记录其吸收程度（吸光度）。由于在一定条件下，吸光度 A 与待测物质的浓度 C 及吸收长度 L 的乘积成正比，即 $A = KCL$[L 为溶液的光径长度（比色杯的厚度），C 为物质的浓度]；可见，吸光度与物质的浓度成正比。所以，在测得吸光度 A 后，可采用标准曲线法、比较法及标准加入法等方法进行定量分析。

（二）使用方法

1. 打开样品室盖（光门自动关闭），开启电源，指示灯亮，仪器预热20分钟。选择开关置于"T"旋钮，使数字显示为"00.0"。

2. 旋动波长手轮，把所需波长对准刻度线。

3. 将装有溶液的比色皿放置比色架中，令参比溶液置于光路。

4. 盖上样品室盖，调节透光率"100％T"旋钮，使数字显示为"100.0 T"（如显示不到100％T，则可加按一次）。

5. 仪器调T为0和100％后，将选择开关转换至A调零旋钮，数字显示应为".000"。然后拉出拉杆，使被测溶液置入光路，数字显示值即为试样的吸光度 A。

6. 测定完毕后，先打开样品室盖，再断电源。比色杯应清洗干净后，再贮放保存。

（三）注意事项

1. 使用前应首先了解仪器的结构和原理，以及各个旋钮的功能。

2. 仪器接地要良好，否则显示数字不稳定。

3. 仪器左侧下角有一只干燥剂筒，应保持其干燥，发现干燥剂变色应立即更新或烘干后再用。

4. 当仪器停止工作时，切断电源，电源开关同时切断，并罩好仪器。

（刘 卓 刘婉珠）

五、血气分析仪

血气分析仪具有检测快捷、方便、范围广泛等优点，能在几分钟内检测出患者血液中的 O_2、CO_2 等气体的含量和血液酸碱度及相关指标的变化，是医院抢救和治疗危重患者时不可或缺的检验设备。

（一）结构原理

血气分析仪由液路系统、电路系统、气路系统等部分组成（图 3-91）。

1. 液路系统组成 液路系统是血气分析仪样品测量的通道。它在电路系统的控制下完成对试剂和气体的流动和切换，使能够自动完成电极的气体和液体定标，样品的测量，以及对电极和通道的检测和冲洗。

（1）液体 / 气体分配单元：由 Vl、V2、V3、V4 四个膜阀组成，分别控制液体和气体的流向。

（2）蠕动泵电机：提供液体在测量室和管道流动的动力。

（3）恒温块：保持测量室恒温状态。

（4）液体传感器 LS：检测液体在测量通道的位置。

（5）电极系统：pH 参比电极和 pH 电极，PCO_2 电极，PO_2 电极。

2. 电路系统 中央处理器和界面接口控制板。

3. 气路部分 有外接的高气 GS1 和低气 GS2 两种混合气体，主要用于 PCO_2，PO_2 电极的 1 点和 2 点定标。

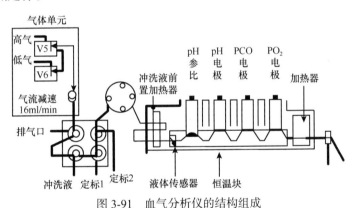

图 3-91 血气分析仪的结构组成

（二）参数

1. 测量参数 包括 pH、PO_2 和 PCO_2。

2. 计算参数 包括 SO_2、HCO_3^-、tO_2、SBE、ABE、SBC、tCO_2、$AaDpO_2$ 等 13 项。

（三）测量方法

1. 打开进样口并选择测试模式（全参数或 pH 单项）。

2. 注射器进样 进样针进入注射器。

3. 微量管进样 将微量管适配器接在微量管上然后进样。

4. 试管进样 将吸样针放入试管中吸样。

（四）注意事项

1. 采血对象应处于安静状态，避免不必要的紧张引起通气过度而影响血气。

2. 取样器使用肝素抗凝。

3. 动脉血是血气分析仪理想的样本选择。

4. 样本中不能混有气泡，尽量缩短样本的保存时间。

5. 测量前将样本混匀。

（五）系统维护

参数测量不准确，定标不能通过，以至仪器不能正常运等情况大多与维护不好有密切关系，所以对血气分析仪的维护是十分重要的。维护通常分为 4 个阶段，每日维护、每周维护、每月维护、半年维护。维护程序包括如下可应用的子程序，冲洗、清洁、去蛋白、暂停、充注、液体传感器校准。

（叶丽平）

第三节　人体机能学实验仪器设备

一、Powerlab 人体机能实验系统

Powerlab 人体机能实验系统（图 3-92）是国际流行的应用于生命科学研究的数据采集和分析系统。在扩展性和升级性甚佳的软件如 Chart、Scope 支持下，选用合适的传感器和前置放大器，即可采集、记录和分析所需要的人体生物信号；与电脑相连，则几乎可完全替代多通道实时生物信号记录仪、多导生理记录仪、X-Y 绘图仪、数字电压计、记忆示波器及色谱工作站的全部功能。全套系统提供了强大的显示、记录和分析数据的功能，可进行人体血液动力学、心电、脑电、肌电、呼吸及能量代谢等多方面的研究。

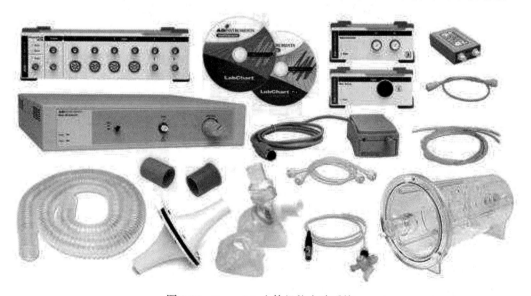

图 3-92　Powerlab 人体机能实验系统

该系统有如下特点。

1. 记录功能强大　高速、高精度采样，长时程记录，多通道显示。

2. 分析和处理功能强大　兼有实时分析和记录后分析。

3. 后处理方便　与通用办公软件融洽连接，方便提供数据、图表报告。

（一）主界面

Powerlab人体机能实验系统（图3-93）具有实时数据采集功能的多页互动式HTML文件。从上到下依次分为LabTutor介绍、反射和反应时间、呼吸、呼吸气体分析方法、呼吸气流与肺容量、心电图与外周循环、心电图与心音、心肺的运动效应、感觉生理学、无氧健身测试、有氧健身测试、眼动电图描记、肌电图、肌肉、能量代谢、能量消耗和运动、脑电图、血压、运动对心血管系统的作用等实验。

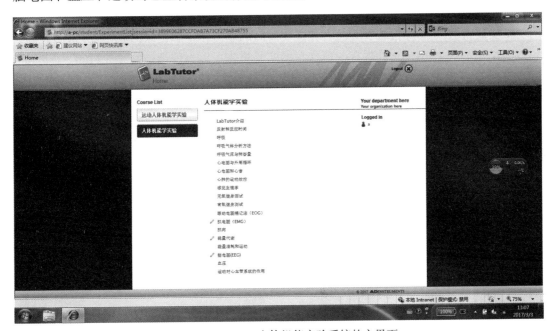

图3-93　Powerlab人体机能实验系统的主界面

（二）实验模块介绍

实验者首先通过预设的账户和密码登录Powerlab实验系统，见图3-94。此时，实验者所使用的实验系统已经与教师控制的服务器进行了实时联网，教师可以通过主服务器对学生所用的实验系统进行监控并同时收集实验数据，课后可以自动形成学生实验的数据结果报告。

1. 背景页面　包括简短的实验相关理论背景介绍，有助于实验者初步了解与本实验有关的理论知识。

2. 实验步骤　在下拉框中可见本实验的所有操作步骤，实验者可对依此按步骤地进行实验（图3-93示下拉菜单）。

3. 实验简介、设置　在实验系统主页上点击进入某实验，即可在该实验模块界面上见到该实验的简介，包括一些实验方法和背景的介绍，但一些详细的实验理论背景需点击"背景"按钮，在弹出的背景资料框中学习了解。通过实验模块主页的介绍，实验者可出现的含有补充资料的窗口，根据设置页面中的指示和图表帮助进行设置自己的实验；

4. 实验开始后操作 实验开始后，实验者可根据步骤依次点击实验内容，即弹出该步骤实验内容的主界面，根据实验内容界面上的文字介绍，进行操作实验，包括连接仪器设备、实验者准备、受试者的准备、实验方法、数据采集等。在实验过程中，Powerlab系统提供了非常人性化的实验模块设计，对于初学者来说，可以完全按照实验步骤的介绍独立完成实验操作；而对于高级研究人员，则可以根据自己的实验研究需要通过另外的专用实验编写软件对实验预设内容进行自主设计修改。

5. 数据采集和分析 数据采集和分析页面提供简明完整的逐步指示，预先设置采集参数，进一步的信息链接及灵活交互的记录分析工具，记录到的数据会转换到分析页面；标记工具和超级链接窗口等功能可以协助进行分析，可以从屏幕上选择参数，并且粘贴数值到相应的表格，软件会根据这些数值自动创建图表。

6. 实验报告 实验报告页面包含完成实验后的学习讨论和记录的数据、分析图表等，可以将结果写入LabTutor并保存，所保存的实验报告可以方便地被阅读或打印。

7. 每个实验含有一些有标记的字或词，它们已被链接到某些弹出窗口，以显示其他相关信息、帮助要点及与LabTutor特性有关的参考材料。

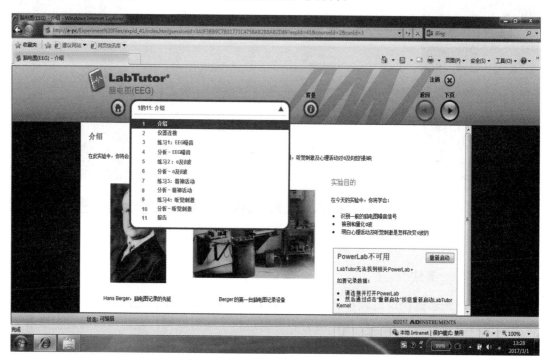

图 3-94　实验模块窗口

二、定量负荷运动设备

（一）功率自行车

功率自行车是一种类似自行车的运动负荷工具，其基本原理是通过转速、阻力和时间来计算踏车功率。依靠调节踏车阻力来改变负荷功率，同时通过专用传感器来记录受试者的心率变化、呼吸变化，来观察不同定量负荷运动情况下，受试者的心血管活动、呼吸运动、耗氧量及能量代谢等。通常功率自行车的阻力调节有摩擦阻力和电磁阻力两种阻力形式，其功率的单位有瓦（W）、千克／（米·分）[kg/（m·min）]。目前，在体育科研和训练及人体机能学实验常用的是以瑞典Monark功率自行车（图3-95）最为常见。

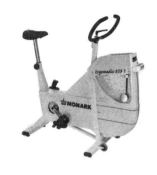

图 3-95　瑞典 Monark 839E 功率
自行车

（二）跑台（运动平板）

可分为人用跑台和动物跑台。

1. 人用跑台（图3-96A）　是一种常用的定量负荷设备，与生活中常用的健身用的跑步机极为相似，有一个移动平面的履带，其速度和坡度均可以调节，以此来调节在跑台上运动时的负荷定量。以通用的美国Quinton55型跑台最为常用。它可以通过人工编程来控制运动负荷的模式及负荷量，同时仪器上的显示器可以直接显示功率数值和跑速，当受试者在跑台上运动时，还可通过仪器附带的各种传感器检测受试者的心血管活动、呼吸运动等功能指标。

2. 动物跑台（见图3-96B）　常用的是大、小鼠跑台，是对大鼠或小鼠进行训练和测试的主要运动负荷仪器。其原理和结构与人用跑台类似，只是尺寸较小。一般可设计为多跑道（3～6个跑道），允许同时对3～6只鼠进行运动测试，跑道之间有隔断且透气封闭设计，以防止测试动物跳出跑台。在跑道的后方还装有一排刺激电极，当测试鼠不跑或跑速低于实验要求时，就会触及刺激电极，迫使测试动物按照预设的履带运行速度进行奔跑。训练强度或负荷量可根据不同实验要求预先设定。一般跑速为10～35m/min，最快可达85m/min。跑台的坡度在0°～20°，每天跑10分钟～2小时。多数研究设计中，让测试大小鼠每天跑1～2次，每周跑5～6天，持续4～10周。

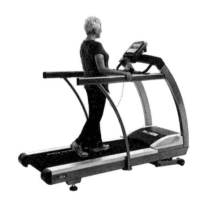
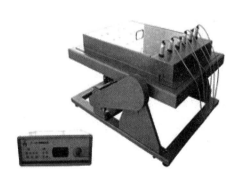

A
B

图 3-96　运动跑台

A. 人用跑台；B. 动物跑台

（三）台阶

台阶也是一种常用的负荷工具。通常为木制，类似于楼梯台阶，每一台阶高度为

$35 \sim 50cm$，可根据实验需要，一般女生作为测试者时，台阶高度设定为 35cm，男生为 40cm。上下台阶时，需要依据节拍器控制的节奏进行有节率地上下台阶运动，而节拍器的节奏可根据实验要求进行调节。计算台阶功率的公式为：

$$上台阶功率\ P_u = whf/t$$

式中：P_u 为功率，单位为 $kg/(m \cdot min)$；w 为体重，单位为 kg；h 为台阶高度，单位为 m；f 为上台阶总次数；t 为上台阶总时间，单位为分钟（min）。

下台阶功率 $P_D = 1/3\ P_u$，即下台阶功率仅为上台阶功率的 1/3。

（于 利 李胜陶）

三、AE-4020 尿样分析仪

尿样分析仪是测定尿中某些化学成分的自动化仪器，它是医学实验室尿液自动化检查的重要工具。此种仪器具有操作简单、快速等有点。

（一）结构原理

尿样分析仪（AE-4020 型尿样分析仪，上海爱科来医疗电子有限公司）用微电脑控制，采用球面积分仪接受双波长反射光的方式测定试纸条上的颜色变化进行半定量测定。试纸条上有数个含各种试剂的试剂块，各自与尿中相应成分进行独立反应，而显示不同颜色，颜色的深浅与尿液中某种成分含量呈比例关系。试纸条中还有另一个"补偿块"，作为尿液本底颜色，对有色尿及仪器变化等所产生的误差进行补偿。将吸附有尿液的试纸条放在仪器的试剂带传送槽内，试纸条上已产生化学反应的各种试剂块被光源照射，各个项目（空白块不参加反映，只作为标准参考值）的试剂块由于化学反应而呈现颜色变化，并吸收照射的单色光，测定每种试剂块反射光的光量值与空白块的反射光量值进行比较，通过计算机求出反射率，换算成浓度值，由分析仪打印出相应的数据。

仪器按下列公式自动计算出反射率：

$$R = T_m \cdot C_s / (T_s \cdot C_m)$$

式中的 R 为反射率；T_m 为试剂块对测定波长的反射强度；T_s 为试剂块对参考波长的反射强度；C_m 为标准块对测定波长的反射强度；C_s 为标准块对参考波长的反射强度。

（二）仪器描述

尿样分析仪由机械系统、光学系统、电路系统等部分组成见图 3-97、图 3-98、表 3-15、表 3-16。

1. 机械系统 机械系统包括传送装置、采样装置、加样装置、测量测试装置。主要功能是将待检的试剂带传送到位，检测后将试剂带传送到废物盒中。

2. 光学系统 光学系统主要包括光源、单色处理、光电转换。光线照射到反应区表面产生反射光，反射光的强度与各个项目的反应颜色成正比。不同强度的反射光再经光电转换器件转换为电信号进行处理。

3. 电路系统 电路系统通常包括光电检测器、前置放大器、电子选择开关电路、电压/频率变换器、计数电路和 CPU 单元等。电检测器将试剂带所反射的光信号的强弱转换成电信号的大小，送往前置放大器进行放大，然后将电信号送往电压/频率变换器，将送来的模拟信号的大小转换成数字信号的多少后，送往计数电路予以计数。计数后的信号送给 CPU 单元。CPU 将信号运算、处理后送往仪器的内置热敏打印机，由打印机将测试结果打印出来。

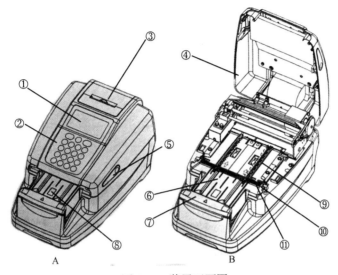

图 3-97　装置正面图

A. 保养罩关闭状态；B. 保养罩打开状态

表 3-14　装置正面功能介绍

序号	名称	功能
1	显示画面	显示装置动作状态和错误信息等
2	控制面板	开始、结束检测，输入数值
3	内置打印机	热敏打印机，打印检测结果和参数设定内容
4	保养罩	防止装置内透光。装置安装及装置内部保养时打开
5	开盖按钮（左右）	同时按下左右按钮，并提起保养罩，可将其打开
6	托盘	放置蘸有样本的试纸条
7	机械臂	把放置在托盘里的试纸条，用托盘导轨调整位置的同时，送到余尿去除部
8	余尿去除部	去除蘸在试纸条上的多余尿（样本）
9	试纸条移送机构	去除余尿后，把试纸条送到测光部并把检测完了的试纸条扔进试纸条废弃箱
10	试纸条侦测窗（自动启动传感器）	侦测放在托盘里的试纸条
11	试纸条到达传感器窗	侦测被移送来的试纸条，确定检测序号和 ID 号

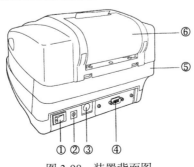

图 3-98　装置背面图

表 3-15 装置正面功能介绍

序号	名称	功能
1	电源开关	开关电源
2	电源输入端子	连接附带的 AC 适配器
3	B.R.C	连接可选附件的手持式条形码阅读器
4	RS-232C	连接外部及其连接线缆
	Ethernet（可选）	安装以太网组件
5	试纸条废弃箱	扔掉检测完了的试纸条
6	打印机盖	更换热敏纸记录纸时打开

（三）使用方法

1. 打开电源开关 把装置背面的电源开关打开，显示屏所有图标和文字同时点亮约 1 秒钟。系统自动检测诊断存储器有无异常。20 秒预热结束，可以检测。

2. 准备样本，设定检测序号

3. 准备试纸条

4. 开始常规检测 根据仪器显示屏上所显示的时间或蜂鸣声的指示，将试剂带的试剂端浸入尿样中 2 秒，然后拿出。将试剂带放入托盘里，仪器自动进行检测后打印出各项结果。

（四）注意事项

1. 取出试纸条后请马上盖好试纸条瓶盖。一旦吸收空气中的水分，粘到灰尘，试纸条将无法使用。

2. 试纸条浸泡时间为 2 秒钟。浸泡时间过短试纸条不会充分显色，过长试纸条的试剂会流出，得不到正确的检测结果。

3. 试纸条浸泡样本时，把试纸条的试剂格完全浸入样本中，但请不要浸到黑色标记部。如果浸到黑色标记物，可能得不到正确的检测结果。

4. 把试纸条横搭在 2 根白色导轨上，并照准侦测窗的侦测范围。如果不正确放置，则傲无法被移送，可能导致试纸条卡在装置内部或错误检测结果的产生。

5. 机械臂移动过程中，注意不要被夹到手指。

（五）检测项目

1. 测量参数 测量参数包括葡萄糖、蛋白质、胆红素、尿胆原、pH、比重、隐血、酮体、亚硝酸盐、白细胞、颜色，见表 3-16。

2. 等级表（表 3-16 ～表 3-25）

● **GLU（葡萄糖）**   表 3-16 葡萄糖等级表

等级号码	1	2	3	4	5	6	7	8	9	10	11
定性值	-	±		1+		2+		3+		4+	
半定量值（mg/dl）		30	50	70	100	150	200	300	500	1000	OVER

● PRO（蛋白质）　　　　　　　　　表 3-17　蛋白质等级表

等级号码	1	2	3	4	5	6	7	8	9	10	11
定性值	-	±		1+			2+		3+		4+
半定量值（mg/dl）		10	20	30	50	70	100	200	300	600	OVER

● BIL（胆红素）　　　　　　　　　表 3-18　胆红素等级表

等级号码	1	2	3	4	5	6	7	8	9	10
定性值	-	1+		2+			3+			4+
半定量值（mg/dl）		0.5	1	2	3	4	6	8	10	OVER

● URO（尿胆原）　　　　　　　　　表 3-19　尿胆原等级表

等级号码	1	2	3	4	5	6	7	8
定性值	NORMAL	1+		2+		3+		4+
半定量值（mg/dl）		2	3	4	6	8	12	OVER

● pH（pH）　　　　　　　　　　　表 3-20　pH 等级表

等级号码	1	2	3	4	5	6	7	8	9
检测值	5.0	5.5	6.0	6.5	7.0	7.5	8.0	8.5	9.0

● S.G.（相对密度，俗称：比重）　　　　表 3-21　相对密度等级表

等级号码	1	2	3	4	5	6
检测值	< 1.005	1.010	1.015	1.020	1.025	> 1.030

● BLD（隐血）　　　　　　　　　　表 3-22　隐血等级表

等级号码	1	2	3	4	5	6	7	8
定性值	-	±	1+		2+		3+	
半定量值（mg/dl）		0.03	0.06	0.1	0.2	0.5	1.0	OVER

● KET（酮体）　　　　　　　　　　表 3-23　酮体等级表

等级号码	1	2	3	4	5	6	7	8	9	10
定性值	-	±	1+		2+		3+		4+	
半定量值（mg/dl）			10	20	40	60	80	100	150	OVER

● NIT（亚硝酸盐）　　　　　　　　表 3-24　亚硝酸盐等级表

等级号码	1	2	3
定性值	-	1+	2+

● LEU（白细胞）　　　　　　　　　表 3-25　白细胞等级表

等级号码	1	2	3	4	5
定性值	-				
半定量值（leu/ul）		25	75	250	500

注：等级表 □ 部分是在检测结果中打印异常值标记的等级。pH、S.G. 无异常值标记

3. 检测结果（图 3-99）

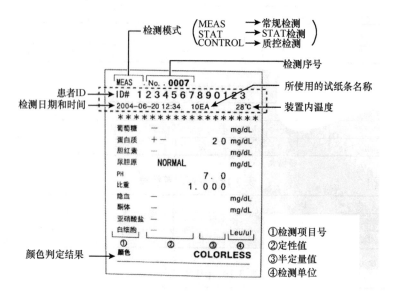

图 3-99 检测结果示意图

（1）检测结果有异常时，在检测模式前打印标本异常标记「﹡」。

（2）装置有异常时，在检测模式前打印检测异常标记「？」。

（3）在有异常的检测项目中，打印异常值标记「﹡」或异常显色标记「！」。

（4）上图用 ┌┈┐ 框起来的内容，因附加信息打印的设定不同而不同。

（5）可用清单形式仅打印有异常标记（﹡或？）的检测结果。

（于　利　李胜陶）

四、血 糖 仪

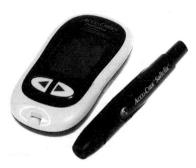

图 3-100 罗氏血糖仪及采血笔

定期进行血糖检测可以帮助人们有效的监测血糖，以控制糖尿病。目前临床和生活中常用的血糖仪有多种品牌，本实验室采用的是 Accu-Chek Performa 卓越型血糖仪（图 3-100），可用于检测新鲜全血标本（例如从指尖或前臂采集和血液），本血糖仪适用于体外使用，同时需要配合使用 Accu-Chek Performa 卓越金锐血糖试纸，使用其他类型的试纸得出的结果可能不准确。

（一）检测原理

在辅酶的作用下，试纸中含有的葡萄糖脱氢酶将血样中的葡萄糖转换为葡萄糖酸内酯。同时在反应中产生一个对人体无害的直流电流，血糖仪检测此电流的强弱，转化为相对应的血糖值读出。同时用一个小的交流测定标本和环境条件。血糖浓度可用全血检测或用血浆检测。

（二）使用方法

1. 准备血糖仪 确认血糖仪处于关机状态，翻转血糖仪，如果血糖仪已经安装了旧的密码牌，将其取出并丢弃。将新的密码牌翻转，使没有密码号的一面朝向使用者，然后将其插入密码牌插口到底。在使用下一筒试纸之前，请不要从血糖仪中取出密码牌。

【注意】

请勿将密码牌强行插入到血糖仪中，密码牌只能单向插入，请检查方向是否正确。如显示屏出现"———"符号，请将密码牌插入血糖仪。

2. 检测血糖 在第一次血糖检测之前，请先正确设置血糖仪。检测血糖需准备以下物品：血糖仪、血糖试纸、采血笔、采血针、消毒酒精、棉签等。

检测步骤如下。

（1）准备好采血笔。

（2）将手洗净并擦干。

（3）沿箭头方向将试纸插入到血糖仪中。血糖仪自动开启。

（4）请确认血糖仪显示的密码号与试纸筒标签上的密码号一致。

（5）显示屏上出现试纸和闪烁的血滴符号。

（6）用采血笔进行指尖采血，轻轻挤压手指，促使血液流出，这有助于采集血滴。

（7）将血滴接触试纸黄色窗口的前沿位置。不得将血滴滴加在试纸的上方。如果看到有"沙漏"符号闪烁，说明试纸中的血样已经足够。如果未有该符号闪烁，则可在5秒内补充血样。

（8）血糖结果显示在显示屏上。

（三）判读结果

1. 正常血糖水平 血糖试纸经过校正，结果显示为血浆血糖值。非糖尿病患者的成人正常空腹血浆血糖的水平是 $4.1 \sim 5.9$ mmol/L（$74 \sim 106$ mg/L）。

2. 异常检测结果 如果血糖检测结果和受试者自我感觉不符，则请遵照以下步骤。

（1）请检查试纸的有效期。如果试纸超过有效期，更换试纸。

（2）请确认试纸筒筒盖正确盖严。如果试纸筒盖长时间没有正确盖严，试纸则有可能失效。

（3）检查试纸是否在试纸筒外放置过久。用一张新的试纸重新检测。

（4）检查试纸和质控液是否贮藏在阴凉、干燥处。用一张新试纸重新检测。

（5）检查是否按照要求步骤进行血糖检测。对照检测步骤重新检测。

（6）检查血糖仪显示的密码号是否与试纸筒上的密码号一致。

高血糖或低血糖的症状：了解高血糖或低血糖的症状可以帮助理解检测结果以及在症状和检测结果不符时如何处理。以下是常见的症状。

高血糖：疲倦、食欲增强或口渴、多尿、视力模糊、头痛、泛发性疼痛。

低血糖：出汗、颤抖、视力模糊、心动过速、刺痛、口周或指尖麻木。

（四）注意事项

1. 本血糖仪仅能与本品牌的血糖试纸配套使用。

2. 每次使用一筒新试纸时都需要更换密码牌。

3. 试纸应贮藏在其原包装筒中。

4. 每次取出试纸后，应立即盖严试纸筒盖。以保持试纸干燥。

5. 试纸从试纸筒中取出后，应立即使用。

6. 务必检查试纸筒上的有效期。不得使用过期的试纸。

7. 请将试纸筒和血糖仪贮藏在阴凉、干燥处，如卧室内。

8. 试纸须贮藏在温度 $2 \sim 30℃$ 的环境中，请勿将试纸放在冰箱中冷冻或冷藏。

9. 请先将试纸插入血糖仪后，再滴加血样或质控液。

（于 利 李胜陶）

第二篇　机能学基础实验

第四章　离体组织器官实验

第一节　坐骨神经－腓肠肌标本制备

【实验目的】

1. 学习机能学实验常用手术器械的使用方法。

2. 掌握蟾蜍或蛙坐骨神经 - 腓肠肌标本的制备方法。

【实验原理】

　　两栖类动物的一些基本生命活动和生理功能与恒温动物相近似，而其离体组织所需的生活条件比较简单，易于控制。因此，常用蟾蜍或蛙坐骨神经 - 腓肠肌标本来观察兴奋性、兴奋过程、刺激的一些规律及骨骼肌的收缩特点等，故坐骨神经 - 腓肠肌标本的制备方法是机能实验学的一项基本操作技术。

【实验对象】

　　蟾蜍或蛙。

【实验器材和药品】

　　蛙板、玻璃分针、粗剪刀、手术剪刀、眼科剪刀、组织镊子、眼科镊子、探针、污物缸、滴管、培养皿、锌铜弓、棉球、三角烧瓶、小烧杯、林格液。

【实验方法】

　　1. 破坏脑和脊髓　取蟾蜍一只，用自来水冲洗干净。左手握住蟾蜍，用食指压住头部前端使头前俯（图 4-1），右手持探针从枕骨大孔垂直刺入，然后向前刺入颅腔，左右搅动探针捣毁脑组织；再将探针抽回原处（不要将探针完全抽出），向后刺入椎管捣毁脊髓。此时，如蟾蜍的四肢松软，呼吸消失，表示脑和脊髓已完全破坏，否则应按上法再行捣毁。

　　2. 剪除躯干上部及内脏　在骶髂关节水平以上 0.5 ～ 1cm 处剪断脊柱，左手握蟾蜍后肢，拇指压住骶骨，使蟾蜍头与内脏自然下垂，右手持粗剪刀，沿脊柱两侧剪除其内脏及躯干上部（图 4-2），仅留后肢、骶骨、脊柱及由它发出的坐骨神经。

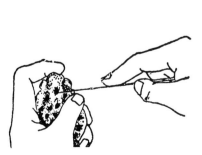

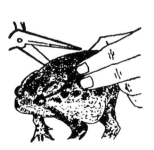

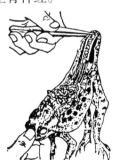

图 4-1　破坏蟾蜍的脑和脊髓　　　　　图 4-2　剪除躯干上部及内脏

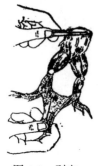

图 4-3 剥皮

3. 剥皮 左手握住脊柱断端，剪除肛门周围的皮肤（注意不要握住或接触坐骨神经），向下剥掉全部后肢的皮肤（图 4-3），将标本放入盛有林格液的培养皿中。

4. 清洗 将手及用过的剪刀、镊子等全部手术器械洗净，再进行下述步骤。

5. 分离两腿 用镊子从背位夹住脊柱将标本提起，剪去向上突出的骶骨（注意勿损伤坐骨神经），然后沿正中线用粗剪刀将脊柱分为两半，并从耻骨联合中央剪开，这样两腿即完全分离。将两腿浸入盛有林格液的培养皿中。

6. 制作坐骨神经 - 腓肠肌标本 取一只腿放在蛙板上，按下面的步骤操作。

（1）游离坐骨神经：用玻璃分针沿脊柱游离坐骨神经，并于近脊柱处穿线结扎。将标本背侧向上放置，把梨状肌及其附近的结缔组织剪断，再循坐骨神经沟（股二头肌与半膜肌之间）找出坐骨神经的大腿部分，用玻璃分针小心剥离，然后从脊柱部将坐骨神经剪断，手执结扎神经的线将神经轻轻提起，剪断坐骨神经的所有分支，并将神经一直游离至腘窝（图 4-4）。

（2）完成坐骨神经 - 小腿标本：将游离干净的坐骨神经搭于腓肠肌上，在膝关节周围剪掉全部大腿肌肉并用剪刀将股骨刮干净，然后在股骨中部剪去上段骨，保留的部分就是坐骨神经 - 小腿标本（图 4-5）。

（3）完成坐骨神经 - 腓肠肌标本：将上述坐骨神经 - 小腿标本在跟腱处穿线结扎后剪断跟腱。游离腓肠肌至膝关节处，然后沿膝关节将小腿除腓肠肌外其余部分全部剪掉。这样就制备了一个附着在股骨上的腓肠肌并具有支配腓肠肌的坐骨神经的标本（图 4-6）。

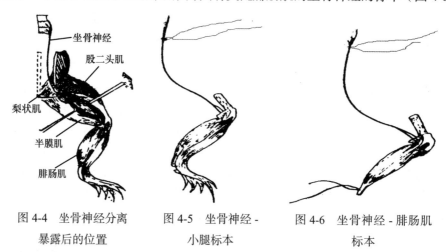

图 4-4 坐骨神经分离 图 4-5 坐骨神经 - 图 4-6 坐骨神经 - 腓肠肌
暴露后的位置   小腿标本   标本

7. 检查标本的兴奋性 用经林格液浸湿的锌铜弓迅速接触坐骨神经，如腓肠肌发生明显而灵敏地收缩，则表示标本的兴奋性良好，即可将标本放入盛有林格液的培养皿中备用。

【注意事项】

1. 勿过度牵拉、污染或损伤坐骨神经和肌肉标本。

2. 制备过程中，应及时给坐骨神经和肌肉滴加林格液。

【思考题】

1. 什么是兴奋性、刺激和反应？
2. 兴奋性与刺激有何关系？
3. 简述锌铜弓刺激坐骨神经 - 腓肠肌标本的坐骨神经引起腓肠肌收缩过程。

（庄晓燕）

第二节　刺激的强度与频率对肌肉收缩的影响

【实验目的】

1. 观察不同刺激强度和刺激频率对肌肉收缩的影响。
2. 学习生理学实验常用仪器的使用方法。

【实验原理】

活的神经、肌肉组织具有兴奋性，能接受刺激发生兴奋反应。但刺激要引起组织兴奋，其强度和作用时间必须达到一定的阈值（称强度阈值和时间阈值）。不同组织的阈值不同，兴奋性高的阈值低，因此，阈值常作为衡量组织兴奋性高低的客观指标。

不同种类的组织兴奋性高低不相同，同一种组织的不同单位的兴奋性也不相同。例如腓肠肌是由许多肌纤维组成的，各条肌纤维的兴奋性不同。因此，用持续时间一定的单个刺激直接刺激（或通过神经间接刺激）腓肠肌时，如刺激强度太小，不能引起肌肉收缩，只有当刺激强度达到一定数值时，才能引起肌肉发生最微弱的收缩，这种刚刚能引起反应的最小刺激强度即阈强度，相当于阈强度的刺激称为阈刺激，大于阈强度的刺激称为阈上刺激，而小于阈强度的刺激称为阈下刺激。随着刺激强度的增加，肌肉的收缩幅度也相应增大；当刺激强度增加到某一个强度时，肌肉出现最大的收缩反应。此时，如再继续增加刺激强度，肌肉的收缩幅度却不再增大。这种能使肌肉发生最大收缩反应的最小刺激强度称为最适强度，这种强度的刺激称为最大刺激。因此，在一定范围内骨骼肌收缩的幅度决定于刺激的强度，这是刺激与组织反应之间的一个普遍规律。

给活的肌肉一个短暂的阈上刺激，肌肉将发生一次收缩，此称单收缩。一个单收缩要经历潜伏期、缩短期和舒张期 3 个时间过程。逐渐加大刺激频率则会出现相邻两个收缩波不同程度的总和，其收缩曲线特点呈锯齿状，即不完全强直收缩。这是由于前一个收缩的舒张期尚未结束，后一个收缩已经出现。如果再继续加大刺激频率，则肌肉处于完全持久的收缩状态，看不出单收缩的痕迹，这就是完全强直收缩。这是由于前一个收缩的收缩期尚未结束，后一个收缩已经出现。强直收缩的幅度大于同等刺激强度下单收缩的幅度。并且在一定范围内随着刺激频率的增加，收缩幅度也增大。在生理条件下，支配骨骼肌的传出纤维总是发出连续的冲动，所以骨骼肌的收缩都是强直收缩。

【实验对象】

蟾蜍。

【实验材料和药品】

BL-420E$^+$ 生物机能实验系统、刺激输出线、刺激电极、张力换能器、蛙类手术器械、万能支台、肌夹、双凹夹、棉球、培养皿、任氏液。

【实验方法】

1. 制作标本　见第四章第一节的方法制备股骨 - 腓肠肌标本（或坐骨神经 - 腓肠肌标本），并置于林格液中浸泡 5 ～ 10min。

2. 连接实验装置　分别将标本的股骨断端和跟腱固定在万能支台上的肌夹和张力换能器的连线上，将刺激电极直接与腓肠肌接触良好（或将坐骨神经轻轻提起放在刺激电极上，使刺激电极与神经接触良好）。张力换能器的输入端连接于计算机 BL-420E+ 生物机能实验系统 CH1 通道。

3. 实验观察项目

（1）观察刺激强度对肌肉收缩幅度的影响：启动计算机桌面上的 BL-420E+ 生物机能实验系统，从主菜单栏"实验项目（M）"的下拉式菜单栏中选择"肌肉神经实验（F）"后，再从其子菜单中选择"刺激强度与反应的关系（1）"，点击"程控"进入实验状态。

观察刺激强度由最小开始逐渐增加时对肌肉收缩的影响，找出刚刚引起肌肉收缩的最小刺激强度（阈强度）和引起肌肉收缩幅度达到最大时的最小刺激强度（最适强度）。程序已将该实验所需的各项参数（信号采样通道、采样率、增益、时间常数、滤波和刺激参数等）设置好，可根据实验记录的波形调整增益（或软件放大 / 缩小按钮）和扫描速度至波形最佳观察状态。

实验记录结束时保存、打印或处理实验结果。如有必要，实验参数也可按表 4-1 进行设置。

表 4-1　BL-420E+ 实验参数设置参考

采样参数		刺激参数	
通道选择	1 ～ 4（张力）	模式	粗电压
采样率	100Hz	方式	单刺激，自动幅度
扫描速度	2.0s/div	波宽	1.0ms
时间常数（T）	DC	强度 1	0.05V
滤波（F）	30Hz	增量	0.05V
放大倍数（G）	20 ～ 100	主周期	1.0Ms
		刺激次数	30
		延时	5.0ms

如所用的是 BL-420N 机能实验系统则做如下操作：

启动计算机桌面上的 BL-420N 生物机能实验系统，从主菜单栏"实验项目（M）"的下拉式菜单栏中，选择"肌肉神经实验（F）"后，再从其子菜单中选择"刺激强度与反应的关系（1）"，点击"刺激强度与反应的关系"。

（1）刺激强度对肌肉收缩的影响

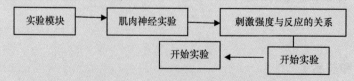

点击"刺激强度与反应的关系"后，调整参数为：

起始其实刺激强度（mV）100；　刺激强度增量（mV）100；

刺激时间间隔（ms）1000；刺激次数100。

"开始实验"后，量程在20.0～50.0g范围内为最佳。"开始实验"后，量程在20.0～50.0g范围内为最佳。

（2）观察刺激频率对肌肉收缩形式的影响：从主菜单栏"实验项目（M）"的下拉式菜单栏中选择"肌肉神经实验（F）"后，再从其子菜单中选择"刺激频率与反应的关系（2）"，点击"现代或经典实验"进入实验状态。程序已将该实验所需的各项参数（信号采样通道、采样率、增益、时间常数、滤波和刺激参数等）设置好，可根据实验记录的波形调整增益（或软件放大/缩小按钮）和扫描速度至波形最佳观察状态。找出引起单收缩、不完全强直收缩和完全强直收缩时的刺激频率。

实验记录结束时保存、打印或处理实验结果。如有必要，实验参数也可按表4-2进行设置。

表4-2　BL-420E$^+$实验参数设置参考

采样参数		刺激参数	
通道选择	1～4（张力）	模式	粗电压
采样率	100Hz	方式	串刺激，自动频率
扫描速度	1.0s/div	刺激强度	1.0～1.5V
时间常数（T）	DC	刺激频率	1Hz
滤波（F）	30Hz	刺激增量	3Hz
放大倍数（G）	20～100	波宽	1.0ms
		刺激次数	20
		延时	100ms
		串长	1

如所用的是BL-420N机能实验系统则做如下操作：

从主菜单栏"实验项目"的下拉式菜单中，选择"肌肉神经实验（F）"后，再从其子菜单中选择"刺激频率与反应的关系（2）"，点击"刺激频率与反应的关系"。

（2）刺激频率对肌肉收缩的影响

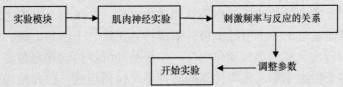

点击"刺激频率与反应的关系"后，参数设置。

调整参数为：

	刺激频率（Hz）	个数	时延（s）	刺激强度（V）：阈上刺激
单收缩	10	3	3	
不完全强直收缩	60	10	3	
完全强直收缩	20	20	3	

"开始实验"后，量程在50.0g范围内为最佳。

【实验结果】

1. 打印实验记录的曲线 在刺激强度对肌肉收缩幅度影响的曲线下注明阈刺激和最大刺激强度。在刺激频率对肌肉收缩形式影响的曲线下注明引起单收缩、不完全强直收缩和完全强直收缩的相应刺激频率。

2. 分析讨论实验结果，并按要求书写实验报告。

【注意事项】

1. 肌肉标本应经常滴加林格液，防止干燥。

2. 每次刺激后必须让肌肉有一定的休息时间（0.5～1min）。

3. 实验过程中保持换能器与标本连线的张力不变。

【思考题】

1. 什么是阈刺激、阈上刺激与最大刺激？

2. 为什么在一定范围内增加刺激强度肌肉收缩幅度也增大？

3. 什么是肌肉的单收缩和强直收缩？强直收缩有何生理意义？

（庄晓燕）

第三节　坐骨神经干动作电位的观察

【实验目的】

1. 观察蟾蜍或蛙坐骨神经干动作电位的基本波形（双相和单相动作电位）。

2. 测定神经兴奋的传导速度和不应期。

3. 初步了解电生理学的实验方法。

【实验原理】

神经的动作电位是神经兴奋的客观标志。处于兴奋部位的膜外电位负于静息部位。当神经冲动通过后，该处的电位又恢复到静息水平。兴奋时发生的上述变化过程叫作动作电位。如果将两个引导电极置于神经干表面，兴奋波先后通过两个引导电极处，可记录到两个方向相反的电位偏转波，称为双相动作电位。如果两个电极之间的神经组织有损伤，兴奋波只能通过第一个引导电极，不能传导至第二个引导电极，则只能记录到一个方向的电位偏转波，称为单相动作电位。单根神经纤维的动作电位是"全或无"的，而神经干是由多个粗细不等、兴奋性不同的神经纤维所组成，故在神经干表面记录的动作电位为复合性动作电位。这种动作电位的幅度在一定范围内随刺激强度的增加而增大。

动作电位在神经纤维上的传导有一定的速度，可用电生理学方法进行测量。不同纤维的传导速度不同，与纤维的直径、温度和有无髓鞘等因素有关。蛙类坐骨神经干中以A类纤维为主，传导速度在 35～40m/s。测定动作电位在神经干上传导的距离（d）与通过这段距离所需的时间（t），即可求出动作电位的传导速度（v），$v = d/t$。

当神经纤维受到刺激兴奋时，其本身的兴奋性会发生一系列的变化。先后经历绝对不应期、相对不应期、超常期和低常期，然后再恢复到正常的兴奋性水平。在绝对不应期内给予任何强大的刺激，神经纤维也不发生兴奋。在相对不应期，给予阈上刺激，神经纤维可产生兴奋，但产生的动作电位幅度降低。

【实验对象】

蟾蜍。

【实验器材和药品】

BL-420 E⁺/BL-420N 生物机能实验系统、刺激输出线、神经屏蔽盒、引导输入线、蛙类手术器械、滤纸、玻璃分针、棉球、任氏液、10% ~ 15% 氯化钾溶液。

【实验方法】

1. 制备蟾蜍或蛙坐骨神经干标本 制作方法与坐骨神经 - 腓肠肌标本的制备方法大致相同，但无需保留股骨和腓肠肌。神经干应尽可能分离得长一些。要求上自脊椎附近的主干，下沿腓总神经与胫神经一直至踝关节附近止。注意分离皮肤时要用剪刀剪断皮下结缔组织，不要撕皮；分离神经时，要用剪刀剪开神经周围的结缔组织膜、神经膜和神经分支，避免伤及神经干。

2. 连接实验装置 按图4-7所示连接实验装置。将坐骨神经放在神经屏蔽盒的电极上，盒内衬以浸有林格液的滤纸，以增加盒内空气湿度，防止神经干迅速干燥。

3. 实验观察项目与测定

（1）观察神经干双相动作电位波形：启动 BL-420E⁺ 生物机能实验系统。从主菜单栏"实验项目（M）"的下拉式菜单栏中选择"肌肉神经实验（F）"后，再从其子菜单中选择"神经干动作电位的引导（3）"进入实验状态。

1）将刺激"强度1"设置为0.05V，启动"刺激"，用鼠标点击"强度1"增量按钮，逐渐增加刺激强度，观察神经干动作电位幅度与刺激强度间的关系，直至动作电位最大

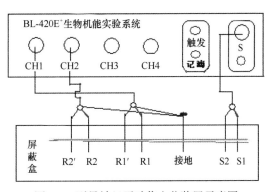

图4-7 引导神经干动作电位装置示意图

为止。找出阈刺激和最大刺激值及最大刺激时动作电位的幅度与持续时间（按下工具条中的"区间测量"按钮，可测量动作电位波形的幅度、持续时间等数值）。

如有必要，也可按表4-3设置参数，首先从主菜单栏"输入信号（I）"的下拉式菜单栏中将"通道1 ~ 4"设置为"动作电位（1）"后，打开"刺激器设置对话框"，选择"程控"，再点击"电刺激"按表4-3设置（数字要用鼠标调）。启动"刺激"，观察神经干动作电位幅度与刺激强度间的关系。

表 4-3　BL-420E⁺ 实验参数设置参考

采样参数		刺激参数	
通道选择	1 ~ 4（动作电位）	模式	粗电压
采样率	20 000Hz	方式	单刺激，自动幅度
扫描速度	1.25ms/div	波宽	0.05 ~ 0.1ms
时间常数（T）	0.01s	强度1	0.05V
滤波（F）	10kHz	增量	0.05V
放大倍数（G）	200	主周期	1.0
		停止次数	30 ~ 50
		延时	5.0ms

如所用的是 BL-420N 机能实验系统则做如下操作：

启动 BL-420E 生物机能实验系统，从主菜单栏"实验模块（M）"的下拉式菜单栏中，选择"肌肉神经实验（F）"后，再从其子菜单中选择"神经干动作电位的引导（3）"，进入实验状态。

神经干动作电位的传导

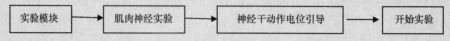

调整参数设置

（1）"参数调节区"中："幅度"调为 0。

（2）"模式选择区"中："程控模式"点击"程控"。

（3）"模式选择区"中："程控配置"点击"程控调节对话框"。

"程控调节对话框"中：类型"自动幅度"

程控方向"递增"

增量（mV）20 ～ 50

周期（s）：1s（1Hz）

停止次数：100

确定

（4）点击"启动刺激"。

2）将神经干标本的放置方向倒换，观察动作电位波形有无变化。

3）把引导电极调换位置，观察动作电位波形有何变化。

（2）神经干兴奋传导速度的测定：从主菜单栏"实验项目（M）"的下拉式菜单栏中选择"肌肉神经实验（F）"后，再从其子菜单中选择"神经干兴奋传导速度的测定（4）"，用尺量出两记录电极（R1 和 R2）间的距离（cm）输入对话框，进入实验状态。在 1 通道和 2 通道分别记录一个完整的动作电位波形。此时在窗口"专用信息显示区"显示该神经干兴奋的传导速度（m/s）。

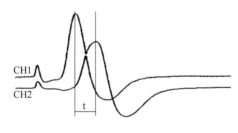

图 4-8 两刺激电极同时记录的坐骨神经干动作电位

也可点击鼠标右键，选择"比较显示"，将 1 通道和 2 通道记录的动作电位波形显示于同一通道的窗口中（图 4-8）。选择工具条中的"区间测量"，测量两个动作电位的起始点或峰顶的时间差 t（t_2-t_1）。然后根据两记录电极（R1 和 R2）间的距离 d，计算出神经干兴奋的传导速度 v（$v = d/t$）。

如所用的是 BL-420N 机能实验系统则做如下操作：

从主菜单栏"实验项目"的下拉式菜单中，选择"肌肉神经实验"后，再从其子菜单中选择"神经干兴奋传到速度的测定"，

神经干兴奋传导速度测定

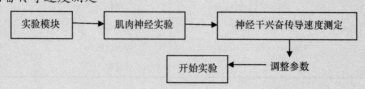

调整参数。

参数设置：请输入两对传到电极之间的距离（0.5～5cm）；（神经屏蔽盒上C4～C6之间的实际距离）。

（3）神经干兴奋不应期的测定：从主菜单栏"实验项目（M）"的下拉式菜单栏中选择"肌肉神经实验（F）"后，再从其子菜单中选择"神经干兴奋不应期的测定（5）"，点击"程控"直接进入实验状态，将先后出现两个动作电位波形。随着两次刺激间隔时间的逐渐缩短，观察动作电位2的幅度变化情况，直至动作电位2不出现为止。此时，显示器上的刺激间隔即为绝对不应期的时程。

也可如实验观察（1）所述，按表4-4先设置通道，再设置刺激参数，点击"开始"进行实验。注意观察动作电位2不出现时的波间隔，即为绝对不应期的时程。

表 4-4 　 BL-420E$^+$ 实验参数设置参考

采样参数		刺激参数	
通道选择	1～4（动作电位）	模式	粗电压
采样率	20 000Hz	方式	双刺激，自动间隔
扫描速度	1.25ms/div	波宽	0.05ms
时间常数（T）	0.01s	强度1	1.0～1.5V（最大刺激）
滤波（F）	10kHz	强度2	1.0～1.5V（最大刺激）
放大倍数（G）	200	减量	0.2～0.5ms
		主周期	1.0
		波间隔	8ms

如所用的是BL-420N机能实验系统则做如下操作：

从主菜单栏"实验项目"的下拉式菜单中，选择"肌肉神经实验"后，再从其子菜单中选择"神经干兴奋不应期的测定"，

神经干兴奋不应期测定

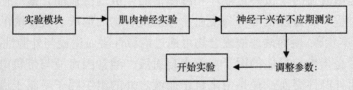

调整参数。
参数设置：
起始波间隔（ms）：5；
波间隔减量（ms）：0.1；
刺激时间间隔（s）：2；
实验方式：程控。

（4）观察单相动作电位波形

1）用小镊子将R2和R2'两个记录电极（图4-7）之间的神经干夹伤，观察单相动作电位波形。

2）用一小块浸有高浓度氯化钾溶液的滤纸片贴附在记录电极R1和R1'（图4-7）之间的神经干上，观察双相动作电位的变化。

【实验结果】

1. 报告双相动作电位波形图，测出其最大幅值和持续时间。

2. 报告神经兴奋的传导速度 [或依公式 v（m/s）= d/（t_2-t_1）计算]。

3. 报告神经兴奋的绝对不应期时程（ms）。

【注意事项】

1. 神经干分离尽可能长一些，分离过程中勿损伤神经。

2. 神经干的两端不要碰在屏蔽盒上，也不要把神经两端折叠在电极上。以免影响动作电位的大小和波形。

3. 刺激强度在开始时不要过强，先由弱强度开始，逐渐加至适宜强度，以免过强刺激损伤神经干标本。

【思考题】

1. 神经干的动作电位为什么不是"全或无"的？

2. 改变神经干的放置方向，动作电位波形是否会发生变化？为什么？

3. 用高浓度氯化钾溶液滤纸片贴附神经干，动作电位有何变化？为什么？

（庄晓燕）

第四节　血液凝固的影响因素观察

【实验目的】

1. 观察血液凝固的内源性与外源性凝血途径。

2. 了解加速或延缓血液凝固的因素。

【实验原理】

血液凝固是由凝血因子按一定顺序相继激活而生成的凝血酶，最终使纤维蛋白原变为纤维蛋白的过程。凝血过程可分为凝血酶原酶复合物的形成、凝血酶的激活和纤维蛋白的生成 3 个基本步骤。凝血酶原酶复合物可通过内源性凝血途径与外源性凝血途径生成。内源性凝血途径是指参与凝血的因子全部来自血液，通常因血液与带负电荷的异物表面接触而启动。而外源性凝血途径是由来自于血液之外的组织因子暴露于血液而启动的凝血过程。两条途径的主要区别在于启动方式和参与的凝血因子有所不同。

本实验直接从家兔颈总动脉采血，由于血液几乎没有和组织因子接触，其凝血过程主要由内源性凝血途径所发动。脑组织含有丰富的组织因子，本实验利用兔脑粉观察外源性凝血途径的作用。此外，血液凝固过程还与温度、接触面的光滑程度等因素有关。

【实验对象】

家兔。

【实验器材和药品】

10ml 注射器 2 个（带粗针头）、小烧杯 2 个、带橡皮刷的玻璃棒或竹签、干燥清洁的小试管、秒表、水浴装置一套、冰块若干、棉花、吸管 6 支；液体石蜡 0.5ml、肝素 8U（置小试管内）、草酸钾 1 ～ 2mg（置小试管内）、富血小板血浆 [制备方法：取 1%

乙二胺四乙酸钠或 0.1mol/L 柠檬酸钠（枸橼酸钠）抗凝全血（1 份抗凝剂加 9 份静脉血），以 1000r/min 离心 10 分钟，取上层血浆、少血小板血浆 [制备方法：取 1% 乙二胺四乙酸钠或 0.1mol/L 柠檬酸钠抗凝全血（1 份抗凝剂加 9 份静脉血），以 3000r/min 离心 10 分钟，取上层血浆]，兔脑粉悬液（注），0.025mol/L 氯化钙溶液，生理盐水。

【实验方法】

1. 观察纤维蛋白原在凝血过程中的作用　家兔颈总动脉插管，采血 10ml，分别注入两个小烧杯内。一杯静置；另一杯用带有橡皮刷的玻璃棒或竹签搅之，观察血液凝固的现象。取出玻璃棒或竹签，用水洗净，观察缠绕在玻璃棒或竹签上的纤维蛋白，经过这样处理的血液是否会发生凝固。

2. 观察内源性及外源性凝血途径　取干燥清洁的小试管 3 个，按表 4-5 分别加入富血小板血浆、少血小板血浆、生理盐水和兔脑粉悬液，然后同时加入氯化钙摇匀，每 15 秒倾斜试管一次，分别记录 3 个试管的血浆凝固时间。

（1）比较第 1 管和第 2 管的血浆凝固时间，说明血小板在凝血过程中的作用。

（2）比较第 2 管和第 3 管的血浆凝固时间，分析产生差别的原因。

表 4-5　内源性和外源性凝血途径的观察（ml）

实验条件	第 1 管	第 2 管	第 3 管
富血小板血浆	0.2	—	—
少血小板血浆	—	0.2	0.2
生理盐水	0.2	0.2	—
兔脑粉悬液	—	—	0.2
0.025mol/L 氯化钙溶液	0.2	0.2	0.2
血浆凝固时间（min）			

注：—为未加入此物质

3. 观察血液凝固的加速和延缓因素　取 6 只干燥清洁的小试管，按表 4-6 准备各种不同的实验条件，也可采用颈总动脉插管法（见第二章第六节）取血。当血液进入空针时，立即记时，迅速抽血 10ml，弃去前后各 1ml，分装于准备好的 6 只试管中，每管各 1ml，每 30 秒倾斜试管一次，观察是否发生血液凝固，直至血液不再流动为止。记录各试管血液凝固时间。分别比较第 1 管和第 2 管、第 3 管和第 4 管、第 5 管和第 6 管的血液凝固时间，分析产生差别的原因。

表 4-6　影响血液凝固的因素

试管号及实验条件	凝血时间（min）	原因
1. 放棉花少许		
2. 液体石蜡涂试管内表面		
3. 保温于 37℃水浴中		
4. 放在冰浴中		
5. 放肝素 8U（加血后摇匀）		
6. 放草酸钾 1 ～ 2mg（加血后摇匀）		

【实验结果】

按表 4-5 和表 4-6 记录并报告实验结果。

【思考题】

1. 简述血液凝固的基本过程。

2. 内源性和外源性凝血途径有什么区别？

3. 血浆加钙离子为什么会发生凝固？

【附】

兔脑粉悬液的制备

1. 干兔脑粉的制备 将新鲜兔脑彻底剥去软脑膜及血管网，用生理盐水洗净，置乳钵中研碎，加入丙酮，再研磨搅拌至浓粥状，静置数分钟后，弃去上清液。再加丙酮，如此反复 4～5 次，使脑组织完全脱水成灰白色微细粉末为止（亦可用真空抽气机或置于 37℃温箱中 1 小时使其干燥）。干兔脑粉制成后应分装密封，保存于普通冰箱内。半年之内其活性不变（若潮湿、氧化成褐色，则不能再用）。

2. 兔脑粉悬液的制备 取干兔脑粉 0.2g 放入试管内，加生理盐水 5ml 搅匀。将此管置 45℃水浴中 10 分钟或 37℃水浴内 45 分钟。在此时间内应间歇搅拌 4～5 次，待自动下沉后，其上层液即可使用（亦可以 1000r/min 离心 1～2 分钟）。制成后，应先检查其活。取血浆 0.1ml，兔脑粉悬液 0.1ml，加 0.025mol/L 氯化钙 0.1ml，观察其凝固时间。如凝固时间在 12～14 秒内，即可应用，否则应调整其浓度（为使学生实验容易掌握时间，实验所要求的兔脑粉悬液的活性是使血浆凝固时间为 1 分钟左右。兔脑粉悬液置 37℃的温箱内，其活性容易消失，需在 6 小时内用完，若放在普通冰箱内，则 2 周内其活性恒定）。

（庄晓燕）

第五节　蛙心灌流

【实验目的】

用离体蟾蜍心脏灌流的方法观察钠、钾、钙 3 种离子，酸碱度和自主神经递质对心脏活动的影响。

【实验原理】

心脏的自动节律性活动需要一个合适的理化环境，否则心脏的活动就会受到影响。心脏受自主神经支配，交感神经兴奋时，其末梢释放去甲肾上腺素使心肌收缩力增强，传导速度加快，心率加快，心输出量增多；而心迷走神经兴奋时，其末梢释放乙酰胆碱，使心肌收缩力减弱，心率减慢，心输出量减少。用林格液灌流离体蟾蜍心脏，在一定时间内心脏可保持节律性收缩与舒张。改变灌流液的成分，心脏冲动的频率和幅度就会随之发生改变。

【实验对象】

蟾蜍。

【实验器材和药品】

BL-420 E$^+$/N 生物机能实验系统、张力换能器、蛙心夹、蛙心插管、试管夹、缝合线、双凹夹、万能支台、蛙类手术器械、污物缸、滴管两只、任氏液、0.65% 氯化钠溶液、1% 氯化钾溶液、3% 乳酸溶液、2.5% 碳酸氢钠溶液、3% 氯化钙溶液、1 ∶ 10 000 肾上腺素溶液、1 ∶ 10 000 乙酰胆碱溶液。

【实验方法】

1. 离体蟾蜍心脏标本的制备

（1）取蟾蜍一只，破坏脑和脊髓。用粗剪刀剪开胸骨表面皮肤并沿中线剪开胸骨，用眼科剪刀沿心轴仔细剪开心包膜，暴露心脏。

（2）在主动脉干下穿两条线备用，用玻璃分针或浸有任氏液的棉球将心尖翻向头端，暴露心脏背面，用上述备用线中的一条线将除主动脉以外的其他连心血管全部结扎（注意不要结扎静脉窦），然后将心脏恢复正位。

（3）备用线中的另一条线打一松结备用，用眼科剪刀在松结线上方动脉圆锥上方剪一小斜口，将盛有少量任氏液的蛙心插管出此插入心室。插至动脉圆锥时，略向后退。在心室收缩时，沿心室后壁方向向下插，经主动脉瓣插入心室腔内。如果插管已插入心室，可见插管中液面随心搏而上下波动。如果插管后液面不动，可将插管旋转 90°，以免插管口斜面贴在心室壁上阻塞管口。如确定插管已插入心室，则将松结线扎紧，并固定在插管的侧管上，以防插管脱落。

（4）剪掉心脏周围组织，将心脏游离出来。

（5）吸去蛙心插管内的血液，并用任氏液反复冲洗，直到无血液残留为止。

2. 连接实验装置　用试管夹将蛙心插管固定在万能支台上，于心室舒张期将与张力换能器相连的蛙心夹夹住心尖。蛙心夹的连线应与插管中轴在同一直线上，即与地面垂直。张力换能器的输入端连接于 BL-420 E$^+$/N 生物机能实验系统 CH1 通道。

3. 观察项目　启动 BL-420 E$^+$/N 生物机能实验系统，从主菜单栏"实验项目（M）"的下拉式菜单栏中选择"循环实验（C）"后，再从其子菜单中选择"蛙心灌流（1）"直接进入实验状态。可根据实验记录的波形调整增益（或软件放大 / 缩小按钮）和扫描速度,使心脏收缩曲线至最好观察形态。程序已将该实验所需的各项参数(信号采样通道、采样率、增益、时间常数、滤波和刺激参数等）设置好。如有必要，也可按表 4-7 进行设置。

表 4-7　BL-420 E$^+$ 实验参数设置参考

采样参数	
通道选择	CH1 ～ CH4（张力）
采样率	100Hz
扫描速度	2.00s/div
时间常数（T）	DC
滤波（F）	30Hz
放大倍数（G）	50 ～ 100

（1）描记正常心搏曲线，注意观察心率和心脏冲动的强度及心脏收缩、舒张程度。曲线的幅度代表心脏收缩的强弱；曲线的疏密代表心率的快慢；曲线的规律性代表心脏冲动的节律性；曲线的基线代表心室舒张的程度。

（2）离子的影响

1）0.65% 氯化钠的影响：吸出插管内全部的任氏液，换入 0.65% 氯化钠溶液，观察心脏收缩曲线变化。待效应明显后，立即吸出插管内的灌流液，用新鲜任氏液反复换洗数次，直至心脏收缩曲线恢复正常。

2）3% 氯化钙的影响：加 1～2 滴 3% 氯化钙溶液于插管内任氏液中，观察心脏收缩曲线变化。

3）1% 氯化钾的影响：加 1～2 滴 1% 氯化钾溶液于插管内任氏液中，观察心脏收缩曲线变化。

（3）神经递质的影响

1）肾上腺素的影响：加 1～2 滴 1∶10 000 肾上腺素溶液于插管内任氏液中，观察心脏收缩曲线变化。

2）乙酰胆碱的影响：加 1 滴 1∶10 000 乙酰胆碱溶液于插管内任氏液中，观察心脏收缩曲线变化。

（4）酸碱度的影响：加 1 滴 3% 乳酸溶液于插管内新鲜任氏液中，观察心脏收缩曲线变化。待效应明显后，再加 2～4 滴 2.5% 碳酸氢钠溶液于插管灌流液中，观察心脏收缩曲线变化。

【实验结果】

按表 4-8 记录并报告实验结果。实验结束后编辑实验记录，并打印曲线。

表 4-8　蛙心灌流实验结果

顺序	观察项目	药量	心肌收缩强度与心率
1	任氏液	灌流	
2	0.65% 氯化钠溶液	灌流	
3	3% 氯化钙溶液	1～2 滴	
4	1% 氯化钾溶液	1～2 滴	
5	1∶10 000 肾上腺素	1～2 滴	
6	1∶10 000 乙酰胆碱	1 滴	
7	3% 乳酸溶液	1 滴	
8	2.5% 碳酸氢钠溶液	2～4 滴	

【注意事项】

1. 制备离体心脏标本时勿伤及静脉窦。

2. 当每种化学药物作用已明显时，应立即将蛙心插管内液体吸出后换洗任氏液数次，以免心肌受损。须待心率恢复正常后才能进行下一实验项目（但加乳酸溶液后，等心率变化明显时，立即加入碳酸氢钠溶液）。

3. 每次换液时，蛙心插管内液面应保持相同高度。

4. 吸新鲜任氏液的吸管和吸蛙心插管内溶液的吸管要分开，不可混淆，以免影响实验效果。不同试剂的吸管也不可混淆。

5. 随时滴加任氏液于心脏表面使其保持湿润。

6. 每次滴加试剂或换液时均应打标记。

7. 固定张力换能器时，应稍向下倾斜，以免自心脏滴下的液体流入换能器内。

【思考题】

1. 分析各项实验结果产生的可能原因。

2. 试述影响心脏生理特性的因素及其机制。

（庄晓燕）

第六节 乙酰胆碱的量效关系

【实验目的】

1. 学习离体组织器官实验方法。

2. 观察不同浓度乙酰胆碱（acetycholinc，Ach）对家兔离体肠管平滑肌的作用及阿托品（atropine）对乙酰胆碱作用的影响。

3. 学会亲和力指数（pD_2）的计算方法。

【实验原理】

胃肠道平滑肌以胆碱能神经支配占优势，分布有高密度的 M 胆碱受体，乙酰胆碱可兴奋 M 受体引起肠管平滑肌收缩，其效应随浓度增加而增强，以药物对数剂量或浓度为横坐标，药物效应为纵坐标时，量效关系曲线为一接近"S"形的曲线。阿托品可竞争性拮抗乙酰胆碱对 M 受体的激动作用，当加入一定剂量阿托品后，增加乙酰胆碱的剂量，肠管收缩仍可达到未加阿托品前的收缩水平。pD_2 是药物与受体亲和力的大小的指标，其意义是药物引起最大效应 50% 时所需药物的摩尔浓度的负对数数值。

【实验对象】

家兔离体空肠或回肠。

【实验器材和药品】

HW-400E 恒温平滑肌槽、BL-420E$^+$ 生物机能实验系统、张力换能器、万能支架、烧杯、注射器、手术剪刀、眼科剪刀、镊子、眼科镊子、木槌；3×10^{-1}mol/L 氯化乙酰胆碱溶液（实验时用磷酸缓冲液依次 10 倍稀释成 $3 \times 10^{-2} \sim 3 \times 10^{-8}$mol/L），$1 \times 10^{-6}$mol/L 阿托品溶液，蒂罗德液（Tyrode 液），磷酸缓冲液（钙含量减半，pH 7.5）。

【实验方法】

1. 标本制备 用木槌猛击兔头枕部，使其昏迷，立即剖开腹腔，找出胃幽门与十二指肠交界处，轻轻剪取 20 ~ 25cm 的空肠或回肠，迅速置于冷蒂罗德液中，除去肠系膜，并将肠管剪成数段，用蒂罗德液将肠内容物轻轻冲洗干净，然后再剪成 2 ~ 3cm 小段备用，保存于供氧的 35℃左右的蒂罗德液中。如不即时使用，可连同蒂罗德液将肠管置于 4℃冰箱内保存，一般肠管活力可维持 12 小时左右。

2. 实验装置的准备 开启 HW-400E 恒温平滑肌槽电源开关，按压温度调节按钮，启动加热，并调节温度旋钮使设置温度为所需温度，一般为 37℃，再开启气量调节按钮，使水浴加热均匀，并可向标本槽提供气体，达到恒温时可用。向标本槽内倒入一定量的营养液（营养液面达到30cm刻度，约为30ml），连接通气管，之后，调节仪器侧面的"气量调节阀"，调节标本槽内气流量，以1～2个气泡/秒为宜。

3. 标本连接及记录 轻取一段肠管标本，一端挂在标本槽内的标本钩上，另一端与张力换能器相连，标本连接好后置于标本槽内的营养液中，适应10～15分钟后，用BL-420 E$^+$生物机能实验系统记录离体肠管平滑肌正常收缩曲线，调节基础张力为2g。

4. 给药

（1）按表4-9依次向标本槽内加入不同浓度的氯化乙酰胆碱溶液，记录不同剂量的乙酰胆碱所致的肠管收缩变化。每次加入乙酰胆碱后，当反应达到最大时应立即加入第二个剂量，如此以1，2，7，20，70，200，700⋯⋯的剂量增加下去，累积后就成为3，10，30，100，300，1000⋯⋯直到肠管对乙酰胆碱的反应不再增大为止。

表 4-9 乙酰胆碱加药浓度及累积浓度表

Ach 加药过程		累积浓度（mol/L）	累积浓度的对数值
① 3×10^{-8}mol/L	0.1ml	1×10^{-10}	−10.0
② 3×10^{-8}mol/L	0.2ml	3×10^{-10}	−9.5
③ 3×10^{-7}mol/L	0.07ml	1×10^{-9}	−9.0
④ 3×10^{-7}mol/L	0.2ml	3×10^{-9}	−8.5
⑤ 3×10^{-6}mol/L	0.07ml	1×10^{-8}	−8.0
⑥ 3×10^{-6}mol/L	0.2ml	3×10^{-8}	−7.5
⑦ 3×10^{-5}mol/L	0.07ml	1×10^{-7}	−7.0
⑧ 3×10^{-5}mol/L	0.2ml	3×10^{-7}	−6.5
⑨ 3×10^{-4}mol/L	0.07ml	1×10^{-6}	−6.0
⑩ 3×10^{-4}mol/L	0.2ml	3×10^{-6}	−5.5
⑪ 3×10^{-3}mol/L	0.1ml	1×10^{-5}	−5.0
⑫ 3×10^{-3}mol/L	0.1ml	3×10^{-5}	−4.5

（2）上述离体肠管经冲洗恢复正常后，向标本槽内加入1×10^{-6}mol/L硫酸阿托品0.3ml，使其终浓度为1×10^{-8}mol/L，稳定5～10分钟后重复步骤（1），观察阿托品对乙酰胆碱的拮抗作用。

【实验结果】

1. 以最大剂量乙酰胆碱引起的肠管最大收缩张力作为100%，计算加入不同剂量乙酰胆碱后的肠管张力变化百分率。另外，计算加入终浓度为1×10^{-8}mol/L阿托品后，再加入上述各剂量乙酰胆碱后肠管张力变化百分率，二者进行比较。

2. pD$_2$ 的计算 乙酰胆碱的对数浓度 - 收缩效应曲线为 S 形曲线，在效应的20%～80%的范围内曲线基本为一直线，可以用直线回归法计算50%最大效应所需的乙酰胆碱对数浓度。将收缩百分率定为 y，以乙酰胆碱浓度的负对数值为 x，取50%效应上下的三组数据，用直线回归方法得到直线方程 $y = a + bx$，pD$_2$ 即为 $y = 50\%$ 时的 x 值。

【注意事项】

1. 制备标本时操作要轻柔，勿用手捏，冲洗肠管应避免肠管过于膨胀。

2. 药液应滴于液面的中心处，不应滴于器壁或挂线上。

3. 实验过程中不要更改仪器参数，以免影响数据的准确性。

【思考题】

1. 药物与受体结合后产生效应的大小与哪些因素有关？

2. pD_2 与效价强度之间的关系如何？为什么 pD_2 要用 $E = E_{max/2}$ 时激动药摩尔浓度的负对数来表示？

3. 说明竞争性拮抗药对激动药量效关系曲线的影响。

（刘晓健）

第七节 药物对离体肠管的作用

【实验目的】

观察药物对离体肠管平滑肌的作用，分析所观察的药物对肠管作用有何不同。掌握最基本的离体组织实验方法。

【实验原理】

消化道平滑肌与骨骼肌、心肌一样，具有肌肉组织共有的特性，如兴奋性、传导性和收缩性等。但消化道平滑肌兴奋性较低，收缩缓慢，富有伸展性，具有紧张性、自动节律性，对化学、温度和机械牵张刺激较敏感等特点。给予离体肠肌以近似于在体情况的适宜环境，消化道平滑肌仍可保持良好的生理特性。

胃肠道平滑肌以胆碱能神经占优势，乙酰胆碱能激动M胆碱受体,兴奋胃肠道平滑肌。阿托品与M胆碱受体结合而本身不产生或较少产生拟胆碱作用，却能阻断胆碱能递质或拟胆碱药物与受体的结合，从而产生抗胆碱作用。

【实验对象】

家兔离体空肠或回肠。

【实验器材和药品】

HW-400E 恒温平滑肌槽实验装置、BL-420E$^+$生物机能实验系统、张力换能器、木槌、万能支架、烧杯、注射器、手术剪刀、眼科剪刀、镊子、眼科镊子、0.1%氯乙酰胆碱溶液、0.1%阿托品溶液、2%氯化钡溶液、蒂罗德液（Tyrode 液）。

【实验方法】

1. 肠管标本的制备　取一健康家兔（1.5～2.0kg），以手倒提之，用木槌重击其后头部令其急死，立即剖开腹腔，观察肠管蠕动，剪取整个空肠和回肠上半部，迅速置于冷蒂罗德液中，除去肠系膜及肠管内容物，并将肠管剪成数段，用蒂罗德液将肠内容物轻轻冲洗干净，然后再剪成 2～3cm 小段备用，保存于供氧的35℃左右的蒂罗德液中。如不即时使用，可连同蒂罗德液将肠管置于4℃冰箱内保存，一般肠管活力可维持12小时左右。

2. 实验装置的准备　开启 HW-400E 恒温平滑肌槽电源开关，按压温度调节按钮，启动加热，并调节温度旋钮使设置温度为所需温度，一般为37℃，再开启气量调节按钮，使水浴加热均匀，并可向标本槽提供气体，达到恒温时可用。向标本槽内倒入一定量的营养液（营养液面应没过标本，约为 45ml），连接通气管，之后，调节仪器侧面的"气量调节阀"，调节标本槽内气流量，以 1 ～ 2 个气泡 / 秒为宜。

3. 标本连接及记录　轻取一段标本，一端挂在标本槽内的标本钩上，另一端与张力换能器相连，标本连接好后置于标本槽内的营养液中，适应 10 ～ 15 分钟后，用 BL-420 E$^+$ 生物机能实验系统记录离体肠管平滑肌正常收缩曲线，调节基础张力为 2g。

4. 给药　描记一段正常曲线后，按下列顺序向标本槽内滴药（以 16 号或 18 号针头，水平滴下），观察肠管平滑肌对药物的反应，出现明显药物作用后，待肠管收缩曲线平稳后即可滴加下一个药（不必换液）。

（1）0.1% 氯化乙酰胆碱溶液 5 滴（如 5 滴无明显反应，应继续滴加至肠管平滑肌发生明显反应时停止给药，并记录滴数）。

（2）0.1% 阿托品溶液 5 滴。

（3）0.1% 氯化乙酰胆碱溶液 5 滴（剂量与第一次加入的滴数相同）。

（4）2% 氯化钡溶液 6 ～ 8 滴。

【实验结果】

1. 打印各次给药前后的离体肠管收缩曲线，注明所用药物。

2. 分析讨论实验结果，并按要求书写实验报告。

【注意事项】

1. 制备标本时操作要轻柔，勿用力牵拉。

2. 药液应滴于液面的中心处，不要滴于器壁或挂线上。

【思考题】

1. 阿托品对肠管平滑肌有何作用？其机制是什么？

2. 氯化钡与乙酰胆碱兴奋肠管机制有何不同？

（刘晓健　王寒明）

第八节　琥珀胆碱作用部位的分析

【实验目的】

通过琥珀胆碱对蟾蜍坐骨神经腓肠肌标本的作用，分析其作用部位。

【实验原理】

琥珀胆碱的分子结构与乙酰胆碱（Ach）相似，与神经肌肉接头后膜的胆碱受体有较强亲和力，因而产生与 Ach 相似但较持久的除极化作用，使神经肌肉接头后膜的 N_M 受体不能对 Ach 起反应，从而使骨骼肌松弛。

【实验对象】

蟾蜍坐骨神经 - 腓肠肌标本。

【实验器材和药品】

BL-420 E$^+$ 生物机能实验系统、刺激输出电极、蛙板、玻璃分针、粗剪刀、手术剪刀、眼科剪刀、组织镊子、眼科镊子、探针、污物缸、培养皿、三角烧瓶、小烧杯；林格液、0.2% 氯化琥珀胆碱溶液、生理盐水。

【实验方法】

1. 坐骨神经 - 腓肠肌标本制备参见第四章第一节坐骨神经 - 腓肠肌标本制备方法。取蟾蜍一只，破坏脑和脊髓，倒提之，由耻骨上端向两侧沿髂骨外缘剪开腹壁，去除腹腔内脏，在相当髂骨最高点处剪断脊椎除掉上半身。将肛门处的皮肤剪一小块，将下半身的皮肤完整拉下，剪去尾骨，然后沿正中线用粗剪刀将脊柱分为两半，并从耻骨联合中央剪开，这样两腿即完全分离。此项操作注意勿伤及神经。结扎坐骨神经从最上端并留线以后提起神经用，在结扎部位的上方剪断神经，向下钝性剥离，至穿出腹壁处应剪断梨状肌，再向下一直剥离到膝关节，中途的神经分支可剪断。并由膝关节上下剪去股部及小腿腓肠肌以外的其他部分。共制备两个标本置于生理盐水中备用。

2. 取 4 个清洁的培养皿，其中 2 个分别加入生理盐水 10ml，另 2 个分别加入 0.2% 氯化琥珀胆碱溶液 10ml。分别使盛有盐水和盛有药液的培养皿相靠拢，但液体不应互相沾染。

3. 取一标本，神经侧置于盛有盐水的培养皿中，肌肉侧置于盛有药液的培养皿中；另一标本放入的方向恰相反，神经侧在药液中而肌肉侧在盐水中。

4. 立即用连续刺激，直接刺激肌肉能引起收缩阈值，并以此阈值强度刺激神经，视肌肉有无收缩（一般说来，用此阈值强度刺激神经时，一般均能引起肌肉的收缩，因神经的阈值低于肌肉）。以后每隔 10 分钟重复此种实验操作。将实验结果记录在表 4-10 中。注意因标本离体愈久其兴奋性愈下降，故实验过程中刺激阈值往往需要有较大的提高，新阈值仍以直接刺激肌肉引起可观察出的收缩为准。直至确认当刺激某一标本的神经时，丝毫不能引起肌肉收缩为止。

【实验结果】

按要求将结果填写到表 4-10 中，根据实验结果分析琥珀胆碱的作用部位。

表 4-10　琥珀胆碱作用结果

标本	受刺激组织	浸泡液	肌肉反应情况（＋、－号表示）											
			立时		10 分钟		20 分钟		30 分钟		40 分钟		50 分钟	
			阈值	反应	阈值	反应	阈值	反应	阈值	反应	阈值	反应	阈值	反应
甲	神经肌肉													
乙	神经肌肉													

【思考题】

1. 琥珀胆碱对离体神经腓肠肌标本的作用部位？
2. 琥珀胆碱引起骨骼肌松弛的作用机制是什么？

（王寒明）

第九节　药物对离体血管平滑肌的作用

【实验目的】

观察妥拉苏林对去甲肾上腺素、氯化钾诱导的血管平滑肌收缩作用的影响。学习离体血管平滑肌条的制备方法。

【实验原理】

家兔离体主动脉条可用于观察药物对血管平滑肌舒缩功能的影响。去甲肾上腺素是一种调节血压的重要的神经递质，能激动血管平滑肌细胞上的 α 受体，激活蛋白激酶，钙通道磷酸化，导致钙通道开放，使钙离子内流增加和细胞内的钙池释放，引起钙离子浓度增高。氯化钾可以激活电压依赖性钙通道，导致钙内流增加而引起血管条收缩。

【实验对象】

家兔离体主动脉条。

【实验器材和药品】

HW-400E 恒温平滑肌槽实验装置、BL-420E⁺ 生物机能实验系统、张力换能器、手术器械一套、培养皿、注射器（1ml）、量筒（50ml）、4mol/L 氯化钾溶液（potassium chloride）、克氏液（Krebs solution）、2.5% 妥拉苏林溶液、3×10^{-3}mol/L 去甲肾上腺素（noradrenaline）溶液。

【实验方法】

1. 家兔主动脉条制备　取家兔一只，猛击头部致昏，迅速剖胸，分离胸主动脉，于近心端及远心端膈肌处剪断，迅速置于充氧的克氏液中，剔除血管外结缔组织及脂肪，洗去血凝块，轻轻套在与之同样粗细的玻璃棒上，然后用眼科剪将主动脉剪成宽 3 ～ 4mm、长 2 ～ 3mm 的螺旋形条片。两端分别穿线结扎，置于标本槽内，一端挂在标本槽内的标本钩上，另一端连在张力换能器上，张力换能器的前负荷为 2g。调节其温度达 37℃。标本槽内充有 45ml 克氏液，并通入 95%O_2 及 5%CO_2 的混合气体。将 BL-420E⁺ 生物机能实验系统与张力换能器连接并调整零点。

2. 待主动脉条稳定约 1 小时后，描记其正常张力曲线，按如下顺序给药。

（1）加入 3×10^{-3}mol/L 去甲肾上腺素溶液 0.15ml，待达到最大反应后，冲洗标本。

（2）待主动脉条张力曲线恢复到基线水平后，加入 2.5% 妥拉苏林溶液 0.2ml，15 分钟后，重复（1）。待作用稳定后，冲洗标本。

（3）向标本槽内加入 4mol/L 氯化钾溶液 0.15ml，待作用明显后冲洗。

（4）待曲线平稳后加入 2.5% 妥拉苏林溶液 0.3ml，15 分钟后重复（3）。

【实验结果】

打印实验结果曲线图，分析妥拉苏林对去甲肾上腺素和氯化钾引起的血管平滑肌收缩有何作用，其可能的作用机制，最后得出实验结论。

【注意事项】

1. 制备主动脉条标本时操作要轻柔，切勿用力牵拉，以免损害主动脉内皮和平滑肌组织。

2. 克氏液必须临时新鲜配制。

3. 向标本槽内通入混合气体时，注意通气量，一般为 40～60 个气泡 / 分钟。

【思考题】

1. 根据实验结果分析氯化钾和去甲肾上腺素对血管平滑肌的作用机制。
2. 妥拉苏林对去甲肾上腺素和氯化钾引起的血管平滑肌收缩作用有何不同？

（王寒明）

第十节　药物对家兔离体心房的作用

【实验目的】

学习动物离体心房标本的制备方法。观察拟肾上腺素和强心苷类药物对心肌的作用。分析拟肾上腺素和强心苷类药物对心肌兴奋的作用机制。

【实验原理】

动物离体心房在氧气、温度适宜的营养液中一定的时间内仍能保持其有节律的舒缩活动。通过生物信号处理系统，可以记录心脏冲动情况。作用于肾上腺素受体的药物，通过 β_1 受体影响心脏功能。强心苷类药物通过抑制心肌细胞膜上的 Na^+-K^+-ATP 酶，导致心肌细胞内钙离子增加，心肌的收缩加强。本实验采用动物离体心房标本，观察拟肾上腺素和强心苷药物对心肌收缩功能的影响。

【实验对象】

家兔（1.0kg 左右）或豚鼠（280～300g）。

【实验器材和药品】

HW-400E 恒温平滑肌槽实验装置、BL-420E⁺ 生物机能实验系统、张力换能器、万能支架、小烧杯、培养皿、手术剪刀、镊子、眼科剪刀、眼科镊子、木槌；1ml 注射器 3 只、0.05% 异丙肾上腺素（isoprenaline）溶液、0.02% 西地兰（毛花苷丙 / 去乙酰毛花苷）注射液、0.1% 普萘洛尔（propranolol）溶液、Ringer-Locke 液。

【实验方法】

1. 实验装置的准备　恒温平滑肌槽实验装置具备恒温、供气、换液功能。先开启电源开关、控温开关，设定温度为 37℃，然后将旋钮拨至测量，达到恒温时可用；储液瓶内装上营养液（Ringer-Locke 液），打开换液进水口，使标本槽内营养液面达到 50ml 刻度；连接通气管，调节仪器侧面的"气量调节阀"，使标本槽内气流量以每秒 3～4 个气泡为宜。

2. 制备离体心房标本　取家兔一只，用木棒击头部致昏，开胸取出心脏，置于盛有氧饱和的 Ringer-Locke 液的小烧杯中，小心地在心房和心室交界处剪下心房，一端挂在标本槽内的标本钩上，另一端与张力换能器相连，标本连接好后置于标本槽内的营养液中，前负荷 5g，稳定 30 分钟。

3. 记录正常心房收缩曲线　用 BL-420E⁺ 生物机能实验系统描记。

4. 给药

（1）向标本槽内加入 0.05% 异丙肾上腺素溶液 0.4ml，待作用明显后，用 Ringer-Locke 液冲洗标本 3 次，使心房收缩曲线恢复正常。

（2）向标本槽内加入 0.1% 普萘洛尔溶液 0.4ml，3 分钟后再向标本槽内加入 0.05% 异丙肾上腺素溶液 0.4ml，观察普萘洛尔对异丙肾上腺素作用的影响。

（3）取另外一个心房标本，加入 0.02% 西地兰注射液 0.5ml，逐滴缓慢加入，待作用明显即可（若剂量未达到或超过 0.2ml 请记录滴数），用 Ringer-Locke 液冲洗标本 3 次，使心房收缩曲线恢复正常。

（4）向标本槽内加入 0.1% 普萘洛尔溶液 0.4ml，3 分钟后再向标本槽内加入 0.02% 西地兰注射液剂量同（3），观察普萘洛尔对西地兰作用的影响。

【实验结果】

打印实验结果曲线图，并分析实验结果，写出实验报告。

【注意事项】

1. 制备标本时操作要轻柔，切勿用力牵拉。

2. 药液应滴于液面的中心处，不应滴于器壁或挂线上。

3. 冲洗时为了充分洗去残留药物，应用换洗液浸泡 2 ～ 3 分钟，再换新液，最后仍使液面刻度达到 50ml。

【思考题】

1. 根据实验结果说明异丙肾上腺素、西地兰、普萘洛尔对心肌收缩性和收缩频率的影响如何，机制是什么？

2. 根据实验结果说明异丙肾上腺素与西地兰的正性肌力作用的机制是否相同？为什么？

3. 能够增强心肌收缩力的药物还有哪些？

（王国贤　刘晓健）

第五章　在体动物实验

第一节　蟾蜍心脏生理特性的观察

【实验目的】

1. 观察蟾蜍心脏在不同的心动周期接受刺激后，是否产生期前收缩和代偿间歇，了解心肌兴奋性变化的特点。

2. 观察蟾蜍心肌电生理特性与机械特性之间的关系。

3. 利用结扎方法来观察蟾蜍心脏起搏点和心脏不同部位自律性的高低。

【实验原理】

心肌组织具有兴奋性、自律性、传导性和收缩性四大生理特性。

心肌细胞的动作电位是心肌细胞兴奋性的本质性表现。心肌兴奋后，其兴奋性要经历有效不应期、相对不应期和超常期等一系列周期性的变化，其特点是有效不应期特别长，约相当于整个收缩期和舒张早期。在此期间，任何强大的刺激均不能使心肌产生动作电位及收缩。在舒张中、晚期，正常节律性兴奋到达心室之前，给心脏施加刺激可引起一次扩布性兴奋和收缩，称为期前兴奋与期前收缩，简称早搏。期前兴奋也有自己的不应期，下一次正常的节律性兴奋传至心室时，常常落在期前兴奋的有效不应期中，因而不能引起心室的兴奋和收缩。这样，期前收缩后就会出现一个较长的舒张期，称为代偿间歇。

正常心脏的每次兴奋都由窦房结发出，通过特殊传导系统依次传到心房肌和心室肌，引起心肌兴奋。因此，每一个心动周期中，心脏兴奋的产生、传导和恢复过程中的生物电变化的方向、途径、次序和时间等都有一定的规律。这种电变化通过心脏周围的导电组织和体液反映到身体表面，使身体各部位的电位在每一心动周期中也都发生有规律的变化。把引导电极置于身体的不同部位所记录到的心电变化曲线就是心电图。若把记录电极直接置于心肌表面，可记录出心肌单向动作电位。心肌的收缩性是心肌在肌膜动作电位的触发下，通过兴奋 - 收缩耦联产生收缩反应的机械特性。

心脏的特殊传导系统具有自动节律性，但各部分的自律性高低不同。哺乳动物心脏以窦房结（两栖类动物为静脉窦）的自律性最高，称为正常起搏点。其他部位的自律组织为潜在起搏点。当正常起搏点功能异常或发生传导阻滞时，其他自律组织的自律性增高决定心脏搏动的节律，这些异常的起搏部位称为异位起搏点。

【实验对象】

蟾蜍。

【实验器材和药品】

BL-420E$^+$生物机能实验系统、刺激输出线、刺激电极、张力换能器、心电引导电极、蛙心夹、缝合线、万能支台、双凹夹、玻璃分针、蛙类手术器械、金属探针、小烧杯、棉球、污物缸、林格液。

【实验方法】

1. 蟾蜍心脏标本的制备　取蟾蜍一只，用探针破坏脑和脊髓后（注意要破坏完全），将蟾蜍仰卧固定在蛙板上。用粗剪刀剪开胸骨表面皮肤并沿中线剪开胸骨，可见心脏包在心包中。用眼科剪刀仔细剪开心包暴露心脏。见图 5-1 识别静脉窦、心房和心室。

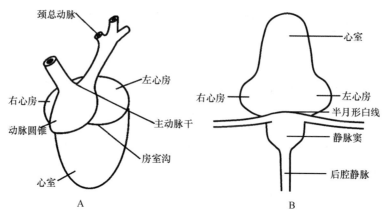

图 5-1　蛙心结构示意图

A. 腹面；B. 背面

2. 连接实验装置　把张力换能器固定在万能支台上，换能器的输入端连接于 BL-420E⁺生物机能实验系统 CH1 通道。在心室舒张期将与张力换能器相连的蛙心夹夹在心尖上，换能器的连线应与地面垂直且松紧适宜。

3. 观察项目

（1）期前收缩与代偿间歇的观察：启动 BL-420E⁺/N 生物机能实验系统，从主菜单栏"实验项目（M）"的下拉式菜单栏中选择"循环实验（C）"后，再从其子菜单中选择"期前收缩与代偿间歇（2）"直接进入实验。可根据实验记录的波形调整增益（或软件放大 / 缩小按钮）和扫描速度，使蛙心收缩曲线至最好观察形态。

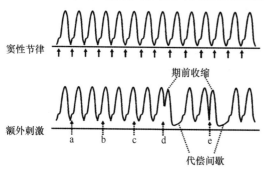

图 5-2　期前收缩与代偿间歇

额外刺激 a、b 落在收缩期，c 落在舒张早期，不引起反应；d 落在舒张中期，e 落在舒张晚期，引起期前收缩和代偿间歇。

将刺激电极固定在万能支台上，调整刺激电极和心脏标本，使心室无论在收缩期或舒张期均能与刺激电极良好接触。分别在心室收缩期和舒张期的早、中、晚期刺激心室（刺激方式：单刺激；刺激强度：3 ～ 5V；波宽：1.0 ～ 2.0ms），注意能否引起期前收缩，出现期前收缩时，注意其后面是否有代偿间歇（图 5-2）。

（2）心电与心肌收缩关系的观察：在观察项目（1）的基础上，撤掉刺激电极。将心电引导电极的探查电极（红色）连一细导线（如漆包线）固定在蛙心夹上，两无关电极（黑、黄）固定在两侧胸骨断端。

启动 BL-420E⁺生物机能实验系统，从主菜单栏"输入信号（I）"的下拉式菜单栏中选择"1 通道（1）和 2 通道（2）"，分别设置为"张力（11）"和"心电（5）"，进入实验记录状态。同步描记心电（CH2 通道）与蛙心收缩（CH1 通道）曲线。可根据实验记录的波形调整增益（或软件放大／缩小按钮）和扫描速度，使蛙心收缩曲线、心电曲线至最好观察形态。点鼠标右键，选择"比较显示"，将心电与蛙心收缩曲线波形显示于同一通道的窗口中，注意观察二者之间的关系、心率和心脏冲动强度。实验参数可按表 5-1 进行设置。

表 5-1　BL-420E$^+$ 实验参数设置参考

	采样参数	
通道设置	CH1（张力，收缩曲线）	CH2（心电曲线）
时间常数（T）	DC	0.1 ～ 0.01s
滤波（F）	30Hz	300Hz
放大倍数（G）	50 ～ 100	500 ～ 1000
扫描速度	400ms/div	400ms/div

（3）心肌兴奋性周期性变化的观察：将上面的标本用缝合线沿着半月形白线结扎静脉窦，使心室停搏。用电刺激心室诱发心肌收缩（刺激方式：双刺激；程控方式：自动间隔；刺激强度 1：3 ～ 5V，刺激强度 2：3 ～ 5V；波宽：1.0ms；波间隔：0.1ms；增量：0.05ms；停止次数：30。观察双刺激心室后有无第二次收缩出现。两次刺激的间隔时间逐渐加大，直至出现第二次收缩为止，此时的波间隔即为有效不应期的时程。为保证结果的准确性，可做 3 次，求其平均值。

（4）蟾蜍心脏起搏点的观察：另取一只蟾蜍，捣毁脑脊髓后，暴露心脏。

1）分别观察和记录心室、心房和静脉窦每分钟搏动次数。

2）找到静脉窦和心房交界的半月形白线（窦房沟），用缝合线沿着半月形白线结扎以阻断静脉窦和心房之间的传导。观察心房的搏动是否停止，静脉窦是否仍照常搏动。心房、心室如已恢复搏动，则分别计数静脉窦、心房和心室每分钟搏动次数，并观察它们的搏动是否一致。

3）结扎房室沟，重新做上述观察。

【实验结果】

1. 报告期前收缩与代偿间歇曲线。

2. 测定并报告有效不应期的时程。

3. 按表 5-2 报告心脏起搏点的观察结果。

表 5-2　蟾蜍心脏起搏点的观察

实验条件	搏动次数（次／分）		
	静脉窦	心房	心室
正常			
结扎窦房沟			
结扎房室沟			

【注意事项】

1. 在将刺激电极施加于蟾蜍心脏之前，先刺激其腹部肌肉以检查电刺激是否有效。

2. 随时滴加林格液于心脏表面使其保持湿润。

【思考题】

1. 试述影响心脏电生理特性的因素。

2. 心脏哪些部位有自律性？什么是正常起搏点、潜在起搏点和异位起搏点？

3. 解释产生期前收缩和代偿间歇的原因。

4. 心肌的有效不应期长有何生理意义？

5. 心肌的生物电活动与心肌收缩有什么关系？

（于　洋）

第二节　兔大脑皮质诱发电位

【实验目的】

观察电刺激坐骨神经在兔大脑皮质相应区域引出的诱发电位。

【实验原理】

诱发电位一般是指感觉传入系统，包括感觉器官，感觉神经或感觉传导途径上的任何一点受到刺激时，在中枢神经系统内诱发产生的电位变化。如在皮质上某一局限区域引出的电位变化称皮质诱发电位。利用生物信号处理系统进行叠加平均可消除背景自发脑电活动和噪音，使诱发电位突出出来。这种方法可以用于皮质感觉功能的定位。

【实验对象】

家兔。

【实验器材和药品】

BL-420E⁺生物机能实验系统、哺乳动物手术器械、脑立体定位仪、电极支架、牙科钻（或钟表起子）、保护电极、皮质引导电极（可用一端在酒精灯上烧成球状，并有一小段弹簧样环绕的银丝电极）、滴管、棉球、骨蜡；20% 氨基甲酸乙酯溶液、38℃生理盐水、液体石蜡。

【实验方法】

1. 称重、麻醉　20% 氨基甲酸乙酯 5ml/kg 经耳缘静脉注射，麻醉深度以维持呼吸在 20 ～ 24 次 / 分为宜，此时的自发脑电较小。

2. 动物手术

（1）将兔头固定在脑立体定位仪上，保持兔头处于水平位置并略高于躯干。

（2）分离左侧坐骨神经约 3cm 长，把保护刺激电极安放在坐骨神经上，用一浸有液体石腊（38℃）的棉条覆盖之，并用止血钳将皮肤切口夹闭备用。

（3）剪去头顶部手术区的兔毛，正中切开颅顶部皮肤，暴露头骨。在前囟左侧约 4mm 处用牙科钻钻开颅骨，勿损伤硬脑膜，孔径 7 ～ 10mm。进一步扩大孔径，但应将前囟保留下来作为定位参考标志。开颅时出血可用骨蜡止血，将记录电极安放在大脑皮质前肢感觉一区，使银球与皮质表面硬脑膜接触（亦可把硬脑膜除去）。脑表面滴加 38℃液体石蜡，以防干燥（液体石蜡宜储于保温瓶内，用时吸出）。亦可在上述区域内打一小孔，放入引导电极接触硬脑膜引导电位，如效果不好，可在邻近钻孔开颅引导。

（4）将引导电极和刺激电极分别与 BL-420 E⁺ 生物机能实验系统的输入通道 CH1、刺激输出相连。无关电极可用一银片夹在头部切口缘上，动物另接地。

3. 观察项目　启动 BL-420 E⁺ 生物机能实验系统，从主菜单栏"实验项目（M）"的下拉式菜单栏中选择"中枢神经实验（N）"后，选择其子菜单中"大脑皮质诱发电位（1）"进入实验。启动"刺激"，用鼠标点击"强度1"增量按钮，逐渐增大刺激坐骨神经的强度，可在显示器上观察到刺激伪迹，随着刺激强度的增加，在刺激伪迹之后出现诱发电位。仔细调整引导电极在皮质表面的位置，逐点探测，引出较大振幅诱发电位的点即为该诱发电位的中心区，注意观察诱发电位的潜伏期、主反应和后发放的过程，相位及振幅的大小。

可根据实验记录的波形调整增益（或软件放大 / 缩小按钮）和扫描速度至波形最佳观察状态。如有必要实验参数也可按表 5-3 进行设置。

表 5-3　BL-420E⁺ 实验参数设置参考

采样参数		刺激参数	
通道	CH1 ～ CH4（诱发电位）	模式	粗电压
采样率	1000Hz	方式	单刺激
扫描速度	12.5ms/div	刺激强度	由小增大
时间常数（T）	0.01s	波宽	0.1 ～ 0.5ms
滤波（F）	300Hz		
放大倍数（G）	1000 ～ 2000		

【注意事项】

1. 整个实验要在电屏蔽室内进行或把动物用钢丝网屏蔽起来，防止干扰。

2. 对神经及皮质注意保温与防止干燥，要经常更换温热液体石蜡。

3. 引导电极接触皮质要松紧合适。压得太紧会损伤皮质以致影响结果。在移动电极时，须先旋起电极，使之离开皮质。

4. 开颅后，如出现皮质自颅孔凸出或明显随呼吸波动时，需做第四脑室引流。即暴露枕骨大孔，切开硬脑膜，置入一棉条引流。

【思考题】

1. 引导出皮质诱发电位前，显示器上出现的不规则电位波动是什么电位？它是怎样形成的？

2. 躯体感觉传入系统的神经通路如何？皮质代表区在哪里？动物与人有何差异？

3. 诱发电位有何实用意义？

（于　洋）

第三节　去小脑动物的观察

【实验目的】

观察破坏小白鼠一侧小脑后对肌紧张、随意运动和身体平衡的影响，从而了解小脑对躯体运动的调节功能。

【实验原理】

小脑是调节机体姿势和躯体运动的重要中枢，它接受来自运动器官、平衡器官和大脑皮层运动区的信息，其与大脑皮层运动区、脑干网状结构、脊髓和前庭器官等有广泛联系，组成复杂的反馈回路，对躯体运动作精细调节。小脑分成3个功能部分，前庭小脑（绒球小结叶）与维持身体平衡有关；脊髓小脑调节肌紧张、协调随意运动；皮质小脑与运动计划形成及运动程序的编制有关。小脑损伤后会发生躯体运动障碍，主要表现为躯体平衡失调、肌张力增强或减退及共济失调。

【实验对象】

小白鼠。

【实验器材和药品】

哺乳类动物手术器械、鼠手术台或蛙板、钟罩、棉花、200ml烧杯、7号注射针头、乙醚。

【实验方法】

1.麻醉前注意观察小白鼠的姿势、肌张力及运动的表现。然后将小白鼠罩于烧杯内，放入一块浸有乙醚的棉球，使其麻醉，待动物呼吸变为深慢且不再有随意运动时，将其取出，俯卧位放于手术台上。

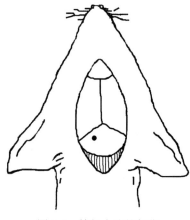

图5-3 捣毁小脑的部位

2. 手术

（1）沿矢状缝剪开头顶部正中皮肤至枕骨以下，暴露颅骨。

（2）认清矢状缝与人字缝，矢状缝向后延线与人字缝交叉形成不规则的4个象限。在第Ⅲ象限的左上角（或第Ⅳ象限的右上角）圆点处（图5-3）垂直插入针头，深度约为2mm，进针处为人字缝下1mm，矢状缝延线旁2mm，轻轻捣毁2～3次，破坏某部分小脑组织，然后拔出针头，用棉球压迫止血，放开小白鼠，观察小白鼠运动的改变。

【实验结果】

待小白鼠清醒后观察小白鼠姿势与行为的变化。可出现：①向患侧旋转、翻滚；②向健侧旋转、翻滚；③行走不稳等表现。

【注意事项】

1.麻醉时要密切注意动物的呼吸变化，避免麻醉过深致死。

2.捣毁小脑时不可刺入太深，以免伤及中脑、延髓或对侧小脑。

3.固定动物用力适度，否则易造成颈椎脱臼而死亡。

【思考题】

1.结合实验结果分析小脑的结构和功能。

2.小脑共济失调有何表现？

（于 洋）

第四节　动物一侧内耳迷路破坏的效应

【实验目的】

观察破坏豚鼠一侧迷路对机体平衡功能的影响。

【实验原理】

内耳迷路中的前庭器官是感受头部空间位置与运动的感受器，通过它可反射性影响肌紧张，从而调节机体的姿势与平衡。破坏或消除前庭器官的功能，机体的肌紧张协调发生障碍，动物失去维持正常姿势与平衡的能力。

【实验对象】

豚鼠。

【实验器材和药品】

滴管、氯仿。

【实验方法】

1. 先观察动物的正常姿势、行走状态和有无眼球震颤。

2. 使动物侧卧，提起上侧耳廓，用滴管向外耳道深处滴入氯仿 2 ～ 3 滴。

【实验结果】

10 ～ 15 分钟后，将出现眼球震颤。若握住它的后肢将它提起来，则其头和躯干皆弯向消除迷路功能的那一侧。如任其自由活动，则可见动物向消除迷路功能的那一侧做旋转运动或翻滚。

【注意事项】

氯仿是一种高脂溶性麻醉药，给豚鼠外耳道滴氯仿的量不宜过多，以免造成动物死亡。

【思考题】

为什么破坏动物一侧迷路后，其头及躯干皆偏向迷路被破坏的一侧？

（于　洋）

第五节　半数致死量测定方法

【实验目的】

学习半数致死量（50%lethal dose，LD_{50}）的测定方法、步骤、计算过程。掌握测定 LD_{50} 的意义。

【实验原理】

LD_{50} 指引起一半实验动物死亡的药物剂量，是反映药物毒性大小的指标。该指标既准确又具有代表性，是药物、毒物或细菌毒力水平的一个标志。

在实验过程中，由于抽样误差及动物个体差异，同一种药物引起每一个动物死亡剂量并不相同，对某一只动物致死的剂量，不一定能杀死另一只动物。如对 100 只动物测某药物的最小致死量，其结果是接近常态分布曲线。如将一批动物分为几组，每组给一个剂量，以剂量为横坐标，以死亡率为纵坐标作图，则得一"S"形曲线。如将该剂量转化为对数剂量则呈对称的正"S"形曲线，该曲线的中央部分接近一直线，表明在曲线中段处剂量稍有变动，反应率就有明显差别。相反在曲线的两端处，反应率变化则不明显，剂量变化对反应率影响不大。因此，在50%反应率处剂量最为准确，误差最小。这条曲线可用来较精确地计算 LD_{50}。虽然药物的致死量测定药物毒性意义不大，但能使某组动物死亡50%的剂量则较为固定，故可用测定 LD_{50} 作为测定急性毒性实验的方法。LD_{50} 即为对数剂量的算术平均值，也就是真数剂量的几何平均值。

LD_{50} 质反应的量效曲线的几种形式（图5-4）。

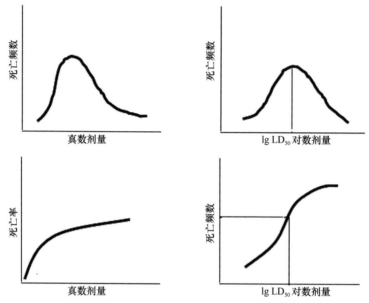

图 5-4 LD_{50} 质反应的量效曲线

从对数剂量与死亡率关系的正"S"形曲线中可知，$lgLD_{50}$ 恰为"S"型曲线中点所对应的横轴上的对数值，因此，"S"形曲线中点所对应的纵轴（死亡率）恰为50%，据此，如果求出正态曲线横轴中点的对数值或正"S"形曲线中点所对应的横轴上的对数值，即为 $lgLD_{50}$。看起来测定 LD_{50} 似乎很简单，其实则不然。因为，对于大多数药物来说，要想准确测出最小致死量几乎是不可能的，除了洋地黄等极少数药物外，绝大多数药物都不能使动物立即死亡。但可以将动物分成若干组，每组给予不同剂量，观察一段时间后记录各组死亡数，用适当的公式可以计算出 LD_{50}。为了把要测定的 LD_{50} 值包括在内，一般各组间剂量之差按等比级数给予。要计算几个等比数量的均数，不能用求算数均数的方法进行，必须求其几何均数，即对数剂量的算数均数。

测定 LD_{50} 的方法有 Bliss 法（正规概率单位法）、Litchfield-Wilcoxon 概率单位图解法、Kaerber 面积法、孙瑞元改进的 Kaerber 法（点斜法）及 Dixon-Mood 法（序贯法）等。其中孙瑞元改良的 Kaerber 法因其简捷性和精确性，更常用。本实验介绍较为常用的改良 Kaerber 法，以敌百虫为例，测定药物的 LD_{50}。

【实验对象】

小鼠。

【实验方法】

1. 预试验

（1）摸索上（D_{max}）、下限（D_{min}）：即用小量动物逐渐摸索出使全部动物100%死亡的最小剂量（D_{max}）和一个动物也不死亡的最大剂量（D_{min}）。方法是根据经验或参考资料定出一个估计量，观察2～3只动物的死亡情况，如全死，则降低剂量，如全不死，则加大剂量，再行摸索，直到找出最小剂量组的死亡率（P_n）= 0% 和最大剂量组的死亡率（P_m）= 100% 的剂量，此量即为下限、上限。

（2）确定组距、组数和各组剂量：组距即相邻两组剂量对数之差，用d表示。组距不宜过大，过大可使标准误增大；也不宜过小，过小则组数过多。

确定组距的方法：

$$对数组距 d = \frac{\log D_{max} - \log D_{min}}{组数 - 1}$$

一般要求组距（d）应小于0.155，多在0.08～0.1。

组数：一般5～8组，可据适宜的组距确定组数。

$$r^{(G-1)} = \frac{D_{min}}{D_{max}}$$

式中r为组间剂量比，G为组数。

可根据上限或下限剂量及组距或组间剂量比来确定各组剂量。

（3）实验动物的分组：动物分组的原则是每组动物必须多于组数，因每组动物如少于组数，则不能充分反应各组死亡率的差别。分组时应雌雄分开或雌雄混合编组，方法是按体重分群，然后随机分组，各组平均体重力求相等。

（4）配制药液：用"低比稀释法"配药，可以提高精确度并节省药品，主要配制等比药液。

1）设相邻两组剂量比为 1 : r，如$r = 0.85$。

2）设每组所用药液总量为X，如每组10只小鼠，每鼠注射药液0.5ml，共需5ml，为留有余地，并使X能被$1-r$整除，可取$X = 6$ml。

3）设上限组（1号液）浓度为C，整个实验所需浓度为C的药液总量为D，则：

$$D = \frac{1}{1-r} \cdot X = 40\text{ml}。$$

4）取浓度为C的药液40ml，从中取出X量（6ml）为1号液，余量加水X至D，再取X量为2号液。

5）余量加水X至D，再取X量为3号液。

6）余量加水X至D，再取X量为4号液。

依次类推，配制出实验所需各组药液。

2. 正式实验　给药，观察死亡数，求出死亡率。给药途径可根据不同药物和实验动物而定，本次实验采用腹腔注射给药。

观察时间：直到动物不再因药物作用而死亡为止，一般为24～48小时。在观察期间应注意供给动物食、水等生活条件，严防非药物因素引起死亡。

【实验结果】

1. 将所得数据填入表 5-4。

表 5-4 不同剂量敌百虫所致小鼠死亡情况记录表

组别	动物数	药物剂量（mg/10g）	剂量对数	死亡数	死亡率（P_i）	P_i（1-P_i）
1	10					
2	10					
3	10					
4	10					
5	10					
6	10					

2. LD_{50} 计算方法 计算公式为：

$$\lg LD_{50} = X_K - d\left(\sum P_i - 0.5\right), \quad LD_{50} = \lg^{-1}\lg LD_{50}$$

式中 X_K 代表死亡率（P）=100% 组的对数剂量；d 代表组距；P_i 代表各组死亡率。

95% 可信区间 = $LD_{50} \pm 4.5\,S\lg LD_{50} \cdot LD_{50}$ 或 $\lg LD_{50} \pm 1.96\,S\lg LD_{50}$

$$S\lg LD_{50} = d\sqrt{\sum \frac{P_i \cdot (1-P_i)}{n-1}}$$

式中 n 代表每组动物数。

3. 要求条件

（1）组间剂量等比。

（2）各组动物数相等。

（3）最小剂量组死亡率（P_n）= 0%；最大剂量组死亡率（P_m）= 100%。

（4）如果 $P_n > 20\%$ 或 $P_m < 80\%$ 则不能使用此公式。当 P_m 在 0.8～1.0 或 P_n 在 0～0.2 之间时，可用下面校正公式计算：

$$S\lg LD_{50} = X_K - d\left(\sum P_i - \frac{3 - P_m - P_n}{4}\right)$$

【注意事项】

1. 分组的随机性 各组动物在性别、体重等要保证均匀一致性。

2. 动物及数量 常用小鼠，体重（20±2）g，雌雄均可。正式实验每组 10～20 只。

3. 剂量应按几何级数排列 临近两组剂量比一般为 1∶（0.7～0.85）。测定新药时先将组距加大 1∶（0.3～0.5），初步找出死亡率为 0 和 100% 的剂量。

4. 给药途经 以静脉注射、腹腔注射和口服为主。其中必须包括临床推荐给药途径。

5. 容量限制 不管哪种途径给药，小白鼠的给药容量不能超过 0.02ml/g。灌胃以不超过 0.03ml/g 为限。

6. 观察时间 动物一般在 2 日内死亡，但应观察 7 天，同时记录其他反应。

【思考题】

1. 什么是 LD_{50}？测定 LD_{50} 有什么意义？

2. Kaerber 法测定 LD_{50} 的步骤有哪些？

（闫恩志）

第六节　不同影响因素对药物作用的影响

【实验对象】

小鼠。

【实验器材和试剂】

1ml 注射器 4 支、连有小鼠灌胃器的 1ml 注射器 3 支、玻璃钟罩、天平、棉签、苦味酸。

一、不同剂型的药物对药物作用的影响

【实验目的】

观察不同剂型的戊巴比妥钠的作用差别，了解剂型对药物作用的影响。

【实验原理】

戊巴比妥钠在不同溶剂中扩散运动速度不同，影响药物的吸收速度，导致药物起效快慢不同。

【实验药品】

0.5% 戊巴比妥钠溶液、0.5% 戊巴比妥钠胶浆液（含羧甲基纤维素钠 4%）。

【实验方法】

取小白鼠 2 只，称重，分别编号为 1 和 2 号。首先观察两只小鼠的翻正反射，之后，1 号鼠灌胃给 0.5% 戊巴比妥钠溶液 0.01ml/g 体重，2 号鼠灌胃给 0.5% 戊巴比妥钠胶浆液 0.01ml/g 体重。将小白鼠置于钟罩中，密切观察并记录两只鼠翻正反射开始消失所需时间。

【实验结果】

将实验结果填入表 5-5。

表 5-5　不同剂型的戊巴比妥钠对小鼠翻正反射消失的影响

鼠号	药物	给药时间	翻正反射消失开始时间	翻正反射消失持续时间
1				
2				

【思考题】

1. 剂型对药物作用有何影响？

2. 为什么同一种药物、同一浓度的溶液和胶浆液药物作用快慢不同？

3. 根据你所学的药理学知识，试说明各种药物剂型的优缺点。

二、药物的理化性质对药物作用的影响

【实验目的】

观察钡盐溶解度对药物作用的影响。

【实验原理】

氯化钡和硫酸钡是溶解度不同的两种钡盐，溶解度高的氯化钡易被机体所吸收，而几乎不溶于水的硫酸钡不能被吸收。Ba^{2+}进入机体可产生中枢抑制、平滑肌兴奋和心律失常。

【实验药品】

2% 硫酸钡混悬液、2% 氯化钡溶液。

【实验方法】

取小鼠 2 只称重，称重，分别编号为 3 和 4 号。观察小鼠一般活动情况后，分别腹腔注射 2% 硫酸钡混悬液和 2% 氯化钡溶液 0.01ml/g 体重。注射后置于钟罩中，观察并比较两只小鼠出现的反应。

【注意事项】

硫酸钡极难溶于水，请摇匀后取用。

【思考题】

1. 溶解度对药物作用有何影响？

2. 除药物溶解外，还有哪些理化性质会影响药物的作用？

三、不同给药途径对药物作用的影响

【实验目的】

观察不同给药途径对药物作用有何不同。

【实验原理】

药物自给药部位进入血液循环的过程为吸收，吸收速度决定药物起效快慢。给药途径不同，药物吸收速度和吸收程度也不同，因而影响药物的作用。

尼可刹米可直接兴奋延髓呼吸中枢，使呼吸加深加快，随着药量增多会增加兴奋范围，甚至整个大脑皮层而引起惊厥。

【实验药品】

5% 尼可刹米溶液。

【实验方法】

取小鼠 3 只，称重，将其分别编号为 5、6 和 7 号，先观察小鼠呼吸、活动情况和运动协调程度等。采取不同途径给予 5% 尼可刹米溶液各 0.02ml/g：5 号鼠为皮下注射、6 号鼠为灌胃；7 号鼠为腹腔注射。给药后，密切观察小鼠反应，并记录出现反应的时间。

【实验结果】

观察 3 种给药途径小鼠出现的症状及出现时间快慢和持续时间长短，记录实验结果并分析其原因。

【思考题】

给药途径不同，药物作用有何不同？这对临床用药有何意义？

（刘晓健）

第七节　水杨酸钠药代动力学参数的测定

【实验目的】

了解水杨酸钠（sodium salicylate）在动物体内随时间变化的代谢规律。掌握药物代谢动力学参数的计算方法。

【实验原理】

1. 药物进入体内以后，机体通过生物转化及排泄将药物消除，体内药量逐渐减小，血药浓度以某种药代动力学的规律逐渐下降，求出药物的代谢动力学参数（如消除速率常数、血浆半衰期、表观分布容积、生物利用度、消除率等），对指导临床合理用药有重要意义。

药物在体内的变化过程可以用药物-时间曲线来表示，在药物常用剂量下，多数药物在体内的消除过程符合一级动力学消除规律，即消除速率与当时药物浓度的一次方成正比。其药物-时间曲线关系式为：

$$C_t = C_0 e^{-kt} \tag{1}$$

式中 C_t 为经时间 t 后的血药浓度，C_0 为计时开始时的初始药物浓度。k 为消除速率常数。t 为经过的时间，e 为自然对数的底。

公式（1）是药代动力学最重要的公式之一，它表明体内血药浓度随时间而变动（减少）的规律性，药物-时间曲线在普通格纸上为指数衰减曲线。将公式（1）两侧取对数（以10为底）：

$$\lg C_t = \lg C_0 - \frac{k}{2.303} \cdot t \tag{2}$$

如今：$\lg C_t = Y$；$\lg C_0 = a$；$\left(-\dfrac{k}{2.303}\right) = b$；$t = X$

则公式（2）符合 $Y = A + BX$，的直线化方程，用半对数纸作图或计算器的直线回归程序求直线方程比公式（1）简便，求出药代动力学参数较准确。如以血药浓度的常用对数为纵轴，t 为横轴，不同时间测得的血药浓度在半对数纸上做图呈直线关系，说明该药的消除是一级动力学规律，每隔一定时间消除一定百分比的药物。

公式（1），令 $t = t_{1/2}$，$C_t = C_0/2$，则 $t_{1/2} = 0.693/k$，而 k 与直线方程的斜率相关：$b = -k/2.302$，得 $k = -2.302b$，其他参数可逐步求出。

以上是假设药物按一室模型分布的药代动力学的基本规律。

2. 水杨酸钠在酸性环境中成为水杨酸（salicyic acid），与三氯化铁生成一种紫色的络合物。该络合物在波长为 520 nm 下比色，其光密度与水杨酸浓度成正比。

【实验对象】

家兔。

【实验器材和药品】

722 分光光度计、离心机、计算机、手术器械、磅秤、动脉夹、颈动脉插管、注射器（10ml、20ml）、加样器、刻度吸管（1ml、10ml）、吸球、离心管、试管、试管架、记号笔、脱脂棉、纱布、玻璃棒、一次性吸头；10% 水杨酸钠、0.02% 水杨酸钠标准溶液、10% 三氯醋酸、10% 三氯化铁、0.5% 肝素生理盐水、20% 氨基甲酸乙酯（乌拉坦）溶液。

【实验方法】

血中药物浓度测定见表 5-6 流程。

（1）取离心管 5 支编号，分别编号为 1、2、3、4、5，各管中加入 10% 三氯醋酸 3.5ml 备用；另取试管 5 支，作为标准管编号 1、2、3、4、5。

（2）麻醉：取家兔一只，称量体重，耳缘静脉注射 20% 氨基甲酸乙酯（乌拉坦）溶液 4ml/kg，麻醉后仰位固定于兔手术台。

（3）手术：可选用颈总动脉（或股动脉）。手术区剪毛，切皮约 6cm，钝性分离皮下组织和肌肉，分离出颈动脉 2 ～ 3cm。在其下穿两根丝线，结扎远心端，保留近心端。

（4）肝素化：将动脉插管内充满 0.5% 肝素生理盐水；给家兔耳缘静脉注射 0.5% 肝素生理盐水 2ml。

（5）插管：用动脉夹夹住动脉近心端，再于两线中间的一段动脉上剪一"V"形切口，插入准备好的动脉插管，用线结扎牢固，以备取血用。

（6）取血与给药：打开动脉夹放留取血样 2ml，分别放入 1 号离心管（对照管）和 2 号离心管（标准管）各 1ml，摇匀，静置。然后，耳缘静脉注射 10% 水杨酸钠 2ml/kg。分别于注射后 15、30、60 分钟，由颈动脉取血 1ml 分别加入到含有 3.5ml 10% 三氯醋酸的 3、4、5 号离心管中摇匀。标准管加入 0.02% 水杨酸钠标准液 1ml，其余各管加蒸馏水 1ml 摇匀。

（7）离心与显色：将上述各管离心 5 分钟，3000r/min，精确吸取上清液 3ml，分别放入对应编号的试管中，每管加 10% 三氯化铁 0.5ml，摇匀显色。

（8）测定：在 722 分光光度计 520 nm 波长下以 1 号管为对照测其余各管的光密度值。

计算血中药物浓度：根据同一种溶液浓度与光密度成正比的原理，可用 2 号血标准管浓度及其光密度值计算出样品管的水杨酸钠浓度。公式如下：

$$\frac{样品管光密度（OD）}{标准管光密度（OD）} = \frac{样品管浓度（\mu g/ml）}{标准管浓度（\mu g/ml）}$$

$$样品管浓度（\mu g/ml） = \frac{样品管光密度（OD）\times 标准管浓度（\mu g/ml）}{标准管光密度（OD）}$$

【实验结果】

1. 结果 将数据填入表 5-6。

表 5-6　血中水杨酸钠浓度测定

离心管	时间(min)	10% 三氯醋酸（ml）	血(ml)	蒸馏水（ml）	离心 5min	10% 三氯化铁（ml）	光密度值	浓度（μg/ml）
1（对照管）	—	3.5	1.0	1.0		0.5		
2（标准管）	—	3.5	1.0	标准液 1.0	3000r/min	0.5		
3（样品管）	15	3.5	1.0	1.0		0.5		
4（样品管）	30	3.5	1.0	1.0		0.5		
5（样品管）	60	3.5	1.0	1.0		0.5		

2. 药代动力学参数计算　求 Y（$\lg C$）对 X 的直线回归，从 a、b 及给药剂量（$D_0 =$ 200mg/kg）算出描述水杨酸钠药动学过程的各个指标。

（1）消除数率常数 k（$\min^{-1}$）$= -2.303b$。

（2）血浆半衰期 $t_{1/2}$（min）$= 0.693/k$。

（3）初始浓度 $C_0 = 10^a$。

（4）表观分布容积 V_d（L/kg）$= D_0/C_0$。

（5）清除率 CL[L/（min·kg）] $= kVd$。

（6）药时曲线下面积 AUC [mg/（L·min）] $= C_0/k$。

【注意事项】

1. 手术过程中如果家兔挣扎，表明麻醉药量不够，可腹腔注射补加适量麻醉药。

2. 静脉给水杨酸钠时，应用量要准确，一次将药液全部注入并准确计时。

3. 取血方法有多种，一次性实验用麻醉动物做动脉（颈总动脉或股动脉）插管，给药后可准确按时取血，但应注意插管中的残血，每次取血前须放掉残血再取新血样。重复性试验用耳缘静脉取血，有时静脉不充盈而取不到血标本，可用灯泡加温或吹风加温等方法使静脉充盈。如静脉取血不顺利而超时应记录实际取血时间。

4. 本实验属定量实验，吸血量及所加试剂的量要准确，应严格按规定的顺序操作，每次加液后均应摇匀，以保证显色反应的完全进行。

【思考题】

1. 与零级动力学比较，一级消除动力学的特征是什么？

2. 从定义、单位、主要计算方法、临床意义说明以下概念：消除速率常数、血浆半衰期、表观分布容积、清除率、生物利用度。

3. 定时、定量多次给药时，稳态浓度的高低及到达稳态浓度的时间与哪些因素有关？

（闫恩志）

第八节　琥珀胆碱对小鼠运动功能的影响

【实验目的】

观察琥珀胆碱对小鼠运动功能的影响。

【实验原理】

琥珀胆碱的分子结构与乙酰胆碱（Ach）相似，与神经 - 肌肉接头后膜的胆碱受体有较强亲和力，因而产生与 Ach 相似但较持久的除极化作用，使神经 - 肌肉接头后膜的 N_v 受体不能对 Ach 起反应，从而使骨骼肌松弛。在小鼠攀缘实验中表现为失去攀缘能力。

【实验对象】

小鼠。

【实验器材和药品】

铁丝网、注射器；0.01% 氯化琥珀胆碱溶液、生理盐水。

【实验方法】

支架台上固定一可攀缘物（铁丝笼等）。取 2 只状况相近似的小白鼠，令其攀缘于该物上，视其正常活动状态。然后按 0.015ml/g 的剂量，一只鼠腹腔注射生理盐水；另一只鼠腹腔注射 0.01% 氯化琥珀胆碱溶液。注药后仍令其攀缘，注意观察何鼠何时不能攀缘因而掉下，并观察小鼠的一般运动功能。经过多久此鼠又恢复正常运动功能及攀缘能力。

【实验结果】

记录小鼠应用琥珀胆碱后失去攀缘能力的时间和持续时间。

【注意事项】

琥珀胆碱引起肌肉松弛作用所需剂量个体差异较大，不要剂量过大，否则会引起小鼠死亡。

【思考题】

1. 琥珀胆碱过量能否用新斯的明解救，为什么？
2. 在临床上应用琥珀胆碱应注意哪些问题？

（王寒明）

第九节　氯丙嗪对小鼠激怒反应的影响

【实验目的】

观察氯丙嗪对小鼠激怒反应的影响。

【实验原理】

电刺激小鼠可造成中枢神经系统异常兴奋活动行为 - 激怒反应，表现为吱叫、格斗、互咬等。氯丙嗪对中枢神经系统有较广泛的抑制作用即，神经安定作用，能减少动物自发活动和动物的攻击行为，诱导入睡。从而抑制电刺激小鼠引起的中枢神经系统过度兴奋，抑制激怒反应。

【实验对象】

20 g 左右的异笼喂养的雄性小鼠。

【实验器材和药品】

BL-420E$^+$生物机能实验系统、装有导电铜丝板的小鼠盒、1ml 注射器、粗天平；0.075% 氯丙嗪溶液、生理盐水。

【实验方法】

1. 取小鼠称体重，按组间一致的原则配对，分为实验组和对照组。寻找能够引起小白鼠激怒反应的阈刺激强度（频率、波宽、电压、刺激时间等）。

2. 选择于通电后有激怒反应的小鼠 2 对（4 只），把装有导电铜丝板的小鼠盒与电刺激器的输出端联通。将一对小白鼠放到装有导电铜丝板的小鼠盒内，打开电源开关，将频率调节到 4Hz 附近，刺激方式连续"B"，B 刺激时间 1 秒，电压由低到高逐渐升高，直至出现激怒反应（激怒反应的指标是两前肢离地，竖起，对峙撕咬）为止。每次刺激间隔 30 秒，记录引起每对小白鼠出现激怒反应的频率、电压。不出现激怒反应的小白鼠淘汰。

3. 分别腹腔注射下列药物

实验组：0.075% 氯丙嗪溶液，0.01ml/g 体重。

对照组：生理盐水，0.01ml/g 体重。

4. 给药 20 分钟后，分别按照上述找好的刺激强度，重新刺激，观察有无激怒反应。

【实验结果】

描述并解释在注射氯丙嗪后动物的一般行为学变化，并填写表 5-7。

表 5-7　氯丙嗪对小鼠激怒反应的影响

鼠号	体重	药物	阈值电压（V）	激怒反应 给药前	给药后
1		氯丙嗪			
2		氯丙嗪			
3		生理盐水			
4		生理盐水			

【注意事项】

1. 刺激电压应从低到高逐渐调节，找出适宜的阈电压。刺激电压过低不引起激怒；过高易引起小鼠逃避反应。

2. 实验前应认真进行挑选，不引起激怒反应的小鼠必须更换。

3. 小鼠排到铜丝网上的大小便应及时清除、擦净，以免短路。

【思考题】

1. 氯丙嗪对小鼠激怒反应有何影响？

2. 氯丙嗪影响小鼠激怒反应的机制是什么？

（王寒明）

第十节　氯丙嗪的强化麻醉作用

【实验目的】

了解氯丙嗪对麻醉药作用的影响；了解药物的协同作用。

【实验原理】

氯丙嗪除对中枢神经系统有较广泛的抑制作用外，还可以增强麻醉药等中枢抑制作用。

【实验对象】

小鼠。

【实验器材和药品】

1ml 注射器、钟罩、天平；0.01% 盐酸氯丙嗪溶液、生理盐水、乙醚。

【实验方法】

1. 取性别相同、体重相似的小白鼠 2 只，称量体重，分别罩于 2 个小钟罩内。

2. 1 号鼠腹腔注射 0.01% 盐酸氯丙嗪溶液 0.05ml/g 体重；2 号鼠作为对照，注入等量生理盐水。

3. 经 30 分钟以后同时向 2 个钟罩内放入浸有 1.0ml 乙醚的棉球，并记录时间。观察 2 只小鼠的情况，比较它们兴奋期的有无或长短；比较它们进入麻醉所需的时间和麻醉的持续时间。以出现过度运动为兴奋期的指标；以卧倒为麻醉的指标；在出现麻醉后即将小鼠取出，以恢复翻正反射为麻醉消失的指标。

【实验结果】

将实验结果填入表 5-8 中，综合全班实验结果，说明氯丙嗪对乙醚麻醉有何影响。

表 5-8　氯丙嗪对乙醚麻醉的影响

鼠号	药物	兴奋期	进入麻醉时间（min）	麻醉持续时间（min）
1	氯丙嗪			
2	生理盐水			

【思考题】

1. 氯丙嗪对麻醉药的作用效果有何影响？
2. 氯丙嗪对中枢神经系统还有哪些作用？
3. 氯丙嗪的"安定"作用和镇静作用有何区别？

（王寒明）

第十一节　镇痛药的筛选

目前国内外筛选镇痛药常用致痛方法，概括有物理性（热、电、机械）和化学刺激法。动物实验中常用的痛反应指标为嘶叫、舔足、甩尾、挣扎、皮肤及肌肉抽搐等。

【实验目的】

掌握筛选镇痛药常规的实验方法，学会最基本的科研设计、科研统计和科研论文书写方法。

一、用扭体法观察镇痛药（PE）的镇痛作用

【实验原理】

将某些化学物质，如强酸、强碱、钾离子、缓激肽等，涂布于开口的皮泡基部暴露的神经末梢上或注入动脉、静脉或腹腔内，均可造成疼痛模型，作为研究疼痛生理及筛选镇痛药的方法。本实验将醋酸直接腹腔注射，刺激腹膜引起持久的疼痛反应，致使小鼠出现"扭体反应"（即腹部内凹、躯干与后肢伸张、臀部高起）。本法敏感、简便、重复性好。

【实验对象】

小鼠，体重 28 ～ 32g。

【实验器材和药品】

天平、钟罩、大镊子、1ml 注射器 4 支；待观察药物 0.2%PE 溶液、0.1% 吗啡溶液、0.6% 醋酸溶液、生理盐水。

【实验方法】

1. 取 6 只小鼠称重后，甲组 2 只小鼠给予待观察药物 PE 0.1ml/10 g，乙组 2 只小鼠给予吗啡 0.01ml/g，丙组 2 只小鼠给予生理盐水 0.01ml/g 作为对照，均为皮下注射。

2. 上述各鼠注射药物 20 分钟后，每只腹腔注射 0.6% 醋酸 0.2ml/ 只，观察、记录 15 分钟内各小鼠出现"扭体反应"的次数。

【实验结果】

将全班实验结果汇总起来列表（表 5-9），每组结果以均数 ± 标准差（$\bar{x} \pm s$）表示，对实验结果用独立样本 t 检验进行统计学处理，判断实验组与对照组的"扭体反应"次数是否有差异。

表 5-9　镇痛药对小白鼠扭体反应的影响

组别	动物数	扭体反应次数（$\bar{x} \pm s$）
甲　　吗啡组		
乙　　PE 组		
丙　生理盐水组		

【注意事项】

1. 醋酸溶液在临用时新配为宜，存放过久可使作用减弱。

2. 小鼠体重轻，"扭体反应"次数较低。

3. 室温以 20℃为宜，低温时，小白鼠扭体次数减少。

4. 动物的疼痛反应个体差异较大，因此，实验用动物数越多结果越可靠。

二、用热板法观察 PE 的镇痛作用

【实验原理】

将小白鼠置于一定温度的热板上，从开始置入时至小白鼠由于痛感而发生舔后爪的时间作为痛阈值。测定用药组比对照组痛阈提高的程度，来说明药物的镇痛作用。

【实验对象】

小鼠（雌性）。

【实验器材和药品】

电热恒温热板仪、1ml 注射器 3 支、烧杯、钟罩、天平、大镊子；0.1% 吗啡溶液、0.2% PE 溶液、生理盐水 。

【实验方法】

Woolf 热板法。

1. 打开电热恒温热板仪电源开关，设定温度为 55℃，达到设定温度时方可使用。

2. 取小鼠数只，分别放入热板上，以烧杯扣之，并立即记录时间。自小鼠放入热板上开始，到出现舔后爪为止，此段时间作为该鼠的痛阈值。凡小鼠在 30 秒内不舔后爪者则弃之不用。

3. 将筛选后的小白鼠 3 只称重，标记编号分为 1 、2、3 号，并重复测定每只小鼠的痛阈值一次，作为该鼠给药前的痛阈值。

4. 第一只鼠腹腔注射 0.1% 吗啡溶液 0.01ml/g 体重，第二只鼠腹腔注射 0.2%PE 溶液 0.01ml/g 体重，第三只鼠腹腔注射生理盐水 0.01ml/g 体重作为对照。给药后 15、30、60 分钟各测小白鼠痛阈一次。若放入热板上 60 秒仍无反应，应将小白鼠取出，以免把爪烫伤，痛阈可按 60 秒计算。

$$痛阈提高百分率 = \frac{用药后痛阈值 - 用药前痛阈值}{用药前痛阈值} \times 100\%$$

【实验结果】

将实验结果填入表 5-10 中。根据全班各组实验结果，将不同时间的痛阈提高百分率作图。横坐标代表时间，纵坐标代表痛阈提高百分率，画出曲线借以比较各药的镇痛程度，作用开始时间及维持时间。

表 5-10　镇痛药对小白鼠痛阈值的影响

组别	动物数	给药前痛阈值（s）	给药后痛阈值（s）及痛阈提高百分率（%）		
			15 分钟	30 分钟	60 分钟
吗啡	1				
PE	1				
生理盐水	1				

【注意事项】

1. 小鼠以雌性为好。因雄性小鼠遇热时阴囊松弛，阴囊触及热板而致反应过敏。小鼠体重对结果亦有影响，一般用 20g 左右为宜。

2. 室温在 15 ～ 20℃为宜，过低反应迟钝，过高则过于敏感，易产生跳跃，不易得到正确实验结果。

3. 以舔后爪动作为考察结果，舔前爪和其他部位不记录。

【思考题】

1. 吗啡的镇痛作用特点如何？吗啡还有哪些药理作用？
2. 吗啡类镇痛药与解热镇痛药的作用机制有何不同？
3. 制备实验动物疼痛模型的实验方法有哪些？
4. 影响实验结果的因素有哪些？

（王寒明）

第十二节　药物抗惊厥实验

一、药物对抗电刺激引起小白鼠惊厥的作用

【实验目的】

观察苯巴比妥钠预防性对抗由电刺激引起小白鼠的惊厥作用。

【实验原理】

巴比妥类抑制中枢神经系统，随着剂量的由小到大，中枢抑制作用的程度由浅入深。当剂量大于催眠剂量时有抗惊厥作用。临床上常利用巴比妥类这一机制将其用于小儿高热、破伤风、子痫、脑炎等及中枢兴奋药中毒引起的惊厥。

【实验对象】

小鼠。

【实验器材和药品】

BL-420+ 生物机能实验系统、YSD-4 药理生理多用仪、小鼠笼、1ml 注射器、天平；0.5% 苯巴比妥钠溶液、生理盐水、苦味酸溶液。

【实验方法】

1. 取小白鼠数只。将电惊厥仪输出线的鳄鱼夹尖端用生理盐水浸湿后，其一只夹于小白鼠两耳根间的皮肤，另一只夹下颌部，先开启电源开关，电流强度转至 40mA，然后接通电源,通电时间控制在 0.5s,通电时观察小白鼠是否发生惊厥（小白鼠的惊厥发生过程:僵直屈曲期→后肢伸直期→阵挛期→恢复期。以后腿强直作为惊厥的指标）。

若以 YSD-4 药理生理多用仪引发小白鼠惊厥，其具体操作方法如下：将 YSD-4 型药理生理多用仪的"刺激方式"旋钮置于"单次"位置上，"B 时间"置于"0.25s"，"A 频率"置于"2Hz"，后面板上的开关拨向"电惊厥"一边，电压由小逐渐加大。由后面板上的二蕊插座用导线引出交流电压，将输出线前端的两鳄鱼夹，一只夹在小白鼠两耳

根间，另一只夹在下颌部，接通多用仪的电源导线，打开电源开关，按下"启动"按钮，观察小白鼠是否发生惊厥。如未产生惊厥，可将电压逐渐提高，若提高至最大电压 100V 时仍不发生惊厥，则将此小鼠弃之不用。

【注意】 两输出电极切勿相碰，电惊厥时，手切勿碰及电极，以免发生危险。

2.用上述两种方法挑选出现电惊厥反应的小白鼠 2 只，称体重后用苦味酸分别做记号，编为甲、乙。甲鼠腹腔注射 0.5% 苯巴比妥钠溶液 0.01ml/g，乙鼠腹腔注射生理盐水 0.01ml/g。

3.给药后 15 分钟，以给药前同样的电参数刺激各小白鼠，观察 2 只小鼠的反应有何不同。

【实验结果】

将实验结果填入表 5-11 中。

表 5-11 苯巴比妥钠对电刺激引起小白鼠惊厥的影响

组别	药物刺激参数		小鼠反应	
	电压（V）	频率（Hz）	用药前	用药后
苯巴比妥钠				
生理盐水				

【注意事项】

使用电惊厥仪或 YSD-4 药理生理多用仪时同学们应在老师介绍使用方法后再进行操作，以免发生危险。

二、药物对抗尼可刹米引起的小白鼠惊厥作用

【实验目的】

了解大剂量尼可刹米的致惊厥作用，观察地西泮的抗惊厥作用。

【实验原理】

尼可刹米为延髓呼吸中枢兴奋药，大剂量尼可刹米可引起中枢神经系统过度兴奋而导致惊厥。地西泮为苯二氮䓬类镇静催眠药，通过与苯二氮䓬类受体结合，增强中枢抑制性递质 GABA 的作用，随剂量增大，相继出现抗焦虑、镇静催眠和抗惊厥作用。

【实验对象】

小鼠。

【实验器材和药品】

钟罩或大烧杯、1ml 注射器 3 支、天平；5% 尼可刹米溶液、1% 地西泮溶液、生理盐水。

【实验方法】

1.取小白鼠 2 只，称重，观察正常活动情况。

2.两只小鼠均腹腔注射 5% 尼可刹米 0.01ml/g 体重。观察活动情况，记录惊厥出现时间。

3. 待发生惊厥时，一只鼠腹腔注射 1% 地西泮溶液 0.02ml/g 体重，另一鼠腹腔注射生理盐水 0.02ml/g 体重作对照。继续观察并比较 2 只小鼠用药后反应情况。

【实验结果】

将实验结果填入表 5-12 中。

表 5-12　地西泮的抗惊厥作用

组别	惊厥出现时间	用药后反应
地西泮		
生理盐水		

【注意事项】

1. 剂量要准确，时间掌握好。

2. 给药后应保持室内安静，避免刺激实验动物。

3. 急救用地西泮必须预先吸好备用，待惊厥发生时立即腹腔注射。

【思考题】

1. 地西泮还有哪些药理作用？

2. 常用的抗惊厥药物有哪些？

（王国贤）

第十三节　吗啡对呼吸的抑制作用及解救

【实验目的】

观察吗啡和尼可刹米对呼吸的影响及三者之间的关系。

【实验原理】

呼吸运动能够有节律地进行，有赖于呼吸中枢的调节作用。体内外各种刺激（包括药物）可以直接作用于呼吸中枢或通过不同的感受器反射性地作用呼吸中枢，由此调节呼吸运动的频率和深度。

【实验对象】

家兔。

【实验器材和药品】

BL-420E$^+$ 生物机能实验系统、兔手术台、万能支台、哺乳类动物手术器械一套、气管插管、呼吸换能器、注射器；1% 盐酸丁卡因溶液、1% 吗啡溶液、5% 尼可刹米溶液、0.04% 纳洛酮注射液

【实验方法】

1. 称重、固定　取家兔一只，称体重，将家兔背位固定于兔手术台上。

2. 麻醉、插入鼻插管　用棉签蘸 1% 盐酸丁卡因溶液，涂抹其一侧鼻黏膜，稍待片刻，产生局部麻醉之后，将鼻插管沿鼻道方向插入鼻孔，并用胶布将插管固定在家兔鼻腔，防止脱出或移动位置。

3. 呼吸的描记　将鼻插管与呼吸换能器相连，将呼吸换能器连接到 BL-420E$^+$ 生物机能实验系统。从主菜单栏"实验项目（M）"的下拉式菜单栏中选择"呼吸实验（B）"进入实验，描记呼吸运动曲线，调节呼吸曲线至最好观察形态。同时测量家兔瞳孔直径并记录之。

4. 描记一段稳定的呼吸曲线之后，向家兔耳缘静脉内注射 1% 吗啡溶液 0.5 ～ 1.0ml/kg 体重，观察呼吸频率、深度及瞳孔大小有何改变。在上述剂量范围内可先用小量，如抑制作用不明显时再增加剂量。

5. 出现呼吸抑制之后，立即向耳缘静脉内注射 5% 尼可刹米溶液，注射时速度宜缓慢，当看到呼吸兴奋时立即停止注射，剂量大约为 0.5ml/kg 体重。呼吸缓解时观察瞳孔变化并记录。

6. 0.04% 纳洛酮注射液 0.1ml/kg 耳缘静脉注射。再次观察瞳孔变化并记录。

【实验结果】

打印实验结果曲线图，并将实验结果填入表 5-13 中。分析实验结果，得出结论。

表 5-13　吗啡对呼吸的抑制作用及解救

药物	瞳孔（mm）	呼吸频率（次 / 分）	呼吸幅度（cm）
用药前			
吗啡			

药物	瞳孔（mm）	呼吸频率（次 / 分）	呼吸幅度（cm）
尼可刹米			
纳洛酮			

【注意事项】

1. 在注射吗啡之前即应将解救药尼可刹米溶液装入注射器中做好准备。

2. 尼可刹米注射速度宜缓慢，如注射速度过快或剂量过大时可产生惊厥，甚至死亡。

【思考题】

1. 吗啡抑制呼吸的机制是什么？

2. 尼可刹米和纳洛酮解救吗啡中毒的效果和作用机制有何不同？

（王国贤）

第十四节　硫酸链霉素的毒性及解救

【实验目的】

观察硫酸链霉素的急性毒性及中毒解救方法。

【实验原理】

链霉素与突触前膜钙结合部位结合，抑制神经末梢乙酰胆碱释放，造成神经 - 肌肉接头处传递阻断而出现神经肌肉麻痹。

【实验对象】

家兔。

【实验器材和药品】

10ml 注射器 2 支；25% 硫酸链霉素溶液、5% 氯化钙溶液。

【实验方法】

1. 每组取家兔一只，称量体重，按照表 5-14 指标进行观察并记录。

2. 给药 双侧肌内注射 25% 硫酸链霉素 2.5ml/kg，观察表中各项指标有何变化。

3. 解救 待中毒症状明显后，由耳缘静脉注入 5% 氯化钙溶液 1.5～2.0ml，继续观察各项指标的变化。

【实验结果】

将实验结果填入表 5-14 中。

表 5-14 硫酸链霉素的毒性及解救实验结果

药物	姿势状态	肌肉张力	呼吸次数 / 分
给药前			
注射硫酸链霉素后			
注射氯化钙后			

【思考题】

1. 链霉素急性中毒的机制是什么？

2. 链霉素能否静脉注射？为什么？

3. 氯化钙解毒作用的机制是什么？

4. 除了氯化钙以外还可以用什么药物解救？

（刘春娜）

第十五节 硫酸镁过量中毒及解救

【实验目的】

观察硫酸镁过量中毒时的症状及氯化钙的解救作用。

【实验原理】

Mg^{2+} 与 Ca^{2+} 化学性质相似，可以特异性竞争 Ca^{2+} 受点，拮抗 Ca^{2+} 的作用。

【实验对象】

家兔。

【实验器材和药品】

20ml 注射器 2 支；5% 硫酸镁溶液、3% 氯化钙溶液。

【实验方法】

1. 取家兔一只，称重。按照表 5-15 观察各项指标并记录。

2. 由耳缘静脉缓慢注入 5% 硫酸镁溶液 4～5ml/kg，注射速度为 4～5ml/min，一边注射一边观察家兔姿势和呼吸的变化，一旦出现项肌迟缓，即应停止注射。

3. 由耳缘静脉缓慢注入 3% 氯化钙溶液约 3ml/kg，直至恢复正常。

【实验结果】

将实验结果填入表 5-15 中。

表 5-15　硫酸镁过量中毒及解救

药物	姿势状态	肌肉张力	呼吸次数 / 分
给药前			
注射硫酸镁后			
注射氯化钙后			

【思考题】

1. 硫酸镁松弛骨骼肌的机制是什么？
2. 氯化钙为什么能对抗硫酸镁的骨骼肌松弛作用？
3. 本实验对临床应用有什么实际意义？

（刘春娜）

第十六节　局部麻醉药对兔眼角膜的作用

【实验目的】

观察并掌握普鲁卡因、丁卡因的表面麻醉作用特点。

【实验原理】

用细棉签毛由外向内轻触家兔眼角膜，正常时被检眼睑迅速闭合，称为直接角膜反射，同时对侧眼睑也出现闭合反应称为间接角膜反射。其反射弧为：角膜→三叉神经眼支→三叉神经感觉核→网状结构→丘脑→大脑皮层→皮层延髓束→双侧面神经核→双侧面神经→双侧眼轮匝肌。

【实验对象】

家兔。

【实验器材和药品】

1% 普鲁卡因溶液、1% 丁卡因溶液；粗剪刀、1ml 注射器、棉签。

【实验方法】

取家兔一只，用棉签以大致均等的力量触及角膜上、中、下、左、右 5 个不同点，试验正常的角膜反射。刺激 5 点都引起角膜反射作用记为 5/5 填入表内（表 5-16）。然后用拇指和食指将兔下眼睑拉成杯状，另用中指压住鼻泪管，右眼滴入 1% 普鲁卡因，左眼滴入 1% 丁卡因各 2 滴。

轻轻揉动下眼睑使药液与角膜充分接触，并存留约 1 分钟然后任其流溢，给药后 1、2、3、4、5 分钟，均按上法检查角膜反射，比较两种局部麻醉药的作用有何不同。

【实验结果】

将实验结果填入表 5-16 中。

表 5-16　局部麻醉药对兔眼角膜反射的影响

药物	眼睛	用药前	用药后不同时间（min）角膜反射				
			1	2	3	4	5
丁卡因	左						
普鲁卡因	右						

【注意事项】

测试角膜反射时不可触及眼睑和睫毛。

【思考题】

1. 丁卡因对兔眼角膜产生麻醉作用的机制是什么？
2. 普鲁卡因能否用于表面麻醉？为什么？

（王　蕊）

第十七节　局部麻醉药对豚鼠皮肤的作用

【实验目的】

观察普鲁卡因、利多卡因的浸润麻醉作用。

【实验原理】

将局部麻醉药溶液注入皮内或手术野附近组织，使局部神经末梢麻醉。根据需要可在溶液中加少量肾上腺素，以减缓局部麻醉药的吸收，延长局部麻醉时间。

【实验对象】

豚鼠。

【实验器材和药品】

1% 盐酸普鲁卡因溶液、1% 盐酸利多卡因溶液；剪刀、1ml 注射器。

【实验方法】

1. 选取体重为 300 ～ 500g 的豚鼠一只，剃净背上前后各一处直径为 4 ～ 5cm 大小的皮区一块。

2. 选用小号针头，分别在背前部和背后部皮内注射 1% 盐酸普鲁卡因溶液或 1% 盐酸利多卡因溶液。应先刺通皮肤，再退后至皮肤中层时插入皮内，注射药液 0.2ml，拔针后药液不至漏出。因豚鼠背上皮肤各处的敏感性不同，以正中线和前部较敏感。可将全班分成两组，每组 3 只。甲组前部用普鲁卡因，后部用利多卡因，乙组则相反，前部用利多卡因，后部用普鲁卡因。

3. 注药后可用针刺，测试注药处所成丘疹的感觉。可 5 分钟测一次，历时 30 分钟，共测 6 次。每次测试，用针刺 6 下，每两下针刺间隔 3 ～ 6 秒，记录无反应的次数。统计每一种药物共 6 丘疹（前 3，后 3）测试的无反应总次数，算出每一丘疹的平均值。

【实验结果】

将实验结果填入表 5-17 中。

表 5-17 局部麻醉药对豚鼠皮肤的作用

组别	部位	用药后不同时间（min）针刺无反应数						
		5	10	15	20	25	30	总次数
甲								
乙								

【注意事项】

体重超过 350g 或年龄较大的豚鼠，对药物反应的个体差异性较大。

【思考题】

浸润麻醉时在局部麻醉药中常加入什么药物，其作用是什么？

（刘 卓）

第十八节 局部麻醉药对蟾蜍坐骨神经丛的作用

【实验目的】

观察普鲁卡因、丁卡因的阻断麻醉作用。

【实验原理】

神经反射活动受中枢调节，包括初级中枢的调节作用和高级中枢的整合作用。脊髓是躯体运动的基本反射中枢，许多反射都是在脊髓水平完成的，但由于脊髓经常处在高位中枢的控制下，其本身的功能不易表现出来。脊蟾蜍是指去大脑的蟾蜍，其脊髓不受高位中枢的控制，能够表现出本身所具备的反射活动。用盐酸刺激脊蟾蜍趾尖皮肤，引起缩腿反应，表现为同侧肢体屈曲，对侧肢体伸直。其反射弧为：皮肤感受器→坐骨神经（传入神经）→脊髓（神经中枢）→坐骨神经（传出神经）→同侧下肢屈肌反射，对侧下肢伸肌反射。

【实验对象】

蟾蜍。

【实验器材和药品】

0.5% 盐酸溶液、2% 普鲁卡因溶液、2% 盐酸丁卡因溶液；脊髓针、蛙板、蛙腿夹、玻璃分针、剪刀、铁支架、小烧杯、秒表、玻璃纸、双凹夹。

【实验方法】

取蟾蜍一只，用脊髓针破坏大脑后，腹部朝上，用蛙腿夹夹其四肢固定于蛙板上，剪开胸腹腔、移去内脏，暴露两侧的坐骨神经丛，用纱布拭去胸腹腔内的液体。然后用夹子轻轻地夹住蟾蜍下颌部，挂在铁支架上。当蟾蜍腿不动时，将其两只足趾分别浸入 0.5% 盐酸溶液中，测定 30 秒内有无缩腿反应，当出现反应时立即用自来水洗去足趾上酸液，用纱布拭干。

然后在左侧神经丛的下面放一条玻璃纸，并将浸有 2% 普鲁卡因溶液的小棉条帖附在玻璃纸上面的神经上。约 1 分钟后再将两只足趾分别浸入酸液内测定 30 秒内的缩腿反应，每隔 1 分钟，重复测定一次，直到不出现缩腿反应为止，并记录时间。另选一只蟾蜍，用同样方法测试 2% 丁卡因的阻断麻醉情况。

【实验结果】

将实验结果填入表 5-18 中。

表 5-18　局部麻醉药对蟾蜍坐骨神经丛的作用

药物	药后每隔一分钟测缩腿反应时间（s）									
	1	2	3	4	5	6	7	8	9	10
丁卡因										
普鲁卡因										

【注意事项】

1. 手术和实验过程中尽量避免用力牵拉坐骨神经丛。

2. 分离神经时应用玻璃分针，以减少对神经的刺激。

【思考题】

比较普鲁卡因和丁卡因的麻醉作用效果。

（王　蕊）

第十九节　丁卡因的蛛网膜下腔阻滞作用

【实验目的】

观察丁卡因的蛛网膜下腔阻滞作用，练习椎管麻醉操作方法。

【实验原理】

称蛛网膜下腔阻滞，是将麻醉药注入腰椎蛛网膜下腔，麻醉该部位的脊神经根，常用于下腹部和下肢手术。

【实验对象】

家兔。

【实验器材和药品】

1% 盐酸丁卡因溶液、2% 碘酊、75% 乙醇；剪刀、1ml 注射器、棉签。

【实验方法】

取家兔一只，剪去腰骶部毛，并测量其自枕骨底至骶部最高脊突的距离长度，即可按脊柱长每厘米用 0.02ml，计算用药量。观察家兔正常活动（后肢站立及行走姿态），用针刺其后肢，测其对痛觉反应。

将兔头轻夹于实验者左腋下，左手轻托臀部，兔身固定于实验者左前壁与胸前，使其尽量向腹部弯曲，使脊背凸起，以扩大椎间隙。在剪毛处先用 2% 碘酊消毒，再用

75%乙醇擦拭。在兔背部两侧髂骨嵴连线之中点(脊柱正中)稍下方摸到第七腰椎间隙(第七腰椎与第一骶椎之间),右手持注射器,略向兔头方向沿第七腰椎间隙刺入。针依次穿过皮肤、肌肉、韧带、硬脊膜和蛛网膜,当针头达到椎管蛛网膜下腔时,可见兔后肢弹跳,此时即可注入1%盐酸丁卡因溶液0.2～0.4ml。观察给药后的活动情况及痛觉反射。

【注意事项】

丁卡因用量不宜过大,以防动物死亡。

【思考题】

蛛网膜下腔阻滞的主要危险是什么?如何防治?

(刘 卓)

第二十节 局部麻醉药的毒性比较

【实验目的】

比较普鲁卡因,利多卡因及丁卡因的毒性大小,以利于临床正确选用药物。

【实验原理】

局部麻醉药剂量过大、浓度过高或误注入血管可引起全身毒性反应。神经系统毒性表现为先兴奋后抑制。兴奋的表现有震颤、焦虑、阵挛性惊厥。其原因为中枢抑制性神经元对局部麻醉药比较敏感,首先被抑制,使得中枢神经系统脱抑制而出现兴奋症状。中枢过度兴奋可转为抑制,表现为昏迷和呼吸衰竭。

【实验对象】

小白鼠。

【实验器材和药品】

1%盐酸普鲁卡因溶液、1%盐酸利多卡因溶液、1%盐酸丁卡因溶液;1ml注射器、天平。

【实验方法】

取体重相近的小白鼠3只,称重,观察其正常活动。甲鼠腹腔注射1%盐酸普鲁卡因溶液0.02ml/g体重,乙鼠腹腔注射1%盐酸利多卡因溶液0.02ml/g体重,丙鼠腹腔注射1%盐酸丁卡因溶液0.02ml/g体重。观察各鼠活动变化,比较各药毒性大小。

【实验结果】

将实验结果填入表5-19中。

表5-19 局部麻醉药的毒性比较实验结果

鼠号	药物	惊厥潜伏期	惊厥程度	存活或死亡
1	盐酸普鲁卡因			
2	盐酸利多卡因			
3	盐酸丁卡因			

【思考题】

根据实验结果，分析局部麻醉药的毒性及防治。

（刘　卓　刘婉珠）

第二十一节　硫喷妥钠的静脉麻醉作用

【实验目的】

观察硫喷妥钠的静脉麻醉作用；练习家兔静脉注射的操作方法。

【实验原理】

硫喷妥钠为超短时的巴比妥类药物，脂溶性高，静脉注射后很快通过血脑屏障进入脑组织，产生麻醉作用。但此药在体内可进行再分布，从脑组织迅速转移至肌肉、脂肪等组织，作用时间短暂。

【实验对象】

家兔。

【实验器材和药品】

2%硫喷妥钠溶液；5ml注射器。

【实验方法】

1. 取家兔一只，称其体重。

2. 检查家兔肌紧张力、屈肌反射、角膜反射及每分钟的呼吸次数，并进行记录。具体方法如下。

1）肌紧张力：用手握家兔后肢，以检查肌肉紧张或松弛。

2）屈肌反射：以针刺激家兔后肢的皮肤，观察后肢屈曲反应的有无。

3）角膜反射：以羽毛轻触角膜，观察有无瞬目反应。但应注意勿触碰睫毛。

4）每分钟的呼吸次数，可观察其腹部运动，每起伏一次即为一次呼吸。

3. 观察药物的作用　做完上述检查之后，给家兔耳缘静脉缓缓地注入2%硫喷妥钠溶液，直到出现麻醉作用（肌肉松弛作为指标）为止。注射速度不宜过快，以每15～30秒注射1ml为宜，注射剂量一般不超过1ml/kg体重，但由于动物个体差异很大，所以在注射过程中必须不断地检查角膜反射和注意呼吸情况，一旦发现角膜反射消失或呼吸困难时应立即停止注射，给药速度过快或剂量过大都容易发生麻醉意外而导致动物死亡。给药后立即检查上述4项指标，并记录麻醉的持续时间。

耳缘静脉注射方法是一人双手固定家兔，另一人持兔耳，沿其后外侧耳缘静脉的走行，将毛拔掉，用酒精棉球拭之，然后向耳缘静脉内顺血流方向注射药液。注射针的刺入部位应在耳缘静脉的远端，以便在失败之后能从近端再次注射。将注射针拔出时需用棉球对局部稍加压迫，以免出血。

【实验结果】

将实验结果填入表5-20中。

表 5-20　硫喷妥钠静脉麻醉作用实验结果

项目	检查结果	
	给药前	给药后
肌紧张力		
屈肌反射		
角膜反射		
呼吸（次／分）		
麻醉持续时间		

【思考题】

硫喷妥钠的麻醉特点有哪些？常用于哪些情况的麻醉？

（刘　卓　刘婉珠）

第二十二节　小白鼠几种类型的缺氧

【实验目的】

1. 复制乏氧性、血液性和组织中毒性缺氧的动物模型，掌握缺氧的分类。

2. 观察不同类型缺氧时呼吸和皮肤黏膜颜色的变化，并分析机制；了解缺氧的解救措施。

3. 了解成年及新生小白鼠对缺氧耐受性的差异，并分析其机制。

【实验原理】

缺氧是指由多种原因导致组织供氧不足或用氧障碍，引起机体功能、代谢和形态结构发生异常改变的一种病理过程。根据缺氧的原因和特点，缺氧可分为低张性缺氧、血液性缺氧、循环性缺氧、组织性缺氧。本实验通过将小白鼠放入密闭缺氧瓶内，模拟大气氧分压降低，造成低张性缺氧；通过小白鼠吸入 CO，使 CO 与血红蛋白结合形成碳氧血红蛋白而失去与氧结合的能力，引起血液性缺氧；通过小白鼠腹腔注射亚硝酸钠，使血红蛋白分子中的 Fe^{2+} 氧化为 Fe^{3+}，形成高铁血红蛋白，从而失去结合氧的功能，导致血液性缺氧；通过腹腔注射氰化物使组织细胞利用氧障碍，造成组织中毒性缺氧。

【实验对象】

成年小白鼠 7 只，新生小白鼠 1 只。

【实验器材和药品】

带软质胶塞的小白鼠缺氧瓶（125ml）、带三通管的一氧化碳中毒瓶及一氧化碳解救瓶、5cm×5cm 铁纱网、剪刀、镊子、肾形盘、1ml 注射器；钠石灰（$NaOH \cdot CaO$）、5% 亚硝酸钠溶液、1% 美蓝（亚甲基蓝）溶液、0.1% 氰化钾溶液、10% 硫代硫酸钠溶液、生理盐水、CO 气体袋、氧气袋。

【实验方法】

1. 乏氧性缺氧

（1）取钠石灰约 5g，成年及新生小白鼠各一只共同放入缺氧瓶内（新生小白鼠用铁纱网包好）。观察动物的一般情况：呼吸频率（次 /10 秒）、深度，口唇皮肤的颜色，然后塞紧胶塞，复制乏氧模型。记录生存时间，以后每 3 分钟重复观察上述指标一次（如有其他变化则随时记录）直到动物死亡为止。

（2）动物尸体暂留缺氧瓶内，待 2、3、4 实验做完后，再依次打开其腹腔，比较肝或血液颜色。

2. 一氧化碳中毒性缺氧

（1）取体重相近小白鼠 A、B 只，观察正常表现后，分别放入一氧化碳中毒瓶和一氧化碳解救瓶，然后与装有一氧化碳气体的装置连接，分别注入一氧化碳。

（2）待一氧化碳解救瓶中小白鼠出现四肢软瘫时立即加压给氧，进行抢救，观察小白鼠的变化。观察指标与方法同 1，记录 2 只鼠的表现及存活时间。

3. 亚硝酸钠中毒性缺氧

（1）取体重相近小白鼠 A、B 2 只，观察正常表现后，分别在背部皮下注入 5% 亚硝酸钠 0.3ml。随后在 B 鼠腹腔内注入 1% 美蓝溶液 0.3ml；A 鼠注射同量生理盐水。

（2）观察指标与方法同 1，记录 2 只鼠的表现及存活时间。

4. 氰化物中毒性缺氧

（1）取体重相近小白鼠 A、B 2 只，观察正常表现后，分别向背部皮下注入 0.1% 氰化钾溶液 0.2ml。在 B 鼠腹腔立即注入 10% 硫代硫酸钠溶液 0.4ml；A 鼠注射同量生理盐水。

（2）观察指标与方法同 1，记录 2 只鼠的表现及存活时间。

5. 动物做尸检 将 4 只缺氧死亡小白鼠按顺序放于肾形盘中，对比皮肤颜色后，用剪刀剪开腹壁，暴露肝，观察肝颜色变化。还可以取出少许肝叶，立即放在一张白纸上，对比肝及血液颜色。

【实验结果】

将实验结果填入表 5-21 中。

【注意事项】

1. 因小白鼠的呼吸频率易受环境因素影响，故实验中应尽量避免额外刺激，保持小白鼠的安静状态。

2. 缺氧瓶一定要密闭，亦可用凡士林涂于瓶塞外面。

3. 氰化钾系剧毒药，切勿沾染皮肤、黏膜，特别是有破损处，如有沾染应即刻用自来水冲洗。实验后并将物品洗涤干净。

4. 小白鼠腹腔注射时，小鼠处于头低位，注射稍靠左下腹腔，注意体会针进入腹腔的落空感，要避免损伤肝，也应避免将药液注入肠腔或膀胱，或左下肢肌肉上。

5. 抽取美蓝溶液的剂量要准确，用棉球帮助排除气泡，勿让美蓝污染周围环境。

表 5-21 缺氧对小白鼠呼吸、血液系统等的影响

项目		缺氧前		缺氧后			
		呼吸（次 /10 秒）	皮肤颜色	呼吸（次 /10 秒）	皮肤颜色	肝脏（血液）	存活时间
乏氧性缺氧	成						
	幼						
CO 中毒	A						

续表

项目		缺氧前		缺氧后			
		呼吸（次/10秒）	皮肤颜色	呼吸（次/10秒）	皮肤颜色	肝脏（血液）	存活时间
亚硝酸钠中毒	B						
	A						
	B						
氰化钾中毒	A						
	B						

【思考题】

1. 本实验是根据什么理论，采取什么方法复制乏氧性、血液性、组织性缺氧？

2. 各类型缺氧小白鼠有哪些表现？发生机制是什么？

3. 比较各型缺氧小白鼠皮肤黏膜颜色各有何特点？为什么？有何临床意义？

4. 各类型缺氧小白鼠经抢救治疗后效果如何？其作用机制是什么？

5. 缺氧瓶中成年鼠和新生鼠哪个先死亡？为什么？

【附】

一氧化碳制取过程

如图 5-6，连接好一氧化碳发生装置及收集装置。取甲酸 10ml 放于试管内，加入硫酸 9ml，塞紧胶塞，酒精灯加热，制取的一氧化碳经 20%NaOH 溶液滤过后收集到容器中储存。

化学反应式：

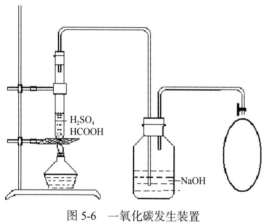

图 5-6 一氧化碳发生装置

$$HCOOH \xrightarrow{H_2SO_4} H_2O + CO$$

（叶丽平）

第二十三节 家兔酸碱平衡紊乱

【实验目的】

1. 复制呼吸性酸中毒、代谢性酸中毒和代谢性碱中毒等 3 种类型的酸碱平衡紊乱动物模型。

2. 观察 3 种类型酸碱平衡紊乱引起的机体机能和血气指标的改变并分析发生机制。

3. 实验性治疗急性代谢性酸中毒。

【实验原理】

生理情况下机体自动维持体液酸碱度的相对稳定，以保证内环境的稳态。当酸碱负荷过度或调节机制发生障碍，会导致体液酸碱度稳定性破坏，发生酸碱平衡紊乱。

本实验采用直接输入酸和碱的方法复制单纯性代谢性酸中毒和代谢性碱中毒的动物模型，观察代谢性酸中毒及代谢性碱中毒对呼吸功能的影响；夹闭气管引起原发性 CO_2 升高复制呼吸性酸中毒，观察血气指标的变化。

【实验对象】

家兔。

【实验器材和药品】

兔手术台、家兔手术器械、BL-420E$^+$生物机能实验系统、血气分析仪、家兔气管插管、动脉插管、动脉夹、50ml注射器2支、1ml注射器5支、头皮针1支、直径10mm橡皮塞5个；25%氨基甲酸乙酯溶液、1%肝素溶液、12%磷酸二氢钠溶液、5%碳酸氢钠溶液。

【实验方法】

1. 取一只家兔称重，耳缘静脉注射25%氨基甲酸乙酯（乌拉坦）溶液（5ml/kg），全身麻醉后，仰卧固定在兔手术台上。

2. 剪去颈部兔毛，在颈正中做5～6cm切口，钝性分离气管和一侧颈总动脉，穿线备用。用头皮针耳缘静脉注入1%肝素（2ml/kg）进行抗凝，并留置头皮针待用。

3. 进行气管插管，粗线结扎固定，然后将气管插管的一端与呼吸换能器相连并连接在BL-420E$^+$生物机能实验系统CH1通道，描记呼吸曲线。

4. 将动脉插管与血压换能器相连，排空气泡并充满肝素。结扎颈总动脉远心端，用动脉夹夹闭近心端。靠近远心端结扎处用眼科剪刀剪一小口，向心方向插入动脉插管。将血压换能器连接BL-420E$^+$生物机能实验系统CH2通道，描记血压。

5. 观察家兔正常呼吸（频率、幅度）、血压，抽取动脉血检测血气指标。

6. **检测血气指标**　用1ml注射器吸取少量1%肝素，湿润内壁后排出多余肝素。通过动脉插管三通管采集动脉血1ml，即刻把注射器针头刺入橡皮塞，并使注射器在掌中来回滚动数次，用血气分析仪进行血气的测定。并观察，记录呼吸幅度与频率、血压等指标。

7. **复制实验动物模型**

（1）实验Ⅰ组

1）经耳缘静脉缓慢注入12%磷酸二氢钠溶液（5ml/kg）。注射完毕后，观察并记录呼吸幅度与频率、血压等指标。10分钟后，按上述方法取1ml动脉血，测定血气指标。

2）实验性治疗：经耳缘静脉注射5%碳酸氢钠。5%碳酸氢钠体积（ml）=｜BE｜×体重（kg）/2，注意观察并记录呼吸幅度与频率、血压等指标。10分钟后，按上述方法取动脉血1ml，测定血气指标。

（2）实验Ⅱ组

1）经耳缘静脉缓慢注入5%碳酸氢钠溶液（5ml/kg体重）。注射完毕后，观察并记录呼吸幅度与频率、血压等指标。10分钟后，按上述方法取1ml动脉血，测定血气指标。

2）用止血钳完全夹闭气管插管侧管1.5～2分钟，造成气道完全阻塞，当血液呈现发绀，用上述方法采集1ml动脉血，测定血气指标。观察并记录呼吸曲线、血压有何变化。

【实验结果】

将实验结果填入表5-22中。

表 5-22 三种类型的酸碱平衡紊乱对血气、呼吸、血压的影响

组别		呼吸	血压	pH	PaO_2	$PaCO_2$	SB	AB	BE	判断
I 组	实验前									
	磷酸二氢钠									
	碳酸氢钠									
II 组	实验前									
	碳酸氢钠									
	夹闭气管									

【注意事项】

1. 颈总动脉结扎时应避开伴行的迷走神经；血压换能器应处于家兔心脏同一水平。

2. 采集动脉血之前将动脉插管内的血弃去 1ml，再抽取新鲜血液检测血气，血液样本一定要与空气隔绝，抽血动作要快，否则会影响结果。

3. 磷酸二氢钠溶液对血管有一定的刺激作用，在注射过程中要防止动物挣扎。

4. 缓慢注入磷酸二氢钠或碳酸氢钠溶液，最好能维持在 2ml/min。

【思考题】

1. 比较三种类型的酸碱平衡紊乱血气改变，各有何特点？为什么？

2. 三种类型的酸碱平衡紊乱对呼吸和血压各有什么影响？为什么？

（叶丽平）

第三篇　机能学综合性实验

第六章　循环系统综合性实验

第一节　心血管活动的神经体液调节

【实验目的】

采用家兔颈总动脉插管法,直接测量家兔动脉血压,观察神经、某些体液因素对心脏、血管活动的调节作用。

【实验原理】

心血管活动是在神经体液因素调节下进行的。各种内外感受器的传入信息经过心血管中枢的整合处理,通过调节交感和副交感神经的紧张性活动,而改变心输出量和外周阻力,使动脉血压得到调节。心交感神经兴奋时,其末梢释放去甲肾上腺素,作用于心肌细胞膜上的 β_1 受体,通过正性变力、变时和变传导作用,使心输出量增加;支配心脏的迷走神经兴奋时,其末梢释放乙酰胆碱,激活心肌细胞膜上的 M 受体,通过负性变力、变时和变传导作用,使心输出量减少。支配血管的交感缩血管神经兴奋时,通过末梢释放去甲肾上腺素,主要激活皮肤和内脏血管平滑肌细胞膜上的 α_1 受体,使平滑肌收缩,血管口径变小,外周阻力加大。

肾上腺髓质释放的肾上腺素和去甲肾上腺素是调节心血管活动的两种主要体液因素。肾上腺素对 α 和 β_1 受体都有激活作用,可使心跳加快加强,心输出量增加;它对血管的作用要看作用的血管壁上哪一种受体占优势。一般来说,在整体条件下,小剂量肾上腺素主要引起体内血液重新分配,对外周阻力影响不大。但大剂量的肾上腺素也可引起外周阻力升高。去甲肾上腺素主要激活 α 受体,引起外周阻力增高而升高血压,但对心脏的作用要比肾上腺素弱。

【实验对象】

家兔。

【实验器材和药品】

BL-420E$^+$ 生物机能实验系统、兔手术台、哺乳类动物手术器械、压力换能器、动脉插管、动脉夹、三通管、万能支台、双凹夹、刺激输出线、保护电极、玻璃分针、注射器(lml、5ml、20ml)、头皮针、有色丝线、棉球、纱布;20% 氨基甲酸乙酯溶液、肝素(1000U/ml)、1∶10 000 去甲肾上腺素溶液、1∶10 000 乙酰胆碱溶液、1∶10 000 肾上腺素溶液、生理盐水。

【实验方法】

1.家兔称重、麻醉与固定　用20%氨基甲酸乙酯溶液(5ml/kg)从兔耳缘静脉缓慢注入。麻醉后将家兔背位固定于兔手术台上。

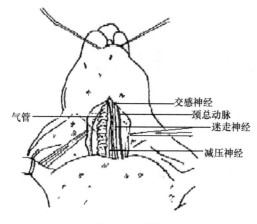

图 6-1 兔颈部血管、神经的解剖位置

气管
交感神经
颈总动脉
迷走神经
减压神经

2. 动物手术

（1）颈部手术：剪去颈部兔毛（从甲状软骨到胸骨上缘间），沿颈部正中线切开皮肤，长 5～7cm。用止血钳分离皮下组织和颈部肌肉，暴露气管。将气管上方的皮肤、肌肉拉开，即可在气管两侧见到透明的颈动脉鞘。

（2）分离动脉和神经：颈动脉鞘内含颈总动脉、迷走神经、交感神经及减压神经，图 6-1。迷走神经最粗，交感神经较细，减压神经最细（如毛发粗细）。先不要打开颈动脉鞘，仔细辨认好三条神经，特别是减压神经，然后用玻璃分针打开右侧颈动脉鞘，沿神经走向先分离最细的减压神经，并穿两条细线备用；再分离迷走神经和颈总动脉，各穿一条线备用。

若右侧减压、迷走神经分离正确，则左侧可以只分离左颈总动脉，穿两条线以便动脉插管。每条神经和动脉分离出 2～3cm，并穿不同颜色的线以便区分。在上述手术过程中均须注意及时止血。

（3）体内抗凝：耳缘静脉注入肝素（1ml/kg）。

（4）动脉插管：在动脉插管内充满肝素，并用胶管把插管连接在压力换能器上的三通管上备用（注意管内不应含有气泡）。将左颈总动脉远心端结扎，用动脉夹夹住动脉的近心端，结扎处与动脉夹之间的距离至少要在 2cm 左右。将近心端线打一松结，用眼科剪刀在靠近远心端结扎处的动脉上做一斜形切口，约剪开管径的一半。然后将动脉插管向心脏方向插入血管，将上述打松结的线扎紧插管尖嘴部，再在插管中部打结固定。插好后应保持插管与动脉方向一致，以防插管刺破血管。手术部位用温热的盐水纱布覆盖。

3. 实验装置连接

（1）将压力换能器固定在万能支台上，其输入端连接到 BL-420E$^+$ 生物信号采集处理系统的 3 通道。

（2）启动 BL-420E$^+$ 生物信号采集处理系统，进入生理实验，选择"血压调节"进入实验。打开压力换能器三通上的开关，除去动脉夹，描记兔血压曲线。

（3）可根据血压记录曲线调整增益/灵敏度（或放大/缩小按钮）和采样速度，使血压曲线至最好观察形态。如有必要可按表 6-1 进行设置。

表 6-1 实验参数设置参考

采样参数		刺激参数	
通道	CH1～CH4（压力）	刺激方式	连续单
采样率	100Hz	波宽	1.0～2.0ms
时间常数（T）	DC	刺激强度	2.0～3.0V
滤波（F）	30Hz	频率	30Hz
放大倍数（G）	50～100		
扫描速度	1.0～2.0s/div		

4. 观察项目

（1）描记正常血压曲线：动脉血压随心室的收缩和舒张而变化（图6-2）。心室收缩时血压升高，心室舒张时血压下降，这种血压随心动周期波动称为心搏波（一级波），与心率一致。此外，动脉血压随呼吸而化，吸气时血压先下降后上升，呼气时先上升后下降。这种波

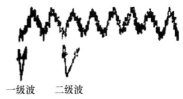

一级波　二级波

图 6-2　兔动脉血压曲线

动称为呼吸波（二级波），故与呼吸节律一致。有时还可以看见一种低频率的缓慢波动，称为三级波；其产生原因未完全清楚，可能与血管运动中枢的紧张性周期性变化有关。

（2）夹闭右侧颈总动脉：用动脉夹夹闭右侧颈总动脉15秒，观察血压有何变化。

（3）牵拉颈总动脉：手持左侧颈总动脉远心端的结扎线，向心脏方向轻轻拉紧，然后有节奏地（2秒）往复牵拉，持续 5～10 秒，观察血压变化。

（4）刺激减压神经：用保护电极先刺激右侧完整的减压神经，观察血压变化。然后将备用的两条丝线在神经中部分别结扎，并于两结扎线间将神经剪断，用上述同样的电流分别刺激切断的减压神经中枢端（头侧端）与外周端（末梢端），观察血压各有何变化。

（5）刺激迷走神经：将右侧迷走神经下的备用线结扎，于结扎线的头侧端将神经剪断，然后用保护电极刺激外周端（末梢端），观察血压有何变化。

（6）注射肾上腺素：从耳缘静脉注入 1∶10 000 的肾上腺素 0.3ml，观察血压的变化。

（7）注射去甲肾上腺素：从耳缘静脉注入 1∶10 000 的去甲肾上腺素 0.3ml，观察血压的变化。

（8）注射乙酰胆碱：从耳缘静脉注入 1∶10 000 的乙酰胆碱 0.3ml，观察血压的变化。

【实验结果】

报告实验结果曲线和分析数据，并按表6-2描述实验结果。

表 6-2　兔血压调节实验结果

顺序	观察项目	血压变化
1	正常血压曲线	
2	夹闭右侧颈总动脉15秒	
3	牵拉左侧颈总动脉残端（头侧端）	
4	刺激右完整减压神经	
5	切断右减压神经，刺激其外周端	
6	刺激减压神经中枢端	
7	切断右侧迷走神经，刺激其外周端	
8	静脉注射肾上腺素 0.3ml	
9	静脉注射去甲肾上腺素 0.3ml	
10	静脉注射乙酰胆碱 0.3ml	

【注意事项】

1. 静脉注射麻醉药要缓慢，不能过量。

2. 在整个实验过程中，均须保持动脉插管与颈总动脉干平行，以免刺破动脉。

3. 每观察一个项目必须待血压恢复平稳后，才能进行下一个项目的观察。

4. 每次注射药物后应立即用注射器注入 0.5ml 生理盐水，以防止药液残留在针头及局部静脉中，影响下一种药物的效应。

5. 实验结束后，先结扎颈总动脉近心端，再去掉动脉插管，避免出血。

【思考题】

1. 动脉血压是如何保持相对稳定的？
2. 试述降压反射的过程与生理意义。

（田　原　邸　阳）

第二节　主动脉神经放电

【实验目的】

1. 了解引导神经放电的电生理实验方法。

2. 观察家兔主动脉神经放电波形的特点。

3. 观察动脉血压变化与神经放电的关系。

【实验原理】

家兔主动脉区的主动脉弓压力感受器的传入神经在颈部单独成一束，称为减压神经或主动脉弓神经。减压神经具有稳定动脉血压的作用。当动脉血压升高或降低时，压力感受器的传入冲动也随之增多或减少，使减压反射相应地增加或减弱，以保持动脉血压相对稳定。

【实验对象】

家兔。

【实验器材和药品】

BL-420E$^+$ 生物机能实验系统、监听器、双极引导电极、皮兜架、兔手术台、压力换能器、保护电极、哺乳类动物手术器材、气管插管、注射器（20ml、5ml 各一只，1ml 2 只）、针头、玻璃分针；生理盐水、医用液体石蜡、20% 氨基甲酸乙酯、1：10 000 去甲肾上腺素溶液、1：10 000 乙酰胆碱溶液。

【实验方法】

1. 家兔称重、麻醉与固定　用 20% 氨基甲酸乙酯溶液（5ml/kg）从兔耳缘静脉缓慢注入。麻醉后将家兔背位固定于兔手术台上。

2. 动物手术

（1）颈部手术：剪去颈部兔毛（从甲状软骨到胸骨上缘间），沿颈部正中线切开皮肤，长 5～7cm。用止血钳分离皮下组织和颈部肌肉，暴露气管。将气管上方的皮肤、肌肉拉开，即可在气管两侧见到透明的颈动脉鞘。

（2）动脉插管：耳缘静脉注入肝素（1ml/kg）。在左侧的颈总动脉下穿两根线，将颈总动脉近头端用线结扎。左侧的颈总动脉近心端用动脉夹夹住以阻断血流，在靠近颈总动脉头端结扎处用眼科剪将动脉管壁剪一 V 字形切口，然后将动脉插管向心脏方向插入动脉，用线结扎动脉于动脉插管上，并把结扎线固定在动脉插管上端的固定圈上，以防插管从动脉中滑出。除去动脉夹，可见血液从动脉内冲入动脉插管。

（3）分离神经：分离家兔一侧颈部减压神经。并用皮钳夹住颈部一侧切口边缘的皮肤，使皮肤向外翻做成一小皮兜，用玻璃分针轻轻地把减压神经放到引导电极上，神经不可牵拉过紧，电极不可触及周围组织，并注意动物接地（用接于引导电极外壳的导线夹夹在动物颈部切口处皮肤，使动物接地），将38℃液体石蜡注入皮兜防止神经干燥。

3. 实验装置连接

（1）引导电极的输出端与 BL-420E$^+$ 生物信号采集处理系统的输入通道1相连接。通道的输出端与计算机音箱相连，用于减压神经的放电监听。

（2）将压力换能器固定在万能支台上，其输入端连接到 BL-420E$^+$ 生物信号采集处理系统的3通道。启动 BL-420E$^+$ 机能实验教学系统，进入生理实验，选择"家兔减压神经放电"。

（3）观察减压神经放电信号的波形，并辨认其发出的声音，调节音箱音量，使能听到类似火车开动的声音，注意观察神经放电波形的变化规律。

4. 观察项目

（1）记录正常的减压神经放电：减压神经的群集放电波形，呈三角形，幅度先大后小，群集放电节律与心率同步，同时能听到监听器发出类似火车开动的声音（图6-3）。

（2）静脉注射乙酰胆碱：从耳缘静脉注射 1 ∶ 10 000 乙酰胆碱 0.5ml 并做好标记，开始注药的同时，观察减压神经放电的变化。

（3）静脉注射去甲肾上腺素：从耳缘静脉注射 1 ∶ 10 000 去甲肾上腺 0.5ml 并做好标记，开始注药的同时，观察减压神经放电的变化。

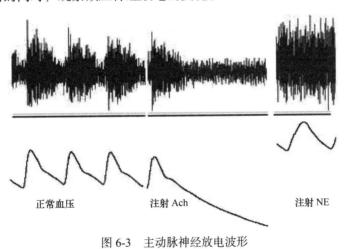

正常血压　　　　　　　注射 Ach　　　　　　　注射 NE

图 6-3　主动脉神经放电波形

【实验结果】

按表6-3描述实验结果。

表 6-3　兔主动脉神经放电实验结果

观察项目	动脉血压	主动脉神经放电幅度、频率
正常		
静脉注射乙酰胆碱 0.5ml		
静脉注射去甲肾上腺素 0.5ml		

【注意事项】

1. 分离神经要干净，且不能过度牵拉神经，并要注意防止神经干燥。

2. 电极首先放在近中枢端，如果描记不出神经放电，再把引导电极往外周端移动。

【思考题】

　　1. 减压神经有什么作用？

　　2. 减压神经的放电活动与动脉血压之间有何关系？

（田　原　邸　阳）

第三节　药物对家兔血压的影响

【实验目的】

观察拟肾上腺素药物及抗肾上腺素药物对家兔血压的影响。

【实验原理】

去甲肾上腺素，激动心肌细胞膜上的 β_1 受体，使心输出量增加。也可激活皮肤和内脏血管平滑肌细胞膜上的 α_1 受体，使平滑肌收缩，血管口径变小，外周阻力加大，而引起血压增加。肾上腺素对 α 和 β_1 受体都有激活作用，可使心率加快加强，心输出量增加；它对血管的作用要看作用的血管壁上哪一种受体占优势。一般来说，在整体条件下，小剂量肾上腺素主要引起体内血液重新分配，对外周阻力影响不大。但大剂量的肾上腺素也可引起外周阻力升高。异丙肾上腺素激动心肌细胞膜上的 β_1 受体，使心输出量增加。但对血管有扩张作用。酚妥拉明和妥拉苏林为 α 受体拮抗药。普萘洛尔为 β 受体拮抗药。

【实验对象】

家兔。

【实验器材和药品】

兔台、BL-420E$^+$ 生物机能实验系统、三通、手术器械、注射器；20% 氨基甲酸乙酯（乌拉坦）溶液、0.2% 肝素生理盐水溶液、0.01% 肾上腺素溶液、0.01% 去甲肾上腺素溶液、0.005% 异丙肾上腺素溶液、酚妥拉明溶液或妥拉苏林溶液、普萘洛尔溶液。

【实验方法】

1. 实验装置的准备　将血压换能器固定在万能支台上，其输出端连接到计算机输入通道 3 上。打开换能器三通上的开关，除去动脉夹。启动 BL-420E$^+$ 生物机能实验系统，从主菜单栏的"药理学实验"选项中选择实验项目"传出神经系统对大鼠血压的影响"。

2. 取健康家兔一只，称重，按 $5 \sim 6$ml/kg 的剂量用 20% 氨基甲酸乙酯（乌拉坦）溶液进行麻醉。麻醉后将家兔背位固定于兔台上，颈部保持平直。前颈部剪毛。因为是急性实验，一般不必消毒。沿前正中线由甲状软骨向下将颈部皮肤切开约 5cm，钝性剥离，找到一侧（右侧较便利）颈动脉鞘，钝性剥离使颈动脉与伴行之神经分开，游离出 $3 \sim 5$cm 的颈动脉。颈动脉的头侧结扎，向心侧以家兔动脉夹夹闭，中间穿过双线并做虚结以备结扎动脉插管之用。用锐利的小剪刀在颈动脉的近头侧部位向下剪一小口，向心方向插入颈动脉插管，并设法固定好此插管，勿使其动脉扭曲，打开动脉夹和三通。即可见血压波动。

3. 给药 描记一段正常的血压曲线后，耳缘静脉注射下列各药，观察血压曲线有何变化。

（1）观察拟肾上腺素药物的作用

1）肾上腺素 10mg/kg（0.01%，0.1ml/kg）。

2）去甲肾上腺素 2.5μg/kg（0.01%，0.1ml/kg）。

3）异丙肾上腺素 2.5μg/kg（0.005%，0.05ml/kg）。

（2）观察应用 α 肾上腺素受体拮抗药后对拟肾上腺素药物作用的影响

1）酚妥拉明 25ml/kg（2.5%，0.1ml/kg）。用药后 2～5 分钟再给下列药液。

2）肾上腺素，剂量同 1）

3）去甲肾上腺素，剂量同 2）。

4）异丙肾上腺素，剂量同 3）。

（3）观察应用 β 肾上腺素受体拮抗药后对拟肾上腺素药物作用的影响

1）普奈洛尔 0.5ml/kg，缓慢注入。用药后 5～15 分钟再给下列药物。

2）肾上腺素，剂量同 1）。

3）去甲肾上腺素，剂量同 2）。

4）异丙肾上腺素，剂量同 3）。

【实验结果】

报告实验结果曲线和分析数据，通过两个拮抗药的应用，分析拟肾上腺素药影响血压的机制。

【注意事项】

1. 给激动剂要快速，给拮抗药时正常速度。

2. 每给完一次药液，应用生理盐水迅速将头皮针内的残存药液冲入体内。

3. 每次给药应在前次给药引起的曲线变化平稳后进行。

【思考题】

什么叫作肾上腺素作用的翻转？

（刘春娜）

第四节　蟾蜍高钾血症

【实验目的】

1. 复制蟾蜍高钾血症的实验动物模型。

2. 观察高钾血症时心电和心脏舒缩活动变化的特点，并分析其发生机制。

3. 了解高钾血症抢救措施及机制。

【实验原理】

严重高钾血症可使心肌兴奋性、传导性、自律性、收缩性降低，心脏停搏。高钾血症的抢救可采用：注射 Na^+、Ca^{2+} 溶液对抗高血钾的心肌毒性；注射胰岛素、葡萄糖以促进 K^+ 移入细胞。

【实验对象】

蟾蜍。

【实验器材和药品】

蛙板、蛙类手术器械、BL-420E$^+$ 生物机能实验系统、张力换能器、心电引导电极、漆包线、带针头细塑料插管、蛙心夹、结扎线、万能支架；林格液、1%氯化钾、2%氯化钾、5%葡萄糖酸钙溶液（或2%氯化钙溶液）、注射器（1ml、2ml）。

【实验方法】

1. 取蟾蜍一只，用探针破坏其脑脊髓，仰卧位固定在蛙板上。

2. 在腹中线外0.5cm处剪开腹壁，分离出一段腹壁浅静脉(注意切勿损伤)，穿两条线。远心端结扎处，剪一小口，向心脏方向插入连有三通及针头的细塑料插管，结扎固定。

3. 沿胸骨缘剪掉整个胸骨，暴露心脏，剪开心包（勿损伤心脏）后辨认心房、心室，收缩期、舒张期。

4. 连接实验装置

（1）把张力换能器固定在万能支架上，在心室舒张期将与换能器相连的蛙心夹夹在心尖上。换能器的连线应与心脏纵轴在同一直线上。

（2）将蛙心夹上焊的细导线（如漆包线）的另一端连在用以描记心电的引导电极上，并将参考电极夹于心脏底部胸壁的肌肉上，另一导线夹在下肢肌肉上。

（3）启动BL-420E$^+$ 生物机能实验系统，显示通道：通道1，用于记录心电曲线；通道2，用于记录心肌收缩曲线。

5. 开始采样，适当调整放大倍数和扫描速度，使蛙心电与心收缩曲线至最好观察状态。

6. 描记一段正常的心电和心脏收缩曲线。

7. 经事先插好的塑料管缓慢注入1%氯化钾溶液0.4ml，待心脏停搏时，改用5%葡萄糖酸钙溶液（或2%氯化钙溶液）0.5ml静脉注射进行治疗，见心脏开始出现收缩，即可停药，并连续观察上述两条曲线有何变化，心率及心脏舒缩状态有何变化。

8. 待心脏恢复，再经腹壁浅静脉插管的三通针管，注入致死剂量2%氯化钾，观察上述两条曲线有何变化，心脏舒缩状态有何变化及心脏停搏时心脏状态。

【注意事项】

随时滴加林格液于心脏表面使之保持湿润。

【思考题】

1. 给蟾蜍静脉注射氯化钾后，心电和心脏收缩曲线各有何变化？心脏停搏会止于哪一期？为什么？

2. 用葡萄糖酸钙为什么能拮抗高钾血症的心脏效应？除此之外，还可以用哪些方法治疗高钾血症，机制是什么？

（刘　博）

第五节 家兔失血性休克及其抢救

【实验目的】

1. 通过动脉放血，复制家兔失血性休克动物模型。

2. 观察失血性休克时血气指标、血流动力学和肠系膜微循环等的变化，探讨其发生的机制。

3. 自行设计抢救方案，加深对休克防治原则及所用药物药理作用的理解，培养独立分析问题解决问题的能力。

【实验原理】

采用颈动脉放血的方法，复制低血容量性休克。由于放血使循环血量不足，静脉回心血量减少，心输出量降低，有效循环血量减少，组织灌流量急剧减少，导致休克。通过纠正酸中毒、回输血液和输液，补充血容量，抢救休克，同时分别使用缩血管药和扩血管药，比较其疗效，分析它们在失血性休克治疗中的作用。

【实验对象】

家兔。

【实验器材和药品】

兔常规手术器械、兔手术台、气管插管及呼吸换能器、动脉插管、静脉插管、动脉夹、输液装置、中心静脉压测量装置、压力换能器、BL-420E$^+$ 生物机能实验系统、BI2000 医学图像分析系统、恒温灌流盒、导尿管、滤纸、烧杯、手术线（细、粗）、婴儿秤、注射器（1ml、2ml、5ml、20ml、50ml）；20% 氨基甲酸乙酯溶液、0.5% 肝素、蒂罗德液、生理盐水、山莨菪碱（654-2）、去甲肾上腺素、间羟胺、低分子右旋糖酐、7.5%NaCl 溶液、0.01% 异丙肾上腺素、5% 碳酸氢钠溶液。

【实验方法】

1. 动物手术

（1）动物称重，麻醉，固定：家兔称重后，经耳缘静脉注射 20% 氨基甲酸乙酯（乌拉坦）5ml/kg 全身麻醉，仰卧位固定于兔台上。

（2）颈部手术：剪去颈部兔毛，沿甲状软骨下缘正中做 5 ～ 6cm 纵行切口，钝性分离气管、左侧颈总动脉及右侧颈外静脉，分别穿线备用。

1）气管插管：在气管上做倒 "T" 字形切口，插入气管插管，用粗线结扎固定，然后将气管插管的一端与呼吸换能器相连。

2）颈外静脉插管：用于输液和中心静脉压测量。静脉插管方法同前，插入预先充满生理盐水连有三通管的静脉插管，插入长度为 5 ～ 6cm 至右心房。将三通管开关旋至静脉插管与水检压计接通，此时水检压计液面可见随呼吸上下波动，说明插管成功，用近心端线系紧插管并固定好（右侧颈外静脉通过三通管连接中心静压装置和静脉输液装置，便于输液和中心静脉压测量）。阻断静脉插管与水检压计的开关，打开输液装置，慢速静脉滴注生理盐水（5 ～ 8 滴 / 分），以保持插管的通畅及维持尿的生成。

3）颈总动脉插管：行左侧颈总动脉，通过 "三通管" 连接血压换能器和放血用注射器。

（3）输尿管插管：在耻骨联合上做腹部正中切口长 6 ～ 7cm，找出膀胱，排空尿液后，

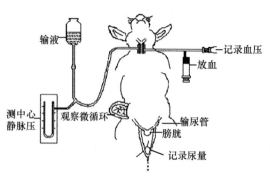

图 6-4　家兔失血性休克示意图

将膀胱从腹腔拉出，在背面膀胱三角区找到输尿管入口，分离双侧输尿管，插入细输尿管插管，记录每分钟尿液的滴数；或经外尿道口插入导尿管，排空膀胱，再记录每分钟尿液的滴数。

（4）连接 BL-420E$^+$ 生物机能实验系统，分别调整适当的参数描记血压、心率、呼吸。记录尿量，若家兔无尿，通过颈外静脉缓慢滴入少量生理盐水，使家兔尿量维持在 5 ～ 8 滴 / 分（图 6-4）。

2. 肠系膜微循环观察

（1）在左腹外侧找到一段游离度较大的回肠连同系膜，然后将家兔侧卧位固定，轻轻地从腹腔拉出小肠襻，将肠系膜平展固定于恒温微循环灌流盒内（37℃蒂罗德液）。并用止血钳夹住腹壁切口，防止肠管外溢。将微循环显微镜连接于 BI2000 医学图像分析系统，观察家兔小肠系膜微循环变化。

（2）镜下选择好视野，辨别肠系膜微动脉、微静脉和毛细血管网，微动脉的血流速度较快，静脉内血色较暗。观察血流速度、血管数目及毛细血管入口口径、出口口径，找出标记血管，以便固定视野做动态的前后比较。

动物安静 5 分钟，记录术后基础状态的各项指标，血气指标、中心静脉压、血压、心率、呼吸、尿量和微循环参数。

3. 复制失血性休克动物模型

（1）全身血液肝素化：耳缘静脉注射 0.5% 肝素 2ml/kg 抗凝，此后每隔 1 小时注射 1ml 维持抗凝。

（2）少量失血：拨动"三通管"，使血液从颈总动脉流入预先装有少量肝素的 50ml 注射器内，当放血量约达全身总血量的 10%[家兔总血量占体重的 5.46% ～ 8.7% 或按（59±2.3）ml/kg 体重计算]，此时血压应有所下降，恢复"三通管"原来的位置，停止放血，观察记录各项指标。

（3）大量失血：少量放血 10 分钟后，当血压稳定于低水平状态后，再次拨动"三通管"放血，放血量为全身血量的 25% ～ 30%，放血时间为 3 ～ 5 分钟（切勿过快），如放血过程中血压开始迅速下降，以后又略有上升，可再放血，待血压（平均动脉压）稳定在 40mmHg 左右后，可停止放血，如果血压再回升，可再放血，观察血压的变化。当血压低于 30mmHg 时，可将放出的血立即由颈总动脉加压回输若干，使整个观察期内血压始终维持在 40mmHg 左右水平，即失血性休克状态，持续 30 分钟。观察记录各项指标。

4. 实验性治疗　根据失血性休克的病理生理变化，按休克发病学的防治原则（纠正酸中毒、扩容治疗、应用血管活性药、防治细胞损伤和改善器官功能等）治疗，从下列药物中自行设计抢救方案（例如生理盐水＋原血等）。药物从静脉途径输入，观察并比较治疗后各项指标。

（1）纠正酸中毒：5% 碳酸氢钠溶液。根据血气指标计算输液量（ml）＝｜ BE ｜ × 体重 /2。

（2）扩容治疗：原血，生理盐水，6% 低分子右旋糖酐，高晶高胶液（7.5%NaCl + 6% 低分子右旋糖酐）。

（3）全血：将放出的血液经抗凝后全部倒入输液瓶内，快速输回。

（4）缩血管：去甲肾上腺素 0.5mg/kg 溶于 25ml 生理盐水中，25 分钟静脉滴注。

（5）扩血管：山莨菪碱（654-2）1mg/kg 溶于 25ml 生理盐水中，25 分钟静脉滴注。

（6）β- 受体兴奋剂：0.01% 异丙肾上腺素 1ml，静脉注射。

抢救治疗后，再复查动物一般情况，观察上述各项指标。

【实验结果】

将实验结果填入表 6-4、表 6-5 和表 6-6 中。

表 6-4　失血性休克及其抢救过程中各项指标的变化

失血性休克	血压（mmHg）	中心静脉压（cmH₂O）	心率（次／分）	呼吸		尿量（滴／分）
				次／分	深度	
失血前						
小量失血						
大失血 30 分钟						
抢救后						

表 6-5　失血性休克及其抢救过程中微循环的变化

失血性休克	微血管内血流速度	微血管口径（mm）	毛细血管开放数目／视野	白细胞附壁及嵌塞
失血前				
小量失血				
大失血初				
大失血 30 分钟				
抢救后				

表 6-6　失血性休克及其抢救过程中血气指标的变化

失血性休克	pH	PaCO₂	PaO₂	AB	SB	BE
失血前						
小量失血						
大失血初						
大失血 30 分钟						
抢救后						

【注意事项】

1. 复制模型前家兔全身肝素化，动脉插管和注射器中，事先也应加一定量肝素生理盐水，并排空气泡；否则会造成插管内凝血，影响实验。

2. 本实验手术操作多，应尽量减少手术性出血和休克。

3. 在整个实验过程中，均需保持动脉、静脉插管与血管平行，保持血流通畅和避免刺破血管。

4. 麻醉深浅要适度，麻醉过浅，动物疼痛，可致神经源性休克。

5. 牵拉肠祥要轻，以防止系膜血管收缩，血流停止。在观察过程中应不断地加预热的生理盐水，以免肠系膜干燥。

6. 正确旋转"三通管"的方向。

【思考题】

1. 家兔已发生失血性休克的依据是什么？分别处于休克的几期，为什么？

2. 在失血性休克中，血压的变化和微循环的变化两者关系如何？为什么？

3. 放血后血压为什么会出现明显波动？

4. 抢救失血性休克时扩容的原则是什么？为什么？

5. 休克发展的不同阶段所给的扩容液是否一样？为什么？

6. 临床失血性休克患者特殊情况下无原血回输，如失血性休克家兔也不输回原血，你将如何抢救？

7. 分析本次实验成败的原因。

【附】

中心静脉压测量方法

1. 将颈外静脉插管经三通管与输液瓶和水检压计相连。

2. 先使输液瓶与水检压计相通，让盐水充满水检压计，水检压计零点与动物右心房处于同一高度。

3. 静脉插管插入颈外静脉 5 ～ 6cm，达到右心房，打开"三通管"使水检压计与颈外静脉相通，检压计内液面开始下降，当液面不再继续下降而随呼吸上下波动时，此时的液面刻度即为中心静脉压的值。

4. 测完压力后，阻断与检压计相通的侧管，使输液装置与静脉插管相通，继续缓慢输液，维持管道通畅。

（姚素艳　叶丽平）

第六节　家兔急性右侧心力衰竭

【实验目的】

1. 通过急骤增加右心室的前、后负荷，复制家兔急性右侧心力衰竭模型，并探讨其发病机制。

2. 观察急性右侧心力衰竭时血流动力学的主要变化。

【实验原理】

通过静脉注射液体石蜡致急性肺小血管栓塞，引起右心后负荷增加；通过大量静脉输液，引起右心前负荷增加。由于右心前、后负荷的过度增加，造成右心室收缩和舒张功能降低，而导致急性右侧心力衰竭。

【实验对象】

家兔。

【实验器材和药品】

兔手术台、兔手术器械、BL-420E$^+$生物机能实验系统、气管插管、张力换能器、动脉插管、血压换能器、注射器（1ml、10ml、50ml）、听诊器、中心静脉压测量装置、输液装置各一套；3%戊巴比妥钠、1%普鲁卡因、0.5%肝素生理盐水、液体石蜡（或3.5%氢氧化铁）溶液。

【实验方法】

1. 取兔，称重，耳缘静脉注入3%戊巴比妥钠（30mg/kg）全身麻醉（亦可局部麻醉）后，仰卧固定于兔台，颈部剪毛。

2. 沿甲状软骨下缘正中做5～6cm纵行切口，钝性分离气管、左侧颈总动脉及右侧颈外静脉，分别穿线备用。

3. 全身肝素化，耳缘静脉注射0.5%肝素溶液2ml/kg。

4. 插管

（1）右侧颈外静脉插管：右侧颈外静脉通过三通管连接中心静压装置和静脉输液装置，便于输液和中心静脉压测量。插管方法同第七章第五节。

（2）气管插管：气管行倒"T"形切口，插入气管插管，然后将气管插管的一端与呼吸换能器相连并连接在BL-420E$^+$生物机能实验系统CH1通道，描记呼吸曲线。

（3）左侧颈总动脉插管：结扎颈总动脉远心端，用动脉夹夹闭近心端。在靠近结扎线的动脉壁上剪一小斜口。插入预先充满肝素的动脉插管，结扎固定。松开动脉夹，动脉插管与血压换能器相连并连接BL-420E$^+$生物机能实验系统CH2通道，描记动脉血压。

5. 观察指标　记录正常的呼吸和血压曲线，打开三通管开关测量中心静脉压，听诊心率、心音强弱、做肝-中心静脉压反流实验（以轻推压右肋弓3秒，中心静脉压上升，用cmH$_2$O表示）。

6. 检查手术野有无出血，各导管是否固定妥善，然后用组织钳对合皮肤并敷以湿生理盐水纱布。

7. 复制急性右侧心力衰竭模型

（1）用注射器抽取38℃的液体石蜡1ml，以0.1ml/min的速度经耳缘静脉缓慢注射，同时注意观察，如果血压有明显下降20mmHg或中心静脉压水柱有明显上升时，应停止注射，再观察5分钟。若血压和中心静脉压又恢复到原水平，可再继续注入少量液体石蜡，直至血压有轻度下降20mmHg或（及）中心静脉压有明显升高为止（一般液体石蜡用量为0.5～1.0ml，不超过0.5ml/kg）。然后再测定上述各项指标有何变化。

（2）注射栓塞剂后观察5分钟，然后以约5ml/（kg·min）的速度快速静脉滴注生理盐水。静脉滴注过程中观察各项指标的变化，静脉滴注量每增加25ml/kg，即测定各项指标一次，直至动物死亡。

（3）动物死亡后，挤压胸壁，观察气管内有无分泌物溢出，并注意性状，剖开胸腹腔（注意不要损伤脏器和大血管），观察有无胸腔积液、腹水及其数量；观察心脏各腔体积；肺外观和切面观；肠系膜血管充盈情况，肠壁有无水肿，肝体积和外观情况。最后剪破腔静脉，让血液流出，此时注意观察肝和心脏体积的变化。

【实验结果】

1. 注射液体石蜡和生理盐水前、后的循环指标变化（表6-7）。

表 6-7　注射液体石蜡和生理盐水前、后的循环指标变化

指标	实验前	注射石蜡后		注射生理盐水（ml）			
		0.5ml/次	总量（ml）	50	100	200	300
呼吸（次/分）							
心率（次/分）							
血压（mmHg）							
中心静脉压（cmH$_2$O）							
肝-中心静脉压反流试验							

2. 尸体解剖所见。

【注意事项】

1. 全身麻醉不宜过深，否则可因动物排尿过多而致实验时间延长。

2. 颈外静脉壁薄，需用纹式钳在血管壁两侧仔细分离，切忌用刀或用剪剪切。

3. 静脉插管插入深度为 5 ~ 7cm。在插管过程中如遇阻力，可稍微退出导管，调整方向后再插，勿硬插，以防止刺破血管，插好后可见水检压计中液面随呼吸上下波动；如无波动应检查导管是否通畅。

4. 输入液体前必须阻断与水检压计相通的管道，防止液体灌入水检压计。

5. 本实验成败的关键为注射栓塞剂，若注射速度过快、量过多时，会造成大范围的肺小动脉栓塞，引起急性肺源性心脏病，心源性休克，动物很快死亡；若注射量过少时，肺小动脉栓塞范围有限，不能有效地提高右心后负荷。液体石蜡用量一般为 0.5 ~ 1.0ml，通常不超过 0.5ml/kg，为降低液体石蜡的黏滞性，应将其加热至 38℃，使其注入血液后能形成细小栓子。为保证数分钟内注射针头不脱出静脉，用带翼的小儿头皮针穿刺，并用胶布固定好，最好用两支 1ml 的注射器轮换注射。

6. 剖开胸、腹时不要损伤胸、腹腔血管，防止肺破裂，以免影响胸腔积液、腹水的观察。

7. 若实验条件许可时，本实验再增加右心室内压，右心室内压变化速率和心输出量的测定，血气的测定，使该实验更趋完善。

【思考题】

1. 本实验引起右侧心力衰竭的机制是什么？出现右侧心力衰竭时有哪些主要临床表现？为什么？

2. 急性右侧心力衰竭时家兔为什么出现胸腔积液、腹水？其机制是什么？

3. 肝-中心静脉压反流试验（＋）说明什么问题？

4. 本实验引起何种类型的缺氧？其发生机制是什么？

5. 本实验引起心肌耗氧量增加的因素有哪些？哪些因素又引起心肌的缺血、缺氧？

6. 在本实验中，引起肺水肿的原因有哪些？是不是左侧心力衰竭所致？

（姚素艳　叶丽平）

第七节　蟾蜍急性心力衰竭

【实验目的】

1. 通过给蟾蜍心脏灌流硫酸镉，使心肌中毒，复制急性心力衰竭动物模型。

2. 比较蟾蜍心脏在中毒前、后及去甲肾上腺素林格液灌流时，增加前后负荷心功能的变化，并分析机制。

【实验原理】

1. 根据 Frank-Starling 定律，在一定范围内，增加心脏的前负荷，使心肌纤维初长度增加，心肌收缩力增强，每搏输出量增加；达到最适前负荷时，心肌收缩力最强，每搏输出量最大；超过最适前负荷时，心肌收缩力减弱，每搏输出量减少。硫酸镉，使心肌中毒，导致蟾蜍急性心力衰竭。去甲肾上腺素可以增强心肌收缩性。

2. 增加心室收缩射血阻抗，即增加后负荷，心室壁收缩期张力增大，心脏做功增加。

3. 心功能曲线反映左心室舒张末期容积或充盈压（前负荷）与心室做功之间关系的曲线，纵坐标表示左心室每搏功，横坐标为左心室舒张末期压。改变心肌收缩性能可使心功能曲线左移或右移。

【实验对象】

蟾蜍。

【实验器材和药品】

心功测定装置（底座、米尺、铝柱、灌流杯、输液导管）、蛙板、肾形盘、搪瓷杯（200ml）、小量筒（10ml）、手术器械（有钩镊1把、无钩眼科镊2把、眼科剪1把、外科剪1把、粗剪刀1把、止血钳2把、探针1个）、排液管、棉球、结扎线、烧杯、吸管；林格液、$2.5 \times 10^{-7} \sim 2.5 \times 10^{-6}$ 硫酸镉（$CdSO_4 \cdot 8H_2O$）林格液、$2 : 1\,000\,000$ 去甲肾上腺素林格液。

【实验方法】

1.蟾蜍心脏灌流标本制备

（1）用林格液充满灌流杯及输液导管（切勿含气泡）。使液面维持20cm高度，排液管也充满林格液。

（2）取一蟾蜍，用探针（或9号针头）破坏脑脊髓，仰卧固定在蛙板上。并用外科剪沿腹正中线向头部剪开皮肤和腹壁肌。用粗剪刀剪开胸骨，剪掉胸骨、肩胛骨（切勿损伤心脏），充分暴露其心脏。

（3）用眼科镊子提起心包膜，剪开心包，分离出左右两主动脉弓，并在下方分别穿入两条细线备用。找到胆囊，将胆囊向头端翻起，在脊柱前方找到后腔静脉，于静脉窦下方分离出后腔静脉（注意勿损伤静脉窦），亦穿两条线备用，心血管部位见图 6-5。用眼科镊子穿过后腔静脉的后方，自然张开，用一备用线结扎远心端；再用眼科剪剪一小口，把连接输液装置的插管插入后腔静脉，并结扎之（勿进入气泡、勿插入静脉窦内）。打开灌流杯活塞，使液体缓慢流入心脏。

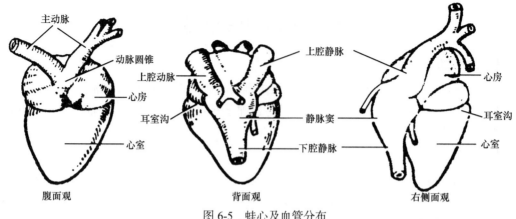

图 6-5 蛙心及血管分布

（4）用一备用线结扎左主动脉弓远心端（越远越好），靠近远心端用眼科剪一小口，向心插入充有林格液的排液管(勿刺破动脉球)，用另一备用线结扎牢固，即有血液流出（心搏出口），并用肾形盘接流出的液体。最后结扎右主动脉弓。

2. 观察增加前负荷对心功能的影响

（1）使灌流杯液面距心脏 20cm 高度，调节灌流杯活塞，使流入心脏的林格液的量不致引起心脏膨胀，心输出量以（2.5±0.5）ml 为宜（蟾蜍大则其流量大些；反之，流量小些）。并用 10ml 量筒收集每分钟心脏排出的液体量（即心输出量，CO），同时观察心脏体积（V）、心率（HR）及心肌收缩力（C）的变化，见图 6-6。

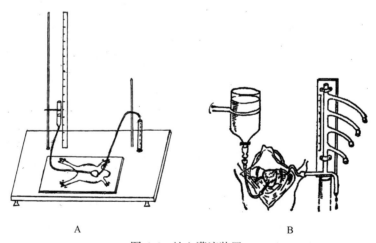

图 6-6 蛙心灌流装置

（2）抬高双凹夹，分别使液面的高度在 30cm、40cm、50cm、60cm、70cm、80cm、90cm、100cm 处，收集每个高度的心输出量并观察心脏体积（V）、心率（HR）及心肌收缩力（C）有何变化（升高液面高度时，如果心输出量下降时，则应停止抬高液面高度）。将实验结果填入表 6-8 内，并根据心输出量在坐标纸上画出心功能曲线，见图 6-7。

3. 心肌中毒后增加前负荷对心功能的影响 将灌流杯降至原处，倒出灌流杯中的林格液，即刻换上 $2.5 \times 10^{-7} \sim 2.5 \times 10^{-6}$ $CdSO_4 \cdot 8H_2O$ 任氏液（动作要迅速，以防进入气泡），仍使灌流杯液面保持在20cm高度，1～3分钟后，再重复步骤2（2），仍观察上述各项指标，并记录在表内和画出坐标曲线。

4. 去甲肾上腺素林格液灌流时增加心脏的前负荷观察对心功能的影响 再将灌流杯中的 $CdSO_4$ 任氏液全部倒出，即刻换上 2∶1 000 000 去甲肾上腺素任氏液，使灌流杯液面保持在20cm处，1～3分钟后，仍重复步骤2（2），观察上述各项指标，并记录在表内和画出坐标曲线。

最后比较三条坐标曲线有何不同。比较心肌中毒前、后和去甲肾上腺素任氏液灌流时心脏体积（V）、心率（HR）及心肌收缩力（C）在各个高度有何不同。

5. 观察增加后负荷时对心功能的影响

（1）另取一只蟾蜍，按前述步骤和方法制备蟾蜍心脏灌流标本。

（2）固定灌流杯，使装有任氏液的灌流杯内的进液面维持在距心脏3cm处（需不断向杯内加入灌流液）。将排液管口位置固定在高出蟾蜍心脏水平面3cm（即排液管口与进液孔在同一水平）。

（3）用小量筒收集心输出量，计数观察心脏体积、心率和心肌收缩力有何变化，并记录在表中。

（4）逐次抬高排液管口的高度，使其递增为5cm、7cm、9cm、11cm、13cm、15cm…增加心脏的后负荷，观察上述各项指标有何变化。并把结果填在表6-9中。当心输出量随着后负荷增加而减少到测不出时，则停止进行，将排液管口放回原处。

6. 心肌中毒后增加后负荷对心功能的影响 待心功能恢复后，把装有 $2.5 \times 10^{-7} \sim 2.5 \times 10^{-6}\,CdSO_4 \cdot 8H_2O$ 任氏液的灌流杯换上（注意勿进入气泡），让硫酸镉任氏液灌流1～3分钟后，再按5（2）、（3）、（4）方法继续实验，把各项实验结果填入表6-9内。

7. 去甲肾上腺素林格液灌流时增加心脏后负荷观察对心功能的影响 待心肌中毒后，心输出量为零时，将排液管口仍放回原处（3cm高度）。再换上装有 2∶1 000 000 去甲肾上腺素任氏液的灌流杯，用去甲肾上腺素任氏液灌流，仍按步骤5（2）、（3）、（4）方法继续实验，并把各项实验结果填入表内，且根据心输出量的数值画出坐标曲线。

比较三条曲线有何特点，心肌中毒前后和去甲肾上腺素任氏液灌流时其他各项指标有何不同。

【实验结果】

实验结果记录在表6-9。

表 6-8 蟾蜍心肌中毒前、后和去甲肾上腺素灌流时增加前负荷对心输出量的影响

灌流杯液面距心脏高度（cm）	心肌中毒前				心肌中毒后				去甲肾上腺素灌流			
	CO	V	HR	C	CO	V	HR	C	CO	V	HR	C
20												
30												
40												
50												
60												
70												
80												

续表

灌流杯液面距心脏高度(cm)	心肌中毒前				心肌中毒后				去甲肾上腺素灌流			
	CO	V	HR	C	CO	V	HR	C	CO	V	HR	C
90												
100												

注：CO 为心输出量（ml/min）；V 为心脏体积（cm×cm）；HR 为心率（次/分）；C 为心肌收缩力

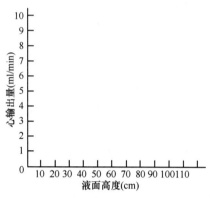

图 6-7 心肌中毒前、后及治疗时心功能曲线

表 6-9 蟾蜍心肌中毒前、后和去甲肾上腺素灌流时增加后负荷对心输出量的影响

时间	排液管距心脏高度（cm）	心输出量（ml/min）	有效心功率（g·cm/min）	体积（cm×cm）	心脏收缩力
心肌中毒前	3				
	5				
	7				
	9				
	11				
心肌中毒后	3				
	5				
	7				
	9				
	11				
去甲肾上腺素灌流	3				
	5				
	7				
	9				
	11				

注：有效心功率（g.cm/min）=心输出量（ml/min）× 排液管距心脏高度（cm）× 水密度（1 g/ml）

【注意事项】

1. 后腔静脉插管切勿损伤静脉窦，勿用手捏拿心脏，以免损伤心脏。

2. 左主动脉的插管不能插入动脉圆锥，否则会影响心脏收缩。

3. 整个灌流系统勿进入气泡。

4. 在实验过程中要经常用任氏液湿润心脏。

5. 灌注硫酸镉任氏液时，由低浓度开始如效果欠佳，要逐渐增加其浓度。

6. 整个实验过程中，要保持灌流装置系统通畅。

【思考题】

1. 何谓心力衰竭？

2. 何谓前负荷、后负荷？何谓紧张源性扩张、肌源性扩张？

3. 临床上由于前负荷或后负荷增加而引起的心功能不全，都见于哪些疾病？

4. 本实验造成急性心力衰竭机制是什么？心肌中毒前后及去甲肾上腺素灌流时，心输出量、心脏体积、心肌收缩力各有何变化？为什么？

5. 实验中心率是否有明显变化，为什么？

6. 左、右侧心力衰竭时，各有哪些临床表现？发生机制是什么？

【附】

蟾蜍实验性心力衰竭及其治疗

【实验目的】

1. 通过离体在位蟾蜍心脏的恒压灌流，观察心肌收缩性能对心功能的影响。

2. 通过硫酸镉灌注蟾蜍心脏制备实验性心力衰竭的动物模型；观察强心药对心肌衰竭的治疗作用。

【实验对象】

蟾蜍。

【实验器材和药品】

林格液、$2.5 \times 10^{-7} \sim 2.5 \times 10^{-6} CdSO_4 \cdot 8H_2O$、0.2% 毒毛旋花子甙 K（或 0.2% 地高辛）、0.2% 普奈洛尔（按片剂重量计算）、0.001% 异丙肾上腺素、1：10 000 乙酰胆碱、1：1000 去甲肾上腺素、1：10 000 乙酰胆碱。

【实验方法】

1.蟾蜍离体在位心脏灌流标本的制备 另取一只蟾蜍，蟾蜍心脏灌流标本的制备方法同前。

2.观察项目

（1）心肌收缩性能改变

1）将前、后负荷固定，用滴管将 1：1000 去甲肾上腺素 1～2 滴均匀滴加于心脏表面，待 1～2 分钟观察心率、心输出量和有效心功率的变化。用任氏液冲洗心脏表面，待心脏活动恢复后，按上法滴加 1：10 000 乙酰胆碱 1～2 滴滴于心脏表面，观察和记录上述指标的变化。

2）异丙肾上腺素：用任氏液冲洗心脏表面，把乙酰胆碱冲洗干净，待心脏活动恢复后，用滴管将 0.001% 异丙肾上腺素 1～2 滴均匀滴加于心脏表面，待 1～2 分钟观察和记录心率、心输出量和有效心功率的变化。

3）普奈洛尔：用任氏液冲洗心脏表面，待心脏活动恢复后，按上法滴加 0.2% 普奈洛尔 2～3 滴滴于心脏表面，观察和记录心率、心输出量和有效心功率的变化，待出现作用时，立即重复（2）步骤操作。

（2）硫酸镉：用任氏液冲洗心脏表面，待心脏活动恢复后，用 2.5×10^{-7} 硫酸镉任氏液代替任氏液灌流心脏，观察和记录心率、心输出量和有效心功率的变化。

（3）强心甙药物：在用硫酸镉灌流的心脏出现心力衰竭表现后（心输出量和有效心功率明显下降），用滴管滴加 0.2% 毒毛旋花子甙 K（或 0.2% 地高辛）1～2 滴于心脏表面，观察和记录心率、心输出量和有效心功率的变化。用任氏液冲洗心脏表面，待心脏活动恢复或接近给予强心甙药物前状态后，用滴管将 0.001% 异丙肾上腺素 1～2 滴均匀滴加于心脏表面，待 1～2 分钟观察和记录心率、心输出量和有效心功率的变化。

【思考题】

1. 评价心功能指标有哪些？各有何优缺点？

2. 影响心功能的因素有哪些？

3. 强心苷药物对心脏有何作用？为什么？

（姚素艳）

第七章　呼吸系统综合性实验

第一节　家兔呼吸运动的调节及药物的影响

【实验目的】

1. 掌握哺乳类动物呼吸运动的记录方法。

2. 观察神经及体液因素对家兔呼吸运动的影响，从而验证呼吸运动的调节机制。

3. 观察吗啡对呼吸的影响及尼可刹米和纳洛酮的解救效果。

【实验原理】

呼吸运动是整个呼吸过程的基础，是呼吸肌的一种节律性的收缩和舒张活动，其节律性起源于呼吸中枢，其中延髓是调节呼吸运动的基本中枢，呼吸运动的深度和频率可以随着环境的变化而发生相应的变化，以适应机体代谢的需要。呼吸运动所发生的适应性改变依赖于呼吸运动的反射性调节作用。在呼吸运动的反射性调节中较重要的反射有化学感受性呼吸反射和肺牵张反射。血液中的 O_2、CO_2 和 H^+ 水平的改变就是通过化学感受性反射调节呼吸运动，从而维持内环境中这些化学因素的相对稳定和机体代谢活动的正常进行；肺牵张反射有种属差异，其中家兔的肺扩张反射最敏感，而人的敏感性最低。在人类，一般不参与平静呼吸的调节，而在潮气量超过 1500ml 时或较大程度的肺萎陷时发挥调节作用。而在家兔的呼吸运动调节中发挥着重要的作用。体内外各种刺激（包括药物）可以直接作用于呼吸中枢或通过不同的感受器反射性地作用于呼吸中枢，由此调节呼吸运动的频率和深度。

【实验对象】

家兔。

【实验器材和药品】

BL-420E$^+$ 生物机能实验系统、哺乳类动物手术器械 1 套、刺激输出线、保护电极、兔手术台、万能支台、气管插管、呼吸换能器、注射器（20ml、2ml 各 1 只）、50cm 长胶管 1 条、纱布、手术线、棉球、生理盐水、20% 氨基甲酸乙酯溶液（乌拉坦）、3% 乳酸溶液、CO_2 气囊、N_2 气囊、1% 吗啡溶液、5% 尼可刹米溶液、0.04% 纳洛酮注射液。

【实验方法】

1. 动物手术

（1）称重：取家兔一只称其体重，单位为 kg。

（2）麻醉和固定：按 5ml/kg 体重由耳缘静脉缓慢注入 20% 氨基甲酸乙酯溶液（乌拉坦）。麻醉适度后，将家兔背位固定于兔手术台上。

（3）气管插管和分离神经：剪去颈部的兔毛，沿颈部正中剪开皮肤和筋膜（切口长 4～5cm），用止血钳向下做钝性分离，暴露气管。在气管旁两侧颈动脉鞘内找到迷走神经，将其分离并穿线备用。在喉下方将气管与食管钝性分开，在气管下穿线。于甲状软骨下方 2cm 处的两气管软骨之间剪开 1/3～1/2 气管圆周，并向上剪开 2 个软骨环，呈倒"T"

字形剪口。用干棉球将气管内血液及分泌物擦干净，向肺方向插入气管插管，并结扎固定。将气管插管与呼吸换能器相连，用纱布覆盖手术野。

2. 连接实验装置　将呼吸换能器与 BL-420E⁺ 生物机能实验系统的 CH1 通道相连。启动 BL-420E⁺ 生物机能实验系统，从主菜单栏"实验项目（M）"的下拉式菜单栏中选择"呼吸实验（B）"后，再从其子菜单中选择"兔呼吸运动调节（2）"进入实验，描记呼吸运动曲线。可根据实验记录的波形调整增益或放大 / 缩小按钮和扫描速度，使兔呼吸曲线至最佳观察形态。如有必要可参考表 7-1 进行参数设置。

表 7-1　呼吸运动调节参数设置

实验参数	设置
通道信号	CH1 ～ CH4
增益（G）	50 ～ 500
滤波（F）	30Hz
时间常数（T）	DC
扫描速度	1.0 ～ 4.0s/div
刺激方式	连续
刺激强度	2 ～ 3V
波宽	0.5 ～ 1.0ms
频率	30Hz

3. 观察项目

（1）描记正常呼吸曲线，分辨出呼吸曲线中吸气波和呼气波。

（2）增加二氧化碳浓度对呼吸运动的影响：将 CO_2 气囊管口接近于气管插管侧管外口处，相距 2 ～ 3cm，靠气囊本身内压力使 CO_2 气体缓慢逸出，以增加吸入 CO_2 的气体量，观察呼吸运动及呼吸曲线的变化，出现明显结果即可关闭 CO_2 气囊管口。

（3）缺氧对呼吸运动的影响：将 N_2 气囊管口与气管插管侧管相接，靠气囊本身内压力使氮气气体逸出，以减少吸入的氧气气量，观察呼吸运动及呼吸曲线的变化，出现明显结果即可关闭 N_2 气囊管口。

（4）增大无效腔对呼吸运动的影响：将气管插管侧管开口端与一根 50cm 长的胶管相接，以增大无效腔，观察呼吸运动及呼吸曲线的变化，出现明显结果即撤除长胶管。

（5）注射乳酸溶液对呼吸运动的影响：耳缘静脉注射 3% 乳酸 2ml，观察呼吸运动及呼吸曲线的变化。

（6）观察药物的影响：向家兔耳缘静脉内缓慢注射 1% 吗啡溶液 0.5 ～ 1.0ml/kg 体重（在该剂量范围内可先用小量，如抑制作用不明显时再增加剂量），观察呼吸频率、深度及瞳孔大小有何改变。出现呼吸抑制之后，立即向耳静脉内缓慢注射 5% 尼可刹米溶液，致呼吸恢复兴奋时立即停止注射，剂量约为 0.5ml/kg 体重。呼吸缓解时观察瞳孔变化并记录。之后，应用 0.04% 纳洛酮注射液 0.1ml/kg 耳缘静脉注射，再次观察呼吸及瞳孔变化并记录。

（7）迷走神经对呼吸运动的影响：先剪断一侧迷走神经，再剪断另一侧迷走神经，分别观察呼吸运动的变化；刺激一侧迷走神经中枢端，观察呼吸运动的变化。

【实验结果】

整理编辑实验结果曲线，将结果填入表 7-2 中，分析结果并写出实验报告。

【注意事项】

1. 气管插管时，一定要将气管内的血液与分泌物清理干净以后方能插管。

2. 气管插管的侧管在实验的全过程中不得更动，以免影响实验结果的准确性。

3. 在注射吗啡之前即应将解救药尼可刹米溶液装入注射器中做好准备。

4. 尼可刹米注射速度一定要缓慢，如注射速度过快或剂量过大可产生惊厥，甚至死亡。

5. 每项观察都应在上项实验结果恢复正常以后进行。

表 7-2　呼吸运动的调节实验结果

顺序	观察项目	呼吸运动变化（幅度、频率）
①	正常呼吸曲线	
②	吸入 CO_2	
③	吸入 N_2（缺氧）	
④	增大无效腔	
⑤	静脉注射 3% 乳酸 2ml	
⑥	静脉注射 1% 吗啡溶液	
⑦	静脉注射 5% 尼可刹米溶液	
⑧	静脉注射 0.04% 纳洛酮注射液	
⑨	剪断一侧迷走神经	
⑩	剪断另一侧迷走神经	
⑪	刺激一侧迷走神经中枢端	

【思考题】

1. 血液中缺氧、CO_2 增多和氢离子浓度升高时，对呼吸运动有何影响及影响机制？

2. 实验中切断家兔颈部双侧迷走神经，呼吸运动的变化及变化机制？

3. 实验中切断家兔颈部双侧迷走神经后，刺激一侧迷走神经中枢端，呼吸运动的变化及变化机制？

4. 什么是肺牵张反射？它的生理意义是什么？

5. 中枢化学感受器和外周化学感受器的适宜刺激各是什么？

6. 吗啡影响呼吸的作用机制是什么？

7. 尼可刹米和纳洛酮解救吗啡中毒的效果和作用机制有何不同？

（李伟红　李　垚）

第二节　家兔实验性肺水肿

【实验目的】

1. 通过给家兔静脉输入大量生理盐水和肾上腺素，复制实验性肺水肿动物模型，并探讨其发生机制。

2. 观察肺水肿家兔临床表现和肺的病理变化，并分析其机制。

【实验原理】

水肿发病机制包括：①血管内外液体交换失平衡，致使组织液生成大于回流；②体内外液体交换失平衡致使钠水潴留。前者是由于毛细血管流体静压增高、血浆胶体渗透压下降、微血管（包括毛细血管和微静脉壁）通透性增加及淋巴回流受阻等因素所致。肺间质和（或）肺泡腔内有过量液体积聚成为肺水肿，使肺肿胀有弹性，质实变。引起肺水肿的常见原因是急性左侧心力衰竭，典型临床症状和体征表现为呼吸困难，端坐呼吸，发绀，阵发性咳嗽伴白色或粉红色泡沫痰，双肺布满湿啰音。

【实验对象】

家兔。

【实验器材和药品】

兔固定台、兔常规手术器械、气管插管、呼吸换能器、BL-420E$^+$生物机能实验系统、静脉导管及输液装置、听诊器、天平、婴儿秤、恒温水浴箱、注射器（1ml、2ml）、滤纸、烧杯、手术线（粗、细）、纱布；1% 普鲁卡因溶液、生理盐水、肾上腺素。

【实验方法】

1. 家兔称重，仰卧位固定于兔台上，剪去颈部兔毛。沿甲状软骨下缘至胸骨 5～6cm，皮下注射 1% 普鲁卡因进行局部麻醉（1ml/kg）。颈部正中切开皮，钝性分离气管和一侧的颈外静脉，并在下面穿线备用。

2. 气管插管 在甲状软骨下 2～3 个气管软骨环剪一倒 "T" 字形切口，插入气管插管，用粗线结扎，将气管插管的一端与呼吸换能器相连并连接在 BL-420E$^+$ 生物机能实验系统 CH1 通道，描记呼吸曲线。

3. 颈外静脉插管 静脉输液装置与静脉插管相连，充满生理盐水并排净气泡。先用动脉夹夹闭颈外静脉近心端，再结扎远心端，在靠近远心端剪一小口，插入连有输液装置的静脉插管，结扎，去掉动脉夹。打开输液装置，将输液滴数调到 5～10 滴 / 分，以防止血液凝固。

4. 观察正常呼吸曲线（频率、幅度），用听诊器听诊正常呼吸音，同时观察家兔正常的皮肤黏膜颜色。

5. 复制肺水肿模型 由输液装置输入 37℃生理盐水，输液量按 100ml/kg 计算，输液速度 180～200 滴 / 分。待滴注接近完毕，灌流杯约剩 30ml 生理盐水时，将输液速度调至约 60 滴 / 分，向灌流杯加入肾上腺素（0.5mg/kg）继续滴注。当肾上腺素输完后，再加入少量生理盐水，以 10～15 滴 / 分速度维持通道，以便必要时第 2 次给药。

6. 输液过程中，应密切观察以下情况：①呼吸曲线的变化，有无呼吸急促、呼吸困难；②听诊肺部有无湿啰音；③有无发绀；④气管插管口有无粉红色泡沫状液体溢出。如无以上肺水肿的典型表现，可重复使用肾上腺素，用法剂量同上，直至出现以上变化为止。

7. 当动物出现肺水肿典型表现时，用止血钳夹闭气管，处死动物，用粗线在气管分叉处结扎，防止水肿液溢漏。开胸取肺，小心分离心脏和血管（勿损伤肺），将肺取出，用滤纸吸干肺表面血液后，准确称取肺重量，计算肺系数，正常值为 4～5。

肺系数 = 肺重量（g）/ 体重（kg）。

8. 肉眼观察肺大体变化，用手术刀切开肺组织，观察断面是否有水肿液溢出。还可进行切片观察，了解肺水肿的病理变化。

【实验结果】

将实验结果填入表 7-3 中。

表 7-3　家兔实验性肺水肿的临床表现和病理变化

项目	呼吸（频率、幅度）	湿啰音	发绀	肺系数	肺病理变化
实验前					
快输生理盐水					
慢输肾上腺素					
补输生理盐水					

【注意事项】

1. 不能使用实验前有肺水肿指征（啰音、喘息、气促）动物。

2. 输液前，输液管要充分排气，避免空气栓塞。插完静脉插管后，应马上以 5～10 滴/分速度输液，可防止静脉插管内凝血。

3. 如一次给肾上腺素肺水肿指征不明显需重新给药时，两次间隔宜在 10～15 分钟，不易过频。

4. 取肺时严防肺组织刺破和水肿液流出，以免影响肺系数准确性。

5. 控制好输液速度和输液量。加入肾上腺素前先将滴速调至 60 滴/分，再将适量稀释的肾上腺素注入滴瓶，如果滴速过快将极度抑制呼吸中枢。

【思考题】

1. 本实验设计为什么要求大量快速输液？其发生肺水肿的机制有哪些？
2. 输入肾上腺素导致肺水肿的机制是什么？
3. 实验中为什么气管插管会有粉红色泡沫状液体溢出？此现象有何临床意义？
4. 输入肾上腺素为何会出现呼吸抑制甚至暂停？
5. 本实验家兔肺病理变化如何？这些变化与临床表现有何关系？

（叶丽平）

第三节　家兔呼吸功能不全

【实验目的】

1. 复制通气障碍，气体弥散障碍以及肺泡通气—血流比例失调引起的两种不同类型的呼吸功能不全模型，并探讨发生机制。

2. 观察动物呼吸、血压、胸内压、血气等变化，并分析其机制。

【实验原理】

呼吸衰竭是指外呼吸功能严重障碍，导致 PaO_2 降低或伴有 $PaCO_2$ 增高的病理过程。呼吸衰竭时的主要血气标准是 PaO_2 低于 8.0 kPa（60mmHg），伴有或不伴有 $PaCO_2$ 高于 6.7kPa（50mmHg）。本实验通过夹闭气管插管的侧管、复制气胸，模拟通气障碍；通过复制肺水肿、增大无效腔，模拟气体弥散障碍及肺泡通气 - 血流比例失调。

【实验对象】

家兔。

【实验器材和药品】

兔台、家兔手术器械一套、BL-420E$^+$ 生物机能实验系统、压力换能器、呼吸换能器、连接三通管的动脉插管、气管插管、天平与砝码、6 号、9 号、16 号针头、水检压计、注射器（1ml、2ml、10ml、50ml）、氧气袋、50cm 长的乳胶管；1% 普鲁卡因、3% 戊巴比妥钠、生理盐水、0.5% 肝素。

【实验方法】

1. 取家兔一只，称重，仰卧位固定于兔台上，颈部剪毛。

2. 局部麻醉或全身麻醉下分离气管，并插入气管插管。

3. 分离颈总动脉，结扎远心端，向近心端插入充满肝素溶液的动脉插管。

4. 插记一段正常的呼吸和血压曲线。观察和记录实验前动物的呼吸、血压、口唇皮肤黏膜颜色及全身情况。

5. 用 2ml 注射器抽取 1ml 动脉血，用血气分析仪测定血气指标。

6. 复制通气障碍

（1）完全窒息：用止血钳完全夹闭气管插管的侧管（与大气相通的一端）。使动物完全窒息，30 秒后观察、记录动物呼吸、血压、口唇皮肤黏膜颜色和全身状态的变化。迅速松夹，等约 10 分钟，待动物恢复正常。

（2）不完全窒息：待上述指标完全恢复正常后在完全夹住的橡皮管上插 2 个 9 号针头或用止血钳夹闭气管插管侧管管口的 1/2，造成动物不完全窒息 8 ～ 10 分钟，观察记录上述各项指标，并取动脉血做血气分析。

7. 复制气胸

（1）当上述实验项目完毕，动物恢复正常后，在动物右胸 3 ～ 4 肋间隙与腋前线交叉处局部浸润麻醉，然后用连接水检压计的 16 号针头，沿肋骨上缘垂直缓慢刺入胸膜腔内，（进针的深浅度为 1 ～ 1.5cm）可有落空感，穿刺深度以水检压计中的水面随呼吸明显上下波动为止。并用胶布固定穿刺针，此时便读出水检压计的压力（cmH$_2$O）即胸腔内压。

（2）观察记录实验前的胸内压、呼吸、血压等项指标。

（3）关闭水检压计，用 100ml 注射器抽取空气 50 ～ 70ml，通过三通管侧管，将空气注入胸膜腔内，旋转三通管开关打开水检压计，观察记录气胸后上述各项指标变化，待 5 ～ 10 分钟后取动脉血做血气分析。

（4）缓缓抽出胸膜腔内的气体。注意：使空气抽尽，拔出针头。观察 10 ～ 20 分钟，待动物恢复正常。

8. 复制死腔样通气　将 50cm 长的乳胶管与气管插管的侧管相连接，以增大无效腔，观察记录上述各项指标的变化，5 ～ 10 分钟后取动脉血做血气分析。

9. 复制肺水肿　从气管插管的侧管，缓缓滴入 10% 葡萄糖液 2ml/kg 体重，5 分钟内滴完，并观察记录呼吸变化，密切观察呼吸改变和气管内有无粉色泡沫液体流出，并用听诊器听肺部有无湿性啰音。当证明有肺水肿出现时，取动脉血做血气分析，然后夹住气管，处死动物。

剪开胸腔，用粗线在气管分叉处结扎以防止水肿液流出，在结扎处以上切断气管，小心将心脏及其血管分离(勿损伤肺),把肺取出,用滤纸吸去肺表面的水分后,称取肺重,计算肺系数,然后用肉眼观察肺大体病理改变,并切开肺,观察切面的变化,注意有无泡沫液体流出。

肺系数计算公式:肺系数 = 肺重量（g）/体重（kg）,正常值 4 ～ 5。

10. 急性呼吸功能不全的氧疗　实验 7 气胸未解除前和实验 8、9 动物发生明显的血气变化后,将气管插管的侧管连接氧气袋,使动物吸入纯氧 5 分钟。取动脉血做血气分析,比较不同原因所致呼吸功能不全的氧疗效果。

【实验结果】

将实验结果填入表 7-4 和表 7-5 中。

表 7-4　急性呼吸衰竭实验指标的测定记录表

指标	实验前	气道狭窄	张力性气胸	死腔样通气	肺水肿
呼吸频率					
呼吸幅度					
两肺呼吸音					
血压（mmHg）					
皮肤颜色					
pH					
PaO_2					
$PaCO_2$					
SB					
BE					

表 7-5　急性肺水肿实验动物解剖观察记录表

指标	正常对照	肺水肿
气管内流出物	无粉红色泡沫样液体溢出	
肺体积、颜色	体积萎陷、粉红色	
肺切面	无泡沫样液体流出	
肺系数	4 ～ 5	

【注意事项】

1. 取血切忌与空气接触,如针管内有小气泡要立即排除,取血量依血气分析仪要求酌定。

2. 造成气胸时, 按要求的位置刺入, 深度以见到水检压计的水平面随呼吸波动为适宜（1 ～ 1.5cm）, 如未见水检压计液面波动, 应重新调节针头的深浅度。气胸后抽取胸腔内的空气时, 一定要抽尽。

【思考题】

1. 窒息、气胸、死腔样通气及肺水肿分别引起了哪型呼吸衰竭?为什么?

2. 四种不同实验的血气检测结果有何不同?为什么?

3. 气胸、死腔样通气和肺水肿氧疗效果如何?为什么?

（叶丽平）

第八章　消化系统综合性实验

第一节　胃肠运动的神经体液调节

【实验目的】

1. 观察正常情况下胃和小肠的运动形式，加深对蠕动和分节运动的理解。

2. 观察神经和体液因素对家兔胃肠运动的影响。

【实验原理】

胃肠运动是保证消化与吸收功能的重要过程，是在消化道平滑肌的舒缩活动基础上来完成的。胃主要的运动形式是紧张性收缩、蠕动和容受性舒张；小肠主要的运动形式是紧张性收缩、分节运动和蠕动。

消化道平滑肌的活动具有一定的自主性，同时又受神经体液的影响。胃肠运动受自主神经系统和内在神经系统的支配，其中支配胃肠的自主神经被称为外来神经，包括交感神经和副交感神经。通常情况下两者在对同一器官的调节既相互拮抗又相互协调，但以副交感神经的作用占优势。交感神经活动时，使胃肠运动减弱；副交感神经活动时，使胃肠运动加强。胃肠的内在神经是由黏膜下神经丛和肌间神经丛组成。目前认为，消化管壁内的神经丛构成了一个完整的、相对独立的整合系统，在胃肠活动的调节中具有十分重要的作用，但整体情况下，受外来神经的支配；胃肠运动也受到一些体液因素的影响，但体液因素对消化液分泌的调节更为重要。

【实验对象】

家兔。

【实验器材和药品】

BL-420E$^+$生物机能实验系统、哺乳类动物手术器械1套、电子秤、家兔手术台、保护电极、玻璃分针、纱布、烧杯、滴管、注射器、20% 氨基甲酸乙酯溶液、阿托品注射液、新斯的明注射液、温热生理盐水。

【实验方法】

1. 手术

（1）称重、麻醉和固定：取家兔一只，进行称重，从耳缘静脉注射 20% 氨基甲酸乙酯 5ml/kg，待家兔麻醉后，仰卧位固定在家兔手术台上。

（2）分离迷走神经：剪去颈部的毛，沿颈部正中做 5～7cm 的切口。用止血钳钝性分离皮下组织及肌肉，暴露并分离气管。在气管的一侧，找出颈总动脉鞘，用玻璃分针分离出迷走神经，用丝线穿过其下方打一活结备用；或从膈肌下方食管末端靠近小弯侧用玻璃分针分离出迷走神经的前支（或靠近大弯侧的迷走神后支），穿一条线备用。

（3）分离内脏大神经：将腹部的毛剪去，自剑突 0.5cm 下沿腹正中线切开腹壁 4～5cm，并在切口两边缘正中位置，用止血钳夹住腹壁向外上方牵拉，充分暴露胃肠。用温热生理盐水纱布将小肠轻轻推向右侧，暴露左侧肾，在肾的上方近中线处（即肾右上方）

找到一粒红色黄豆粒大小的肾上腺，沿肾上腺向上可找到左侧内脏大神经（或与肾上腺静脉成45°角的方位寻找）。用玻璃分针分离出神经后，穿一条线备用。

2. 观察项目

（1）观察正常情况下胃肠运动形式：打开腹腔后，先以温热盐水纱布敷盖1～2分钟，然后观察胃肠运动形式，主要观察胃的蠕动，小肠的蠕动和分节运动，再用手指触摸胃肠，了解其紧张度。

（2）刺激迷走神经：结扎并剪断颈部迷走神经，用中等刺激强度的电刺激连续刺激其外周端，观察胃肠运动的变化；或者将膈下迷走神经用保护电极钩起，给予中等强度的连续电刺激，观察胃肠运动的变化。

（3）刺激内脏大神经：用保护电极将内脏大神经钩起，给予连续电刺激（5～10V，30～40Hz），观察胃肠运动的变化。

（4）耳缘静脉缓慢注射新斯的明0.5ml，观察胃肠运动的变化。

（5）在新斯的明作用的基础上，耳缘静脉缓慢注射阿托品0.5ml，观察胃肠运动的变化。

【实验结果】

整理实验结果填入表8-1中，结合理论内容分析并讨论实验结果。

【注意事项】

1. 实验前给动物喂食。

2. 打开腹腔后，用温热盐水纱布保温，每项观察前都应保温一段时间后再进行。

3. 为便于观察，可在腹部切口两侧用止血钳夹住腹壁，向外上方提起。

表8-1　胃肠运动的神经体液调节结果

顺序	观察项目	胃肠运动的变化
1	正常	
2	连续电刺激迷走神经	
3	连续电刺激内脏大神经	
4	耳缘静脉缓慢注射新斯的明 0.5ml	
5	耳缘静脉缓慢注射阿托品 0.5ml	

【思考题】

1. 小肠的运动形式有几种？各有何生理意义？

2. 胃的运动形式有几种？各有何生理意义？

3. 自主神经是如何支配胃肠运动的？

（李伟红）

第二节　氨在肝性脑病发病机制中的作用

【实验目的】

1. 复制肝性脑病动物模型。

2. 掌握血氨升高在肝性脑病发病中的作用并分析机制。

【实验原理】

肝性脑病是继发于严重肝脏疾病的神经精神综合征。目前认为其发病机制与血氨的升高密切相关。肝功能衰竭时血氨生成增多，清除不足，使血氨升高。血氨通过血脑屏障进入脑组织：干扰脑组织的能量代谢，改变脑内神经递质；造成对神经细胞膜的抑制作用，引起脑功能障碍。

【实验对象】

家兔。

【实验器材和药品】

兔腹部手术器械一套、细导尿管、手术针、手术线、粗线、注射器（10ml）、1% 普鲁卡因、复方氯化铵溶液（氯化铵 25mg、碳酸氢钠 15g 溶于 5% 葡萄糖溶液 1000ml 中）。

【实验方法】

1. 将家兔仰卧位固定在兔台上，剪去右上腹的被毛，用 1% 普鲁卡因局部麻醉。

2. 在右上腹肋下做一斜切口，剖开腹壁后将肝向下拉，剪断肝与横膈间的韧带，再将肝叶向上翻，剥离肝、胃间的肝胃韧带，使肝叶完全游离。

3. 行肝大部分切除术　用粗线结扎肝左外叶、左中叶、右中叶和方形叶的根部，使之血流阻断，剪去此四叶（仅留下右外叶和尾状叶）。

4. 十二指肠插管　沿胃大弯向下找出十二指肠，于十二指肠降部肠壁上做一直径约 1cm 荷包缝合，在缝合圈的中心剪一小口，将细导尿管向远心方向插入肠腔 3 ~ 4cm，收紧荷包并结扎，然后再将细导尿管加以固定，以防注药时滑脱。用组织钳对合夹住腹壁切口，关闭腹腔。

5. 另取一只家兔同法剖开腹腔，不切除肝叶，找出十二指肠后，做肠腔插管作为对照。观察 2 只家兔的一般情况，角膜反射及对疼痛刺激反应等。

6. 每隔 5 分钟，向 2 只家兔的十二指肠插管中注入复方氯化铵溶液 10ml，仔细观察动物情况（呼吸加速、反应性增强、肌肉痉挛等），直至切除肝叶的家兔出现全身性大抽搐为止。连续观察 2 只兔的反应，并比较 2 只兔的反应有何不同。

【注意事项】

1. 剪镰状韧带时，慎防刺破横膈。游离肝时，动作宜轻柔，以免肝叶破裂出血。

2. 复方氯化铵溶液勿漏入腹腔。

【思考题】

1. 肝性脑病时血氨升高的主要原因是什么？
2. 氨对脑细胞有哪些毒性作用？

（刘　博　叶丽平）

第三节　急性肝功能不全小鼠对氨的耐受性观察

【实验目的】

1. 复制小白鼠急性肝功能不全动物模型。

2. 经腹腔注入氯化铵溶液,观察氨对肝性脑病发生的影响并分析发病机制。

【实验原理】

肝性脑病氨中毒学说:氨使脑内神经递质发生改变;氨可干扰脑细胞能量代谢;氨对神经细胞质膜的作用。

【实验对象】

小白鼠。

【实验器材和药品】

0.25ml 和 2ml 注射器、四氯化碳溶液、0.3mol/L 氯化铵溶液。

【实验方法】

1. 取体重相近的小白鼠 3 只,分别标明 A、B、C,观察一般状态。

2. A、B 鼠经腹腔注射四氯化碳 0.005ml/g,C 鼠注射等量生理盐水。5 ~ 10 分钟后,A、C 鼠同时注射 0.3mol/L 氯化铵溶液 0.05ml/g,B 鼠注射等量生理盐水,记录时间。

3. 仔细观察各鼠的上述指标,并记下出现改变的时间。

【注意事项】

必须准确记录注药时间及出现改变的时间。

【思考题】

氨对肝性脑病发生有何作用?机制如何?

【附】

铵盐溶液的 pH 对其毒性作用的影响

【实验目的】

通过观察不同 pH 的铵盐溶液引起动物发生氨中毒的过程,进一步加深认识体液的酸碱度在肝性脑病发生中的作用。

【实验对象】

小白鼠。

【实验器材和药品】

2ml 注射器、6.0 ~ 9.0 pH 试纸、0.3mol/L 氯化铵溶液、0.15mol/L 硫酸铵溶液。

【实验方法】

1. 分别测定氯化铵溶液与硫酸铵溶液 pH。

2. 将 2 只小鼠称重,以 0.05ml/g 体重分别经腹腔注射 0.3mol/L 氯化铵和 0.15mol/L 硫酸铵溶液。

3. 仔细观察各鼠的上述指标,并记录出现变化的时间。

【注意事项】

为便于观察比较,两种试剂的注射最好同时进行。

【思考题】

铵盐溶液的 pH 对其毒性有何影响?为什么?

(邹金发 叶丽平)

第九章　泌尿系统综合性实验

第一节　影响尿生成的因素

【实验目的】

观察若干因素对尿生成的影响，并分析其作用机制。

【实验原理】

尿生成的过程包括 3 个环节：肾小球的滤过，肾小管和集合管的重吸收，肾小管和集合管的分泌作用。凡是影响上述过程的因素都可以影响尿液的生成，从而引起尿量的变化。

【实验对象】

家兔。

【实验器材和药品】

哺乳类动物手术器械一套、兔手术台、动脉插管、静脉插管、膀胱插管、输尿管插管、小号导尿管、液体石蜡、注射器（1ml、20ml）、培养皿、纱布、棉球、缝合线、头皮针、玻璃分针、动脉夹、三通管；20% 氨基甲酸乙酯溶液、37℃生理盐水、20% 葡萄糖溶液、1∶10 000 去甲肾上腺素溶液、垂体后叶素、呋塞米、0.6% 酚红溶液、10% 氢氧化钠溶液、肝素、尿糖试纸。

【实验方法】

1. 动物手术　家兔称重，从耳缘静脉注射 20% 氨基甲酸乙酯溶液 5ml/kg。待家兔麻醉后，将它背位固定在手术台上，剪去颈部和下腹部的毛。分离左侧颈总动脉、颈外静脉和迷走神经，并穿线备用。

2. 收集尿液的方法　可采用膀胱插管法、输尿管插管法和尿道插管法。

（1）膀胱插管法：在耻骨联合上方腹部正中做一长为 2～3cm 的纵行皮肤切口，沿腹白线切开腹壁，将膀胱移出腹外。先辨认清楚膀胱和输尿管的解剖部位，然后在两侧输尿管下方穿一条线，在用线结扎膀胱颈部阻断同尿道的通路，以免刺激膀胱时尿液流失。选择膀胱顶部血管较少的部位用连续缝线做一荷包缝合，在缝合中心用眼科剪刀剪一小口（膀胱壁全层剪开），插入膀胱插管，收紧缝线以关闭膀胱切口。使插管尿液流出口处低于膀胱水平，用培养皿接由插管流出的尿液，手术完毕后，用热盐水纱布覆盖腹部创口。

（2）输尿管插管法：在耻骨联合上方腹部正中做一长为 4～8cm 的纵行皮肤切口，沿腹白线切开腹壁，在膀胱处找到输尿管。用玻璃分针分离输尿管 2～3cm，在近膀胱端结扎，并在其上方另穿一条线，打一活结。稍等片刻，待输尿管略充盈后，用眼科剪刀剪一小切口，向肾方向插入输尿管插管（管内事先充满生理盐水），结扎固定。

（3）尿道插管法：本法适用于雄性家兔。取小号临床用导尿管，用少量液体石蜡涂擦其表面后，直接由尿道外口插入，深度以尿液流出为宜。

3. 颈总动脉插管　用于动脉放血，方法同心血管活动的神经体液调节实验。

4. 颈外静脉插管　用于静脉注药（也可不做，由耳缘静脉给药）。颈外静脉位于颈部两侧皮下，胸锁乳突肌的外缘，壁薄口径较粗，分离时应细心，勿使用锐器，分离出1.5～2.5cm长，穿两条线备用。插管时，先用动脉夹夹住静脉的近心端，待静脉充盈后，再结扎远心端。用眼科剪刀在静脉远心端结扎线处，剪一小口（约管径的1/3或1/2）插入静脉插管。用已穿好的线打一松结，取下动脉夹，将导管送入2cm左右长度，再将松结线结扎好。将连接在静脉插管上的输液管以10滴/分的速度缓慢输液，以防凝血。

5. 观察项目

（1）记录正常尿量（滴/分）。

（2）静脉快速注射37℃的生理盐水20～40ml，观察尿量变化。

（3）静脉注入1∶10 000去甲肾上腺素溶液0.5ml，观察尿量变化。

（4）用尿糖试纸蘸取尿液进行尿糖定性试验，然后静脉注入20%葡萄糖溶液5ml，观察尿量的变化。在尿量明显增多时，再做一次尿糖定性实验。

（5）静脉注入0.6%酚红溶液0.5ml，用盛有10%氢氧化钠溶液的培养皿接取尿液。如果尿中有酚红排出，遇氢氧化钠则呈现红色。计算从注射酚红起到尿中排出酚红所需的时间并记录。

（6）静脉注入垂体后叶素（ADH）2U，观察尿量变化。

（7）静脉注入呋塞米（速尿）0.5ml/kg，观察尿量变化。

（8）从颈总动脉插管放血20ml，观察尿量变化。

【实验结果】

报告酚红排泄时间及尿糖定性实验结果。整理尿量结果填入表9-1中，分析并讨论实验结果。写出实验报告。

表 9-1　影响尿生成的因素实验结果

顺序	观察项目	尿量变化
1	耳缘静脉快速注射37℃生理盐水20ml	
2	耳缘静脉注入去甲肾上腺素溶液0.5ml	
3	耳缘静脉注入20%葡萄糖溶液5ml	
4	耳缘静脉注入垂体后叶素2U	
5	耳缘静脉注入呋塞米0.5ml/kg	
6	颈总动脉放血20ml	

【注意事项】

1. 实验前应给家兔多食菜叶。

2. 本实验需多次静脉给药，应从三通管处注入药液，注药后立即接通输液管。

3. 手术过程中操作应轻柔，尽量避免不必要的损伤和出血，以防止损伤性尿闭。腹部切口不可过大，剪开腹膜时应避免损伤内脏，勿使胃肠外露。

4. 观察结果一般为3～5分钟，有的项目（如呋塞米）可在5分钟以后开始观察。

5. 进行各项实验之前应记录尿量作为对照。每项实验之后待药物作用基本消失后，再做下一项。

注：尿糖定性实验方法：将试纸条的纸片部浸入尿液中 2 秒，取出后 30 ～ 60 秒内与试纸包装上的标准色板对照，判定结果。

【思考题】

1. 尿是如何生成的？

2. 耳缘静脉注入 20% 葡萄糖溶液 5ml，家兔的尿量有何改变？变化的机制是什么？

3. 耳缘静脉快速注射温热生理盐水 20ml，家兔的尿量有何改变？变化的机制是什么？

4. 影响尿生成的因素有哪些及如何影响的？

（于 利 李 垚）

第二节　蟾蜍急性肾功能不全

【实验目的】

1. 复制汞中毒性肾功能不全模型。

2. 观察肾损伤时泌尿功能的变化。

【实验原理】

急性肾功能不全的发生原因与机制：重金属导致急性肾小管坏死。

【实验对象】

蟾蜍。

【实验器材和药品】

大漏斗（带纱罩）、刻度试管、试管架、100g 和 500g 天平各一台、蛙类手术器械一套、注射器（1ml、5ml）、1% 氯化汞溶液、0.6% 氯化钠溶液。

【实验方法】

1. 取蟾蜍 2 只，挤压其下腹部，将尿液排空，用纱布擦干、分别称重。

2. 其中 A 蟾蜍下肢皮下注射 1% 氯化汞溶液 0.05ml，并作标记。B 蟾蜍注射等量 0.6% 氯化钠溶液作为对照。

3. 分别向两只蟾蜍下肢皮下各注入 0.6% 氯化钠溶液 4ml。

4. 将 2 只蟾蜍分别置于漏斗中 2 ～ 3 小时，并用刻度试管收集在此期间的尿量。

5. 解剖观察蟾蜍的肾，并取肾称重，计算肾体比，观察正常与中毒蟾蜍肾脏改变。肾体比 = 肾重（g）/ 体重（g）。

【注意事项】

1. 注射汞的针头要细，勿使汞从注射部位渗出体外，影响效果。

2. 操作过程中要防止汞污染中毒。

【思考题】

急性中毒性肾功能不全尿量有何变化？为什么？

（邹金发）

第十章　神经系统综合性实验

第一节　坐骨神经干动作电位与腓肠肌收缩关系的观察

【实验目的】

观察坐骨神经 - 腓肠肌标本的电活动与肌肉收缩之间的关系。

【实验原理】

骨骼肌是随意肌，受躯体运动神经支配。用适宜的电刺激蟾蜍坐骨神经时，可使受其支配的腓肠肌收缩。刺激坐骨神经时，首先在受刺激部位的神经纤维膜产生动作电位。动作电位以局部电流的方式沿着神经纤维传至轴突末梢。神经肌肉接头前膜兴奋时释放的乙酰胆碱通过接头间隙与终板膜上的 N_2 型胆碱能受体结合，使后膜对 Na^+ 的通透性增高，Na^+ 内流产生终板电位。终板电位以电紧张扩布的方式使邻近的肌细胞膜去极化，经总和达到阈电位时引发肌细胞的动作电位。后者再经过兴奋 - 收缩耦联，引起肌肉产生一次收缩。N 受体阻断剂筒箭毒和琥珀酰胆碱可阻断神经肌肉接头处的兴奋传递，使肌肉失去收缩能力。用高渗甘油破坏肌细胞的横管系统出现兴奋 - 收缩脱耦联。

【实验对象】

蟾蜍。

【实验器材和药品】

BL-420E$^+$ 生物机能实验系统、刺激输出线、引导电极输入线、神经屏蔽盒、张力换能器、蛙类手术器械一套、滤纸、棉球、任氏液、20% 高渗甘油、1% 普鲁卡因溶液、0.5% 琥珀酰胆碱溶液。

【实验方法】

1. 制作标本　制备坐骨神经 - 腓肠肌标本，并置于任氏液中浸泡 10～15 分钟。

2. 连接实验装置　分别将腓肠肌标本的股骨断端和跟腱固定在神经 - 肌槽的肌夹和换能器的连线上；将坐骨神经轻轻提起放在刺激电极与记录电极上。将神经 - 肌槽内衬以浸有林格液的滤纸，以增加空气湿度，防止神经干标本干燥失去活性。神经引导电极与 BL-420E$^+$ 生物机能实验系统的 CH1 通道连接，张力换能器的输入端与 CH2 通道连接。

3. 观察项目　启动 BL-420E$^+$ 生物机能实验系统，从主菜单栏"实验项目（M）"的下拉式菜单栏中选择"肌肉神经实验（F）"后，再从其子菜单中选择"肌肉兴奋 - 收缩时相关系（6）"，点击"连续描记"进入实验。可根据实验记录的波形调整增益（或软件放大 / 缩小按钮）和扫描速度使坐骨神经干动作电位与肌肉收缩波形至最好观察形态。

（1）观察单刺激（阈上刺激）坐骨神经后，有无神经动作电位和肌肉收缩出现，并仔细观察它们之间的时间关系。

（2）取下标本，将其腓肠肌浸泡在 20% 高渗甘油任氏液中 15～20 分钟。浸泡期间，间歇用锌铜弓刺激坐骨神经。如果肌肉无反应，将标本重新固定于肌槽，重复实验观察（1）步骤。观察神经动作电位和肌肉收缩曲线的变化。然后再将标本浸入任氏液 5～10 分钟，待用锌铜弓刺激有收缩后，重复上述观察。

（3）另取一标本，做实验观察（1），然后用蘸有 0.5% 琥珀酰胆碱溶液的小棉条包裹腓肠肌标本。10 分钟后，再做实验观察（1），神经干动作电位和肌肉收缩是否发生变化？如无收缩反应出现，直接用电极刺激肌肉，观察有无肌肉收缩。

（4）另取一标本，用单刺激刺激坐骨神经，调节刺激强度使动作电位幅度最大。用浸有 1% 普鲁卡因任氏液小棉球包裹在刺激电极与记录电极之间的神经干上。每 5 分钟用上述强度刺激坐骨神经一次，观察神经动作电位和肌肉收缩曲线的变化，直至反应消失。

【实验结果】

报告所得神经干动作电位和肌肉收缩曲线及给琥珀酰胆碱和高渗甘油后曲线的变化。

【注意事项】

1. 神经肌肉标本应经常滴加任氏液，防止干燥。

2. 每次刺激后必须让肌肉有一定的休息时间（0.5 ～ 1 分钟）。

【思考题】

1. 神经干动作电位、肌电活动与骨骼肌收缩之间的关系如何？

2. 用琥珀酰胆碱棉条包裹腓肠肌标本，神经干动作电位与骨骼肌收缩有何变化？为什么？

3. 什么是兴奋 - 收缩耦联？甘油浸过的标本出现什么现象？为什么？

4. 用普鲁卡因棉球包裹神经干，神经干动作电位与骨骼肌收缩有何变化？为什么？

（于 利 潘 丽）

第二节　兔大脑皮层运动区的定位及去大脑僵直

【实验目的】

1. 观察电刺激家兔大脑皮层运动区的不同区域引起的肌肉运动，以了解皮层运动区的功能定位特征。

2. 观察去大脑僵直现象，验证中枢神经系统有关部位对肌紧张的调节作用。

【实验原理】

大脑皮层运动区是调节躯体运动的高级中枢，它通过皮层脊髓束和皮层脑干束控制肌肉活动。电刺激大脑皮层运动区的不同部位，能引起特定肌肉或肌群的收缩运动。中枢神经系统对肌紧张具有易化和抑制作用。正常情况下，易化作用略占优势，使骨骼肌保持适当的紧张性，以维持机体的正常姿势。若在中脑上、下丘之间切断脑干，则抑制肌紧张的作用减弱，易化作用相对增强，动物出现四肢伸直，头尾昂起，脊柱后挺等伸肌紧张亢进的现象，称为去大脑僵直。

【实验对象】

家兔。

【实验器材和药品】

BL-420E+生物机能实验系统、哺乳类动物手术器械 1 套、咬骨钳、骨钻、骨蜡或明胶海绵、双芯刺激电极、纱布、生理盐水、20% 氨基甲酸乙酯溶液、2% 普鲁卡因溶液。

【实验方法】

1. 兔大脑皮层运动区的定位

（1）称重、麻醉与固定：给家兔称重，用 20% 氨基甲酸乙酯溶液 2.5 ～ 3.5ml/kg 从耳缘静脉注射，进行半量麻醉，家兔俯卧位固定于兔手术台上。

（2）暴露大脑皮层：剪去颅顶部毛，用 2% 普鲁卡因溶液 2 ～ 5ml 沿颅顶正中线做局部麻醉，5 分钟后沿头部正中线，由两眉间至头后部切开皮肤，再用刀柄紧贴颅骨刮去骨膜，暴露颅骨缝标志。在冠状缝后，矢状缝旁 0.5cm 处用颅骨钻在一侧骨板上钻孔开颅（图 10-1），勿伤及硬脑膜，并用咬骨钳逐渐将孔扩大，暴露整个大脑表面，若有出血，可用纱布吸去血液后迅速用颅骨创口用骨蜡止血，皮层表面血管出血用明胶海绵止血，然后小心剪掉硬脑膜，露出大脑皮层（勿伤大脑皮层及矢状窦）。术面滴加少量温热生理盐水，以防皮层干燥。术毕松开动物固定绳，以便观察躯体运动效应。

（3）实验前预先画一张两侧大脑半球背面观轮廓图，并将观察到的反应标记在图上（图 10-2）。

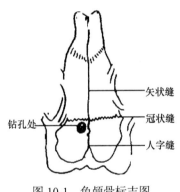

图 10-1　兔颅骨标志图

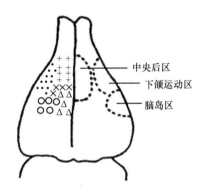

图 10-2　兔皮层机能定位示意图

△：前肢；○：头、下颌；×：前肢和后肢；+：颜面肌和下颌

（4）观察刺激大脑皮层运动区引起躯体运动 启动 BL-420E+生物机能实验系统，用刺激电极接触皮层表面，用鼠标点击刺激"开"按钮即可给予刺激。每次刺激持续 5 ～ 10 秒（刺激方式：连续；刺激强度：5 ～ 10V；波宽 0.1 ～ 0.2ms、频率 20 ～ 100Hz），每次刺激后休息约 1 分钟。逐点依次刺激大脑皮层运动区的不同部位，观察躯体运动反应。

2. 去大脑僵直

（1）同一只家兔，用咬骨钳迅速向后扩大创口，充分暴露大脑小脑裂。

（2）横断脑干：将兔头托起并使呈屈曲低头位，用刀柄从大脑半球后缘与小脑之间伸入，轻轻托起两大脑半球枕叶，即可见到中脑上、下丘部分。用手术刀在上、下丘之间向口裂方向呈 60°方位插入，切断脑干（图 10-3）。

（3）观察家兔状态：横断脑干后稍等片刻，使动物侧卧，几分钟内可见动物的躯干和四肢慢慢变硬伸直（前肢比后肢更明显），头后仰，尾后翘，呈角弓反张状态，这就是去大脑僵直的典型表现（图 10-4）。

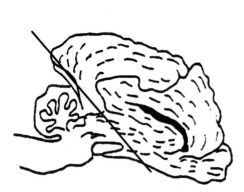
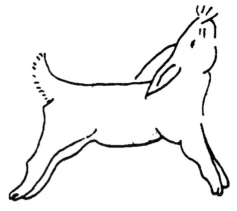

图 10-3　脑干切断部位示意图　　　　　图 10-4　家兔去大脑僵直

【实验结果】

绘出家兔大脑皮层功能定位图。报告去大脑僵直的现象。

【注意事项】

1. 术中应随时止血，注意勿损伤大脑皮层。

2. 麻醉不宜过深，刺激强度不要过大。

3. 刺激电极的距离要小，但不要挨在一起，避免短路。

4. 刺激大脑皮层时，每次应持续 10 秒以上，才能确定有无反应。

5. 横断脑干时手术刀一定要插到颅底，方向要准确。若切割部位太低，可损伤延髓呼吸中枢，引起呼吸停止；反之，横切部位过高则不出现去大脑僵直现象。

【思考题】

1. 家兔和人类大脑皮层运动区的功能定位特点是否相同？

2. 什么是去大脑僵直？它是怎样产生的？

3. 何谓 α 僵直和 γ 僵直？去大脑僵直属于哪类僵直？为什么？

（李伟红）

第三节　有机磷酸酯类中毒和解救及解救原理

【实验目的】

观察实验动物有机磷酸酯类中毒的症状，掌握阿托品和解磷定的解毒作用及其解毒原理，学会全血胆碱酯酶活性测定方法。

【实验原理】

有机磷酸酯类通过抑制胆碱酯酶活性，使乙酰胆碱在体内堆积，产生中毒症状。抗胆碱药阿托品能解除有机磷酸酯类中毒的 M 样症状，而解磷定可复活胆碱酯酶，恢复其水解乙酰胆碱的能力，以对骨骼肌震颤的解救效果产生最快，两药合用可提高解毒效果。

【实验对象】

家兔。

【实验器材和药品】

恒温水浴箱、注射器 6 支、试管 6 支、加样器、手术刀片、肝素处理过的微量采血管数只、2.5% 敌百虫溶液、2.5% 解磷定溶液、0.1% 阿托品溶液、0.25% 氯化乙酰胆碱溶液、0.02% 麝香草酚兰（BTB）溶液、蒸馏水。

【实验方法】

1. 取家兔 2 只，称重、编号后，分别观察下列各项指标并记录（表 10-2）：活动情况、瞳孔大小、唾液分泌、大小便、肌张力及有无肌肉震颤。准备试管 6 支，分别标记甲组 1，2，3 及乙组 1，2，3，每支试管加入 1ml 蒸馏水备用。

2. 先轻弹兔的耳缘静脉，再用酒精或二甲苯棉球擦拭，当充血明显时，用刀片横断血管，让血液自流，用微量采血管准确取血 0.02ml，立即将此血液移入事先准备好盛有 1ml 蒸馏水的 1 号试管中，取血完毕后要用干棉球按住止血。依上述方法取甲、乙两兔耳缘静脉血各一份，待测胆碱酯酶活性。

3. 甲、乙两兔腹腔分别注入 2.5% 敌百虫溶液 6.0ml/kg 体重。按上述指标观察中毒症状（5～20 分钟出现症状）并记录。待甲、乙两兔的中毒症状观察明显后，依上法取血放入相应 2 号试管。

4. 取血后，甲兔立即静脉注射 0.1% 阿托品溶液 2ml/kg 体重；乙兔立即静脉注射 2.5% 解磷定溶液 4ml/kg 体重。观察甲、乙兔的中毒症状有何变化，待中毒症状明显消减后记录上述指标变化，及时采血放入相应 3 号试管。

5. 注射阿托品溶液的家兔采血后，再按上述用量注射解磷定。注射解磷定溶液的家兔按上述用量注射阿托品溶液，进一步观察症状有何变化，记录。

6. 测定胆碱酯酶活性。

测定原理：乙酰胆碱被胆碱酯酶水解为醋酸及胆碱，因醋酸的产生，反应系的 pH 下降，因下降程度的不同 BTB 指示剂由原来的蓝绿色（pH 7.6）→绿→黄绿→黄，据此估计 ChE 活性。ChE 活性愈高，色愈接近黄色，愈低则愈接近蓝色。

用上述实验的家兔血样，按表 10-1 进行胆碱酯酶活性测定。

表 10-1　胆碱酯酶活性测定操作流程

项目	水（ml）	全血（ml）	0.25% 乙酰胆碱（ml）	恒温	0.02%BTB（ml）
正常	1.0	0.02	0.5		1.5
中毒	1.0	0.02	0.5	37～38℃	1.5
阿托品	1.0	0.02	0.5	30min	1.5
解磷定	1.0	0.02	0.5		1.5

如 30 分钟后色调区分不明显，加 BTB 后可再恒温 30 分钟。

【实验结果】

将实验结果填入表 10-2 中。

表 10-2　有机磷酸酯类中毒和解救实验结果

兔号	药物	体重	一般活动	瞳孔（mm）	唾液分泌	呼吸	大小便	肌张力	肌震颤	ChE 活性
①	给药前									
	敌百虫									
	阿托品									
	解磷定									
②	给药前									
	敌百虫									
	解磷定									
	阿托品									

【注意事项】

1. 给予敌百虫后如经 20 分钟尚未出现中毒症状，可追加 1/3 剂量。

2. 为抢救及时，要事先把耳缘静脉暴露好，待中毒症状明显时及时抢救。

3. 解磷定剂量过大时，其本身也能抑制胆碱酯酶的活性，从而加重毒性反应。故推注解磷定的速度宜缓慢。

4. 血量的准确程度是胆碱酯酶活性测定的关键，故用微量采血管取血时血量要准确，放到试管内时要将血全部排入水中，然后用试管内的水轻轻地洗 3 次。

5. 本次实验中，应用的试管、吸管要保持干净，不要偏酸、偏碱，以免影响实验结果。

【思考题】

1. 有机磷酸酯类中毒时的症状有哪些？中毒机制是什么？

2. 阿托品和解磷定的解救效果和解救机制有何不同？

（王国贤）

第四篇 人体机能学实验

第十一章 人体机能实验

第一节 出血时间和凝血时间的测定

【实验目的】

学习出血时间和凝血时间的测定方法。

【实验原理】

出血时间是指从针刺皮肤毛细血管破损后，血液自行流出到自行停止所需的时间。当毛细血管和小血管受伤时，受伤的血管可立即收缩，局部血流减慢，促使血小板黏着于血管的损伤处，同时血小板释放出血管活性物质，使毛细血管发生收缩，使出血停止。故测定出血时间可了解毛细血管及血小板的功能是否正常。凝血时间是指血液流出体外至发生凝固所需的时间。凝血时间只反映血液本身的凝固状态是否正常，与血小板的数量及毛细血管的脆性关系较小。

【实验对象】

人。

【实验器材和药品】

一次性采血针、吸水纸、秒表、玻片、75% 乙醇棉球。

【实验方法】

1. 出血时间的测定（Duke 法）

（1）用 75% 乙醇棉球消毒耳垂或指端后，用一次性采血针刺入 2 ~ 3mm，让血液自然流出，勿施压力。自血液流出起计算时间。

（2）每隔半分钟用吸水纸吸干流出的血液一次。注意吸水纸勿接触伤口。

（3）记录开始出血至止血的时间。

2. 凝血时间的测定（玻片法） 用 75% 乙醇棉球消毒耳垂或指端后，用一次性采血针刺入 2 ~ 3mm，让血自然流出。将第一滴血置于玻片上，每隔半分钟用针尖挑血一次，直至挑起细纤维状的血丝，即表示开始凝血。记录开始流血至挑起细纤维血丝的时间即为凝血时间。

【实验结果】

报告出血凝血时间。

【注意事项】

用针尖挑血时应沿一定方向，勿多方向挑动以致破坏血液凝固的纤维蛋白网状结构，易造成不凝的假象。

【思考题】

1. 血液从伤口流出为什么会凝固？
2. 论述测定出血时间和凝血时间的临床意义。
3. 出血时间长的患者凝血时间是否一定延长？

（于 利 邸 阳）

第二节　ABO 血型的鉴定

【实验目的】

学习血型鉴定的方法，掌握 ABO 血型的鉴定和原理。

【实验原理】

为确保输血的安全，输血前必须认真做好血型鉴定试验。如果稍有疏忽，就会影响患者的生命安全，千万不可粗心大意。血型鉴定是将受试者红细胞加入标准抗 A 抗体血清（含足量的抗 A 凝集素）与标准抗 B 抗体血清（含足量的抗 B 凝集素）中，观察有无凝集现象，从而测知受试者红细胞上有无凝集原 A 或 B。根据红细胞上所含凝集原种类可将血型分 A、B、AB、O 四种基本血型。

【实验对象】

人。

【实验器材和药品】

一次性采血针、双凹玻片、标准抗 A 抗体血清和抗 B 抗体血清、玻璃棒、75% 乙醇棉球。

【实验方法】

1. 将标准抗 A 抗体血清和抗 B 抗体血清各一滴，滴在玻片的两端，分别标明"A"与"B"或通过血清颜色辨别（抗 A 抗体血清通常为蓝色，抗 B 抗体血清为淡黄色）。

2. 用 75% 乙醇棉球消毒耳垂或指端，用一次性采血针刺破皮肤，用毛细采血管吸取血液（约 2 滴），分别与玻片两端的标准血清混合并搅匀。

3. 10 分钟后用肉眼或显微镜观察有无凝集现象（图 11-1）。如无凝集现象，再用玻璃棒搅拌混合。30 分钟后，再根据其有无凝集现象判定血型。若有疑问，可重新再检测一次。

【注意事项】

1. 肉眼看不清凝集现象时，应在显微镜下观察。

2. 分清玻璃棒的两端。不能用同一端同时在抗 A 抗体血清和抗 B 抗体血清中搅拌。

抗B抗体血清　　　　抗A抗体血清

O型

A型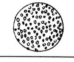

B型

AB型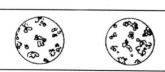

图 11-1　ABO 血型的鉴定

【思考题】

在无标准血清情况下已知某人血型为 A 型，能否检查未知血型？如何检查？

（于 利）

第三节 人体动脉血压的测定

【实验目的】

学习袖带法测定动脉血压的原理和方法；测定人体肱动脉的收缩压与舒张压，并观察运动对人体血压和心率的影响。

【实验原理】

动脉血压是指流动的血液对动脉血管壁所施加的侧压强。在一个心动周期中，动脉血压随着心脏的射血与充盈过程不断变化。心室收缩动脉血压升高到的最高值为收缩压，心室舒张动脉血压下降到的最低值为舒张压。人体动脉血压测定的最常用方法是袖带法。它是利用袖带压迫动脉造成血管瘪陷，并通过听诊器听取由此产生的"血管音"来测量血压的。测量部位一般多在肱动脉。血液在血管内流动顺畅时通常没有声音。但当血管受压变狭窄或时断时通，血液发生湍流时，则可发生所谓的"血管音"。用充气袖带缚于上臂加压，使动脉被压迫关闭。然后放气，逐步降低袖带内的压力。当袖带内的压力超过动脉收缩压时，血管受压，血流被阻断，此时听不到声音，也触不到远端的桡动脉脉搏。当袖带内的压力等于或略低于动脉收缩压时，有少量血液通过压闭区，在其远端血管内引起湍流，用听诊器可听到血管壁震颤音，并能触及脉搏，此时袖带内的压力即为收缩压，其数值可由压力表或水银柱读出。在血液间歇地通过压闭区的过程中一直能听到声音。当袖带内的压力等于或略低于舒张压时，血管处于通畅状态，失去了造成湍流的因素而无声音，此时袖带内的压力即为舒张压。

机体在运动状态下血压升高，且以收缩压升高为主。运动时动脉血压的变化是许多因素影响的综合结果。

【实验对象】

人。

【实验器材和药品】

水银式血压计、听诊器、计时器。

【实验方法】

1. 熟悉血压计的构造 血压计有数种，常用的有水银式、表式和数字式等。本实验应用水银式血压计测量血压。水银式血压计包括袖带、橡皮球和测压计 3 个部分。在使用时先驱净袖带内的空气，打开水银压力计根部的开关。

2. 测定动脉血压

（1）受试者端坐位，静坐 5 分钟，脱去右侧衣袖。

（2）受试者前臂伸平，手掌向上置于桌上，令上臂中段与心脏处于同一水平。

（3）测试者将袖带缚于受试者上臂，其下方距肘窝 2cm，松紧度适宜。于肘窝处触及动脉脉搏,将听诊器的胸件放在此处。

（4）测试者一手轻压听诊器胸件,一手紧握橡皮球向袖带内充气使水银柱上升到听不到"血管音"时,继续充气使水银柱继续上升 20mmHg。随即松开橡皮球螺帽,徐徐放气,使水银柱以恒定的速度下降（2～5mmHg/s）,在水银柱缓缓下降的同时仔细听诊。当突然出现"崩崩"样的声音（血管音）时,血压计上的水银柱刻度即代表收缩压。继续缓慢放气,这时声音发生一系列的变化,先由低而高,再由高突然变低钝,而后则完全消失。在声音由强突然变弱或消失这一瞬间,血压计上水银柱的高度即代表舒张压。

3. 观察运动对血压和心率的影响

（1）测定安静坐位状态下的心率、血压。

（2）做快速下蹲运动 1 分钟,速度控制:男 40 次 / 分;女 30 次 / 分。

（3）分别测定运动后即刻、5 分钟的心率和血压。

【实验结果】

实验结束后,分男女两组将每人运动前、后的收缩压、舒张压和心率填于表 11-1 中。分别求出各组数据的均值和标准差,并用"Microsoft excel"做 t 检验,比较男、女两组运动前后血压变化有无差异。

表 11-1 运动对动脉血压和心率的影响　　　班级____性别____

姓名	年龄	运动前			运动后即刻			运动后 5 分钟		
		收缩压（mmHg）	舒张压（mmHg）	心率（次/分）	收缩压（mmHg）	舒张压（mmHg）	心率（次/分）	收缩压（mmHg）	舒张压（mmHg）	心率（次/分）
样本数										
均值										
标准差										
P 值										

【注意事项】

1. 室内要保持安静,以利于听诊。

2. 袖带不要绕得过紧或过松。

3. 动脉血压通常连续测 2～3 次,一般取两次较为接近的数值为准。重复测定时,须将袖带内的气体放尽,使压力降至零位,而后再加压测量。

4. 上臂应与右房同高;听诊器胸件放在肱动脉的位置上不能接触过紧或过松。

5. 如血压超过正常范围,让受试者休息 10 分钟后再测量。受试者休息期间可将袖带解下。

6. 注意正确使用血压计,开始充气时打开水银柱根部的开关,使用结束后应右倾 45°关上开关,以免水银溢出。

【思考题】

1. 何谓动脉血压、收缩压、舒张压、脉搏压和平均动脉压? 其正常值各是多少?

2. 运动前后血压、心率有何变化? 其机制如何?

（于 利 邸 阳）

第四节　心音听诊

【实验目的】

结合触诊心尖冲动或颈动脉搏动，初步掌握心音听诊方法、正常心音的特点及其产生的原因，为临床心音听诊奠定基础。

【实验原理】

心音是由心脏瓣膜关闭和心肌收缩引起的振动所产生的声音。用听诊器在胸壁前听诊，在每一心动周期内通常可以听到两个心音。第一心音：音调较低（音频为25～40次/秒）而历时较长（0.12秒），声音较响，是由房室瓣关闭和心室肌收缩振动所产生的。由于房室瓣的关闭与心室收缩开始几乎同时发生，因此，第一心音是心室收缩的标志，其响度和性质变化常可反映心室肌收缩强弱和房室瓣膜的功能状态。第二心音：音调较高（音频为50次/秒）而历时较短（0.08秒），较清脆，主要是由半月瓣关闭产生振动造成的。由于半月瓣关闭与心室舒张开始几乎同时发生，因此，第二心音是心室舒张的标志，其响度常可反映动脉压的高低。将听诊器置于受试者心前区的胸壁上，可直接听取心音。

【实验对象】

人。

【实验器材和药品】

听诊器。

【实验方法】

1. 受试者安静端坐，胸部裸露。

2. 检查者带好听诊器，注意听诊器的耳件应与外耳道开口方向一致（向前）。以右手的食指、拇指和中指轻持听诊器胸件紧贴于受试者胸部皮肤上，依次由二尖瓣听诊区→主动脉瓣听诊区→肺动脉瓣听诊区→三尖瓣听诊区，仔细听取心音，注意区分第一心音和第二心音心音。临床常用的心音听诊区，见图11-2。

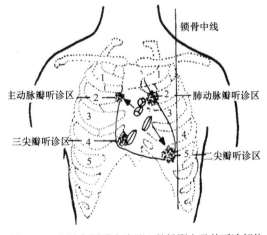

图11-2　心脏各瓣膜在胸壁上的投影点及其听诊部位

（1）二尖瓣听诊区：正常在心尖部，即左侧锁骨中线第5肋间。心脏扩大时，则以心尖冲动最强点为二尖瓣听诊区。该处所听到的杂音常反映二尖瓣的病变。

（2）主动脉瓣听诊区：有两个听诊区，即胸骨右缘第2肋间隙及胸骨左缘第3、4肋间处，后者通常称为主动脉瓣第二听诊区。主动脉瓣关闭不全的早期舒张期杂音常在主动脉瓣第二听诊区最响。

（3）肺动脉瓣听诊区：在胸骨左缘第2肋间，由肺动脉瓣病变所产生的杂音在该处听得最清楚。

（4）三尖瓣听诊区：在胸骨下靠近剑突，稍偏右或稍偏左处。

3. 如难以区分两个心音，可同时用手指触诊心尖冲动或颈动脉搏动，此时出现的心音即为第一心音。然后再从心音音调高低、历时长短认真鉴别两心音的不同，直至准确识别为止。

【注意事项】

1. 实验室内必须保持安静，以利于听诊。

2. 听诊器耳件应与外耳道方向一致。橡皮管不得交叉、扭结，切勿与其他物品摩擦，以免产生摩擦音影响听诊。

3. 如呼吸音影响听诊，可令受试者暂停呼吸片刻。

【思考题】

第一心音和第二心音是怎样形成的？它们有何临床意义？

（于 利 田 原）

第五节 人体心电图描记

【实验目的】

初步学习人体心电图描记的方法；辨认正常心电图的波形并了解其生理意义。

【实验原理】

心肌在发生兴奋时，首先出现膜电位变化。由窦房结发出的兴奋，按一定途径和时程，依次传向心房和心室，引起整个心脏的兴奋。每一个心动周期中，心脏各部分兴奋过程中的电变化及其时间顺序、方向和途径等都有一定规律。这些电位变化通过心脏周围的组织和体液传导到全身。在体表，按一定的引导方法，把这些电位变化记录下来所得到的心脏电变化曲线称为心电图。心电图是心脏兴奋的产生、传导和恢复过程中的生物电变化的反映，与心脏的机械收缩活动无直接关系。心电图在心脏起搏点的分析、传导功能的判断及心律失常、房室肥大、心肌损伤的诊断上有重要价值。

【实验对象】

人。

【实验器材和药品】

心电图机及导联线、棉球。

【实验方法】

1. 接好心电图机的电源线、地线和导联线。打开电源开关，预热 3～5 分钟。

2. 受试者静卧于检查床上，放松肌肉。在手腕、足踝安放引导电极，接上导联线。为了保证导电良好，可在放置引导电极部位涂少许电极糊或水。导联线的连接方法是红色—右手；黄色—左手；绿色—左足；黑色—右足（接地）。

3. 调整心电图机放大倍数，使 1mV 标准电压推动描笔上移 10mm。先后描记标准肢体导联Ⅰ、Ⅱ、Ⅲ；加压单极肢体导联 aVR、aVL、aVF。在心电图记录纸上注明各导联名称，受试者姓名、性别、年龄及记录日期。

4. 取下心电图记录纸，进行分析。

【实验结果】

1. 心率的测定　测量相邻的两个心动周期中的 P 波与 P 波的间隔时间或 R 波与 R 波的间隔时间，按下列公式进行计算，求出心率。如心动周期之间的时间距离显著不等时可测 5 个心动周期的 P-P 间隔时间或 R-R 间隔时间，取平均值代入公式。成年人正常心率为 60 ～ 100 次 / 分。

$$心率（次 / 分钟）= 60/P\text{-}P 或 R\text{-}R 间隔时间（s）$$

2. 心律的分析　心律分析包括：①主导节律的判定；②心律是否规则整齐。

窦性心律的心电图表现是：P 波在 Ⅱ 导联中直立，aVR 导联中倒置，P-R 间期在 0.12 秒以上。如果心电图中最大的 P-P 间隔和最小的 P-P 间隔时间相差在 0.12 秒以上称为窦性心律不齐。

【注意事项】

1. 描记心电图时，受试者应静卧，使全身肌肉放松，以避免肌电干扰。

2. 室内温度应以 22℃为宜，以避免低温引起肌紧张增强。

3. 电极和皮肤应紧密接触，防止干扰和基线漂移。

【思考题】

1. 何谓心电图？

2. 为什么各导联的心电图波形不一样？

3. 心电图各波的意义与正常值。

（于 利 田 原）

第六节　视力、视野和盲点的测定

一、视 力 测 定

【实验目的】

学习使用视力表测定视力的原理和方法。

【实验原理】

视力（视敏度）是指眼分辨物体精细结构的能力。通常以能分辨两点间最小视角为衡量标准。临床规定，当视角为 1 分时的视力为正常视力。人眼一般所能看清的最小视网膜像的大小，大致相当于视网膜中央凹处一个视锥细胞的平均直径。视力表是依据视角的原理设计的。目前我国规定视力测定采用标准对数视力表（5m 距离两用式）。受试者视力可用小数记录或 5 分记录。两者的推算公式如下：

$$视力（V，以小数记录）= \frac{受试者辨认某字的最远距离}{正常人辨认该字的最远距离}$$

$$视力（L，5 分记录）= 5 - \log a'（视角）$$

视力表上的每行字旁边的数字即依上式推算出来的，表示在距视力表 5m 处能辨认该行的视力。如受试者在 5m 远处能辨认第 10 行的"E"字，该"E"字每一笔画两边发出的光线在眼的节点处恰好形成 1 分视角。受试者视力为：

$$V = 5/5 = 1 \text{ 或 } L = 5-\log 1 = 5$$

【实验对象】

人。

【实验器材和药品】

视力表（距受试者 5m）、指示棒、遮眼板、米尺。

【实验方法】

1. 将视力表挂在光线均匀而充足的场所，受试者站立或坐在距视力表 5 m 远的地方。

2. 受试者自己用遮眼板遮住一眼，用另一眼看视力表，按实验者的指点说出表上字母开口的方向。先从表上端的大字或图形开始向下测试，直至受试者所能辨认清楚的最小的字行为止。依照表旁边所注的数字来确定其视力。若受试者对最上一行字也不能辨认清楚，则须令受试者向前移动，直至能辨认清楚最上一行字为止。测量受试者与视力表的距离，再按上述公式推算出视力。

3. 用同样的方法检查另一眼的视力。

【注意事项】

视力表上的第 10 行字与受试者眼睛应在同一高度。

【思考题】

1. 若距离不变时，人的视力与他所能看清的最小的字或图形的大小有什么关系？若字的大小不变时，人的视力与他所能看清的字所需要的最远距离的大小有什么关系？

2. 视角的大小与视力有什么关系？

（于 利）

二、视 野 测 定

【实验目的】

学习测定视野的方法，测定正常人白、黄、红、绿各色视野。

【实验原理】

视野是单眼固定注视正前方一点时所能看到的空间范围。测定视野有助于了解视网膜、视觉传导和视觉中枢的功能。正常人的视野范围鼻侧和额侧较窄，颞侧和下侧较宽。在相同的亮度下，白色视野最大，其次是黄色、蓝色、红色，绿色视野最小。

【实验对象】

人。

【实验器材和药品】

视野计、各色（白、红、黄、绿）视标、视野图纸、铅笔、遮眼板。

【实验方法】

1. 熟悉视野计的结构和其使用方法。

2. 将视野计对着充足的光线放好，受试者下颌放在托颌架上，眼眶下缘靠在眼眶托上，调整托颌架的高度，使眼与弧架的中心点位于同一水平面，一眼凝视弧架的中心点，另一眼遮住。

3. 转动半圆弧使呈垂直位，主视者在 0° 的一边，从周边向中央慢慢移动白色视标，移到受试者刚能看到白色视标，记下视标所在处度数；再重复一次，求平均值，然后画在视野图纸上。依同样方法，测出 180° 边的视野值，并画在视野图纸上（图 11-3）。

4. 依次转动半圆弧，每移动 45° 测定一次，共操作 4 次，在视野图纸上得出 8 个点，依次连接起来，即为白色视野范围。

5. 同法测定红、黄、绿三色的视野，画在同一视野图纸上（画时用不同颜色的铅笔或不同形式的线条表示出各种视野的范围）。

6. 依同样方法测定另一眼的视野。

【实验结果】

将测出的视野值画在视野图纸上（图 11-3）。

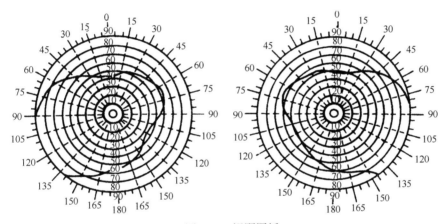

图 11-3　视野图纸

【注意事项】

1. 一般检查时不戴眼镜，戴眼镜可因镜框遮挡而影响视野。

2. 头位不正可影响视野的大小。

3. 测定一种颜色的视野后，要休息 5 分钟，再测另一种颜色的视野，以免眼睛疲劳造成误差。

【思考题】

人双眼同色视野是否相同？

（于　利）

三、盲点测定

【实验目的】

学习盲点的测定方法。

【实验原理】

视神经自视网膜穿出的部位没有感光细胞。外来的光线成像于此处时,不能引起视觉。因此,将这个地方叫作盲点。我们可以根据物体成像的规律,从盲点的投射区域找出盲点所在位置和范围。

【实验对象】

人。

【实验器材和药品】

白纸、铅笔、小黑色目标物、尺、遮眼板。

【实验方法】

1. 取白纸一张贴在墙上,使受试者立于纸前,用遮眼板遮住一眼,在白纸上和另一眼相平的地方划一“十”字号,使眼与“十”字的距离为 50cm。请受试者目不转睛地注视“十”字。实验者将小黑色目标物由“十”字开始慢慢向外移动,到受试者刚一看不见目标物时,就把目标物所在的位置记下来。然后将目标物慢慢向外移动,到它刚又被看见时,再记下它的位置。由所记下的两个记号的中点起,沿着各个方向移动目标物,找出并记下目标物能被看见和看不见的交界点。将所记下来的各点依次连接起来,这可以形成一个大致成圆形的圈。此圈所包括的区域叫作盲点投射区(图 11-4)。

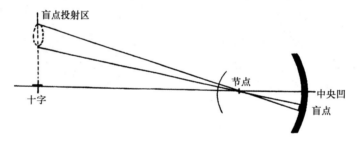

图 11-4　盲点的投射和盲点直径计算原理

2. 依据相似三角形各对应边成正比例的定理,计算出盲点与中央凹的距离和盲点的直径。参考图 11-4 及下列公式:

$$\frac{盲点与中央凹的距离}{盲点投射区与十字的距离} = \frac{节点至视网膜的距离(15mm)}{节点至白纸的距离(500mm)}$$

盲点与中央凹的距离(mm)= 盲点投射区与“十”字的距离 ×(15/500)。

$$\frac{盲点的直径}{盲点投射区的直径} = \frac{节点至视网膜的距离(15mm)}{节点至白纸的距离(500mm)}$$

盲点的直径 = 盲点投射区的直径 ×(15/500)。

【注意事项】

受试者眼不能跟着黑色目标物移动,一定要自始至终注视“十”字标记。

【思考题】

为何正常人视物时并不感到有盲点的存在？

（于　利）

第七节　声音的传导途径

【实验目的】

了解和掌握临床上常用的鉴别传导性耳聋与神经性耳聋的实验方法与原理。

【实验原理】

敲响音叉，先后将音叉置于颅骨及外耳道口处，证明与比较声音的两种传导途径——气传导与骨传导。正常人气传导远大于骨传导，比较气传导和骨传导是临床上用来鉴别神经性耳聋和传导性耳聋的方法。若骨传导的效果接近或超过气传导，则为传导性耳聋。

【实验对象】

人。

【实验器材和药品】

音叉（频率为 256 次 / 秒或 512 次 / 秒）、棉球。

【实验方法】

1. 比较同侧耳的气传导和骨传导（任内试验）

（1）室内保持肃静，受试者取坐位。检查者敲响音叉后，立即将音叉柄置于受试者一侧颞骨乳突部。此时，受试者可听到音叉响声。以后声音逐渐减弱。

（2）当受试者刚刚听不到声音时，立即将音叉移至其外耳道口，则受试者又可重新听到响声。反之先置音叉于外耳道口处，当听不到响声时再将音叉移至乳突部，受试者仍听不到声音。这说明正常人气传导时间比骨传导时间长，临床上称为任内试验阳性（＋）。

（3）用棉球塞住同侧耳孔，重复上述实验步骤，则气传导时间缩短，等于或小于骨传导时间，临床上称为任内试验阴性（－）。

2. 比较两耳骨传导（魏伯试验）

（1）将发音的音叉柄置于受试者前额正中发际处，令其比较两耳的声音强度。正常人两耳声音强度相同。

（2）用棉球塞住受试者一侧耳孔，重复上项操作，询问受试者声音偏向哪侧？传导性耳聋偏向患侧，神经性耳聋偏向健侧。

【注意事项】

1.敲响音叉，用力不要过猛，低频音叉（256 次 / 秒）将其叉臂的前 1/3 放于手掌鱼际部，中频音叉（512 次 / 秒）则放于髌骨为宜。切忌在坚硬物体上敲打，以免损坏音叉。

2.音叉放在外耳道口时，应使振动方向正对外耳道口。注意叉枝勿触及耳郭或头发。

【思考题】

正常人声波传导的途径与特点是什么？

（于　利　石丽娟）

第八节　人体眼震颤观察

【实验目的】

观察前庭迷路反射的一种表现形式：眼震颤。

【实验原理】

前庭器官包括椭圆囊、球囊和三个半规管，是头部位置和运动的感受器。由它们发出的冲动，对于身体各部肌肉紧张和姿势的调节具有极大的重要性。人在做旋转运动时，引起的眼球运动，称眼震颤。眼震颤持续时间，正常人持续 20 ～ 40 秒，次数 5 ～ 10 次为正常，震颤时间过长或过短，说明前庭功能有过敏或过弱的可能。

【实验对象】

人。

【实验器材和药品】

普通圆转椅、秒表。

【实验方法】

1. 令受试者坐在旋转椅上，头前倾 30°（以使水平半规管与旋转轴正向垂直，因此水平半规管内淋巴因旋转而流动，形成刺激），并闭目。

2. 主试者以每 2 秒 1 周的速度将转椅连续旋转 10 周，使转椅突然停止。

3. 立即令受试者睁眼，观察眼球震颤的方向，并以秒表记录眼球震颤的持续时间。

4. 询问受试者的主观感受。

【注意事项】

1. 做旋转实验前，首先观察受试者是否有自发性眼球震颤，并了解受试者是否有过晕车、晕船的病史，若有，则不宜做此项实验。

2. 旋转停止时，应注意保护受试者，防止其跌倒。

（于　利　石丽娟）

第十二章　运动人体机能学实验

第一节　人体肌电图描记与影响因素观察

【实验目的】

学习肌电图的描记方法，掌握肌电图波形与肌肉用力的关系。

【实验原理】

人体是一个"容积导体"，当骨骼肌细胞兴奋而发生动作电位时，可通过表面电极，将电极所在部位及其一定范围内的运动单位肌电活动引导并记录下来的曲线，为肌电图。兴奋和收缩是肌肉的最基本功能，也是肌电图形成的基础。

【实验对象】

人。

【实验器材与药品】

Powerlab 主机、生物放大器，专用电缆（five-lead Bio Amp cable）、记录电极、干燥接地带、杆状刺激电极、75% 乙醇棉球、皮肤清洁膏、导电膏。

【实验方法】

Powerlab 的肌电图模块内容见图 12-1。

1. 连接实验装置及实验前准备工作。

（1）从腕部取下手表、饰品等。

（2）将生物放大器电缆（five-lead Bio Amp cable）插入 Powerlab 主机的生物放大器插座（Bio Amp）。按图 12-2 所示连接实验装置。

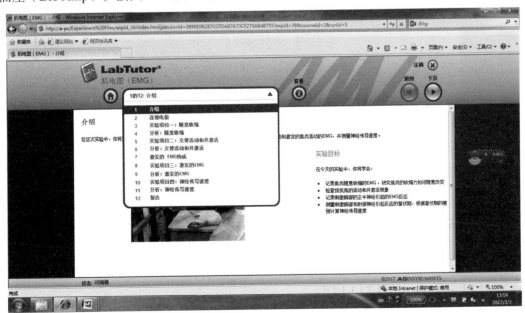

图 12-1　Powerlab 人体机能实验系统中的肌电图实验模块主界面

（3）将 5 根不同颜色的专用连线插入上述生物放大器电缆中。

（4）将手掌或手腕牢固地安放干燥接地带（the dry earth strap）。干燥接地带上有绒毛的一面需要与皮肤保持良好的接触。将绿色连线与干燥接地带相连接。如果干燥接地带有单独插头，应该与离地面最近的插口连接。

（5）如果有酒精棉签，用棉签擦拭准备安放电极部位的皮肤。在肱二头肌上方皮肤的表面准备安放电极的部位标记两个小"十"字。两个小"十"字沿上臂长轴排列，相距 2 ～ 5cm。用研磨胶或皮肤清洁膏轻轻地擦拭该部位皮肤。

（6）同步骤（5）为肱二头肌准备皮肤一样，准备肱三头肌上方安放电极部位的皮肤。安放肱三头肌的记录电极部位见图 12-2。

（7）去除覆盖在一次性 ECG 或贴附式电极表面的薄膜，将电极放在皮肤上标有小"十"字的部位，并粘贴固定在皮肤上。

（8）将 4 根屏蔽导线分别插入生物放大器电缆上 CH1 的正极（POS）和负极（NEG），以及 CH2 的正极和负极。

（9）将与 CH1 相连的 2 根连线连接到肱二头肌部位，与 CH2 相连的 2 根连线连接到肱三头肌部位，不需要区分正负极。

（10）检查 4 个电极及接地连接是否良好。

（11）确认 Powerlab 已经正确连接，并打开电源。

2. 实验观察项目

（1）实验项目一：记录骨骼肌随意收缩时的电活动，并研究电活动如何随机体需要而发生变化，见图 12-3。

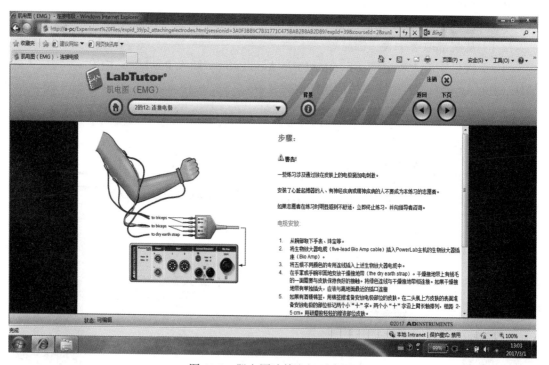

图 12-2　肌电图连接电极示意图

1）坐下并放松身体，肘部弯曲 90°，手掌向上。用另一只手抓住记录信号手的手腕部。

2）在注释窗口输入姓名。

3）点击开始按钮。

4）添加注释"肱二头肌收缩"，二头肌立即开始做中等程度的收缩以试图弯曲手臂，另一只手则用力阻止该手臂的弯曲。观察信号。

5）添加注释"肱三头肌收缩"，肱三头肌立即开始做中等程度的收缩以试图伸直手臂，另一只手则用力阻止该手臂的伸直。观察信号。

6）重复步骤3）～5），但不同的是，此时肱二头肌做最大收缩，然后肱三头肌做最大收缩。

7）点击停止按钮。如果显示窗口内不能显示信号曲线，点击自动设置坐标比例。

8）再次坐下并放松身体，肘部悬空并弯曲90°，手掌向上。

9）点击开始恢复记录。

10）其他人在你手上放一本书或类似重量的物体，添加注释"一本书"。

11）让书停留在手上2～3秒，并记录EMG变化。

12）取下书。

13）点击停止按钮。

14）在添加两本书、三本书和四本书的情况下，分别重复步骤9）～13），每次添加相应的注释。

（2）实验项目二：观察拮抗肌的活动及共激活现象。

1）坐下并放松身体，肘部弯曲90°，手掌向上。用另一只手抓住被记录信号手的手腕部。

2）如同练习1那样交替激活二头肌和三头肌。反复练习这个交替激活过程，直到觉得二头肌和三头肌的激活程度几乎相同。

3）点击开始按钮。

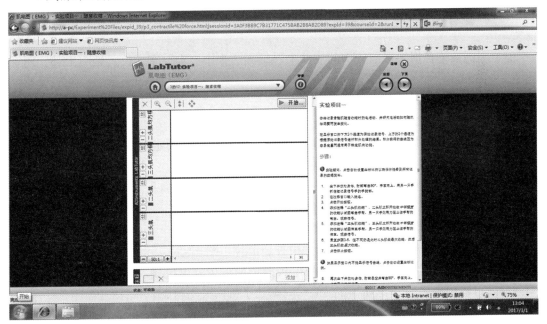

图12-3　记录骨骼肌随意收缩界面

4）交替激活二头肌和三头肌，持续20～30秒。

5）点击停止按钮。

6）仔细检查记录，波形见图 12-4。

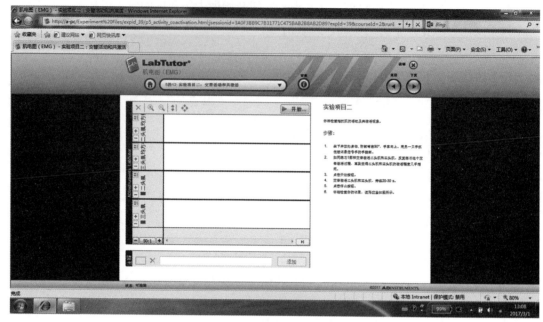

图 12-4　记录交替活动和共激活界面

（3）实验项目三：刺激腕部的正中神经，记录拇短展肌（一种拇指肌）的肌电活动。按图 12-5 所示连接实验装置。

1）拔出记录电极与生物放大器电缆 CH2 插孔的连线，并从肱三头肌部位取下电极。

2）从肱二头肌部位取下电极，但记录电极与生物放大器电缆 CH1 插孔的连线仍然保留。

3）用圆珠笔在拇短展肌表面的皮肤上轻轻画 2 个小"十"字，位置见图 12-5，两者间隔 2 ～ 3cm。

4）轻轻地擦标记的皮肤以降低电阻。

5）去除覆盖在 2 个一次性 ECG 电极表面的薄膜。

6）将电极放在皮肤上标有小"十"字的部位，并粘贴固定在皮肤上。为了减少电极移动，可使用胶带固定在接近电极处固定导线。

7）将杆状刺激电极连接到 Powerlab 的刺激隔离器的输出插孔上：红色插头（正极）连到红色输出插孔，黑色插头连到黑色输出插孔。

8）在条形刺激电极的银面放少量电极糊。

9）将刺激电极放在受试者腕部的正中神经部位（图 12-5）。

10）打开刺激器开关。在条形刺激电极的银面放少量电极糊。只有在采样时，隔离刺激器才可输出电脉冲，刺激器在其他时间都处于机内关闭状态。

11）在刺激隔离器的对话框内设置脉冲电流为 8mA。记录 0.05 秒后将自动停止记录。在你每次要给以刺激时，点击开始。你应当能看见波形（图 12-6）。

12）在刺激电极背面施加压力以确保在运动时不移位。

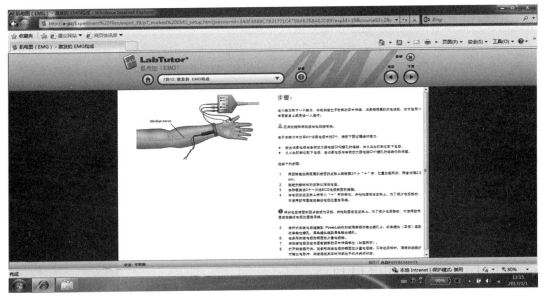

图 12-5　拇短展肌的肌电活动连接示意图

13）根据反应的波幅，适当调节电极位置以找到最佳刺激位置。如果刺激后记录不到反应，可将脉冲电流增加到 10mA 甚至 12mA。如果仍然没有反应，试试刺激尺神经（少数人存在解剖变异，拇短展肌不是由正中神经支配，而由尺神经支配）。

14）一旦电极放置妥当，刺激电流以每次 2mA 递增。记录反应直到 20mA 或反应不再增强。

关闭刺激器开关。

15）去除刺激电极，用笔在近手端皮肤上标记刺激电极部位。

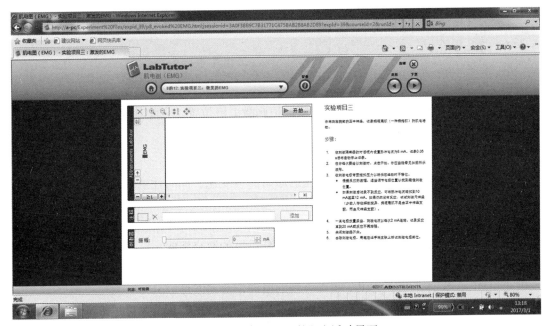

图 12-6　记录拇短展肌的肌电活动界面

（4）实验项目四：测量刺激肘部神经引起的反应，反应的潜伏期比刺激腕部神经的潜伏期长。根据潜伏期的差异计算出数据传导速度。

1）杆状刺激电极放置在肘部前面正中。由于该部位神经位置较深，电极需以较大的压力固定在肘部。电极的方向与腕部刺激时电极的方向一致，即负极一端靠近手（图12-7）。

2）打开刺激器开关。

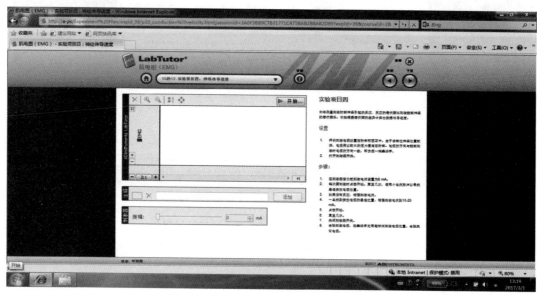

图12-7　测量神经传导速度界面

3）在刺激器窗口把刺激电流设置为8mA。

4）每次要刺激时点击开始。重复几次，使用小电流脉冲以寻找最佳安放电极位置。

5）如果没有反应，增强刺激电流。

6）一旦找到安放电极的最佳位置，增强刺激电流到15～20mA。

7）点击开始。

8）重复几次。

9）关闭刺激器开关。

10）去除刺激电极，在靠近手处用笔标记刺激电极位置。去除其他电极。

【实验结果】

1. 实验项目一　见图12-8。

（1）观察记录的曲线，注意二头肌的原始曲线变化，同时注意放书在手上时对三头肌活动几乎没有明显影响。

（2）选择一小部分二头肌活动曲线，设置水平压缩为1∶1，点击自动设置坐标比例，详细观察曲线，注意原始EMG信号由许多部分重叠的波峰组成。

（3）注意原始曲线（肱二头肌）和积分曲线（肱二头肌均方根）。积分曲线的高度反映了EMG的整体水平，提供了更为直观的肌肉电活动波形。

（4）使用光标和数据窗口在表中记录增加书和取下书时积分幅度的变化。曲线的高度与肌肉产生的收缩力相关。

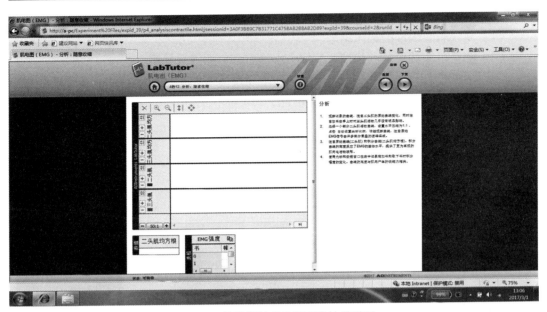

图 12-8 骨骼肌随意收缩实验结果界面

2. 实验项目二 见图 12-9。

（1）观察记录的肱二头肌和肱三头肌的 EMG。

（2）注意肱二头肌和肱三头肌活动的大幅度变化。

（3）注意当肱二头肌显著激活时，肱三头肌仅只有轻微的活动增加；同样，当肱三头肌显著激活时，肱二头肌也只有轻微的活动增加，这种现象称之为共激活，其生理意义虽未完全明确，但已知有助于稳定关节。

（4）测量肱二头肌和肱三头肌收缩时 EMG 积分的峰值，并使用两个数据窗口列入表中。

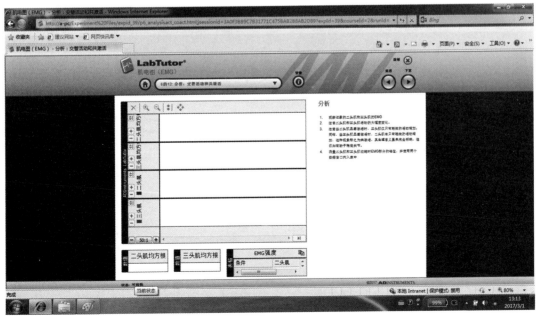

图 12-9 交替活动和共激活实验结果界面

3. 实验项目三 见图 12-10。

（1）观察刺激腕部的记录结果。

（2）测量单个波形的潜伏期（波幅大小没有必然的因果关系）。

潜伏期指刺激开始（每次记录开始）到出现反应所经历的时间。注意：你可能在早期看到一个波形，这是刺激伪迹，忽略不计。

（3）点击反应开始的点。

（4）将数据窗口的潜伏期数据转到表中潜伏期（腕部）一栏。下一个练习中，你将刺激肘部并再次测量潜伏期。

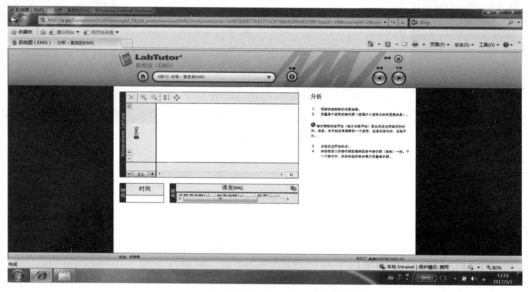

图 12-10 拇短展肌的肌电活动实验结果界面

4. 实验项目四 见图 12-11。

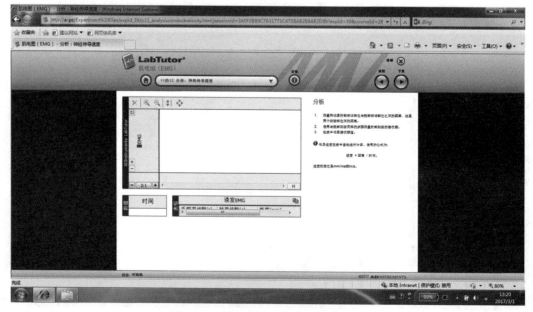

图 12-11 神经传导速度实验结果界面

（1）测量和记录肘部标记部位与腕部标记部位之间的距离，这是两个刺激部位间的距离。

（2）使用与腕部刺激同样的步骤测量肘部刺激的潜伏期。

（3）在表中记录潜伏期值。

传导速度在表中自动进行计算。使用的公式为：速度＝距离／时间。速度的单位是mm/ms 或 m/s。

【注意事项】

1. 本实验涉及通过放在皮肤上的电极施加电刺激。所以安装了心脏起搏器、有神经疾病或精神疾病者禁止参加实验。

2. 如实验过程中明显感到不舒适，立即终止实验。

3. 描记肌电图时，实验者应情绪平稳，使全身肌肉放松，以减少其他部位肌电干扰。

4. 室内温度应以 22℃为宜，以避免低温引起肌紧张增强。

5. 用酒精擦拭皮肤除去脂肪，再使用皮肤清洁膏或磨砂膏去除皮肤角质层，使电极与皮肤接触更紧密，减少皮肤电阻。

6. 实验者应将身上所有金属物品取下，如眼镜、手表、手机等。

7. 实验者对肌肉收缩程度的控制很难掌握，肌肉一旦用力过度，将产生多个运动单元动作电位的重叠，造成干扰波形。

【思考题】

1. 不同于心电图波形，肌电图的波形为什么不规则？

2. 解释在手上增加物体时肌电图波形如何变化的？根据实验结果，你能推测出手上增加物体时发生的变化吗？

3. 什么是共激活？对这一现象你可能的解释有哪些？

4. 腹肌和支持脊柱的肌肉共激活对维持人的两腿站立姿势非常重要。根据你的实验结果，三头肌的共激活对二头肌的正常功能是必需的吗？反之也成立吗？

5. 列出从刺激开始到出现反应期间（例如潜伏期内）的基本生理过程。

6. 上述与潜伏期长短有关的哪一个因素依赖于刺激电极的位置？

7. 根据你的实验结果和计算出的传导速度,神经冲动从脊髓传到大脚趾需多长时间(假定距离为 1m)？

8. 你的小组成员中，神经传导速度有较大差异吗？如何解释这种差异？

（于 利）

第二节　人体脑电图描记与影响因素观察

【实验目的】

1. 初步学习人体脑电图的描记方法。

2. 学习脑电的形成原理及特点。

3. 观察影响脑电的因素。

【实验原理】

在无明显刺激情况下，大脑皮层自发产生的节律性电位变化。在头皮表面记录到的大脑自发脑电活动称为脑电图。

脑电的形成机制：皮层锥体细胞同步活动产生的突触后电位总和形成。

【实验对象】

人。

【实验器材和药品】

Powerlab 主机、Bio Amp 的专用数据传输电缆、脑电图圆盘或一次性贴附式电极、75% 乙醇棉球、皮肤清洁膏或磨砂膏、导电膏。

【实验方法】

Powerlab 的脑电图模块内容见图 12-12。

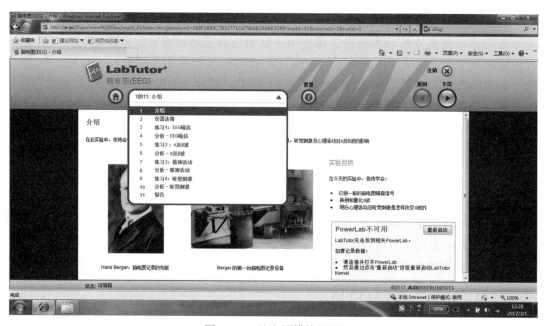

图 12-12 脑电图模块界面

1. 仪器连接 按图 12-13 所示连接实验装置。

（1）将 Bio Amp 的电缆插入 Powerlab 上的 Bio Amp 接口内。

（2）将脑电图圆盘电极或一次性贴附式电极分别连接在生物电放大器导联线的地线、负极和正极（额部电极）。

（3）额部（负极或白色）电极的连接。

1）在实验者的前额部发迹的正下方，大约在正中线偏右 5cm 处（或等同的位置，如果实验者没有头发），用研磨胶在此皮肤处轻轻摩擦。这是非常关键的一步，这样可以减少表皮的电阻确保电路完好连接。

2）如果你用导电膏，在圆盘电极的凹面挤入两滴即可，如果你用电极糊，将其挤在你的手指上，然后涂在上述电极固定位置处，按压电极的凹面使其与电极糊紧密粘贴，用长 5～8cm 胶带与周围的皮肤固定，为了防止电极脱落，用另外一块胶带将电缆线固定在前额的皮肤上（如使用一次性贴附式电极可不用再涂导电膏，直接粘贴在电极固定位置即可）。

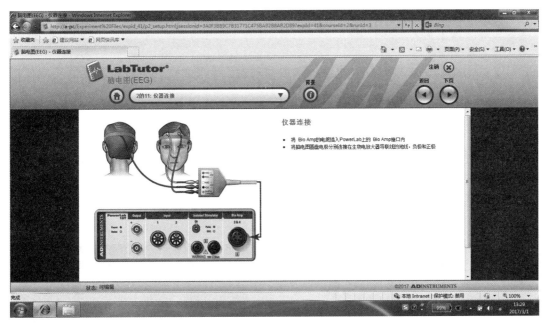

图 12-13 脑电图电极及仪器连接示意图

3）按照额部电极连接的方式，将接地电极（绿色）连接在实验者的正中线另一侧（偏左 5cm）的前额部，连接固定方法同上。

（4）枕部（正极或黑色）电极的连接。

1）绕头部系一个牢固的头带（或弹力带）。在前面，绷带应该在眉毛和先前连接的额部电极之间穿过。背面，则应在颅骨最宽的部位。在头部的背面将绷带下拉 1～2cm。在额部电极的同侧离正中线几厘米的部位，拨开毛发暴露头皮，用研磨纸在皮肤的标记部位轻轻摩擦。如果你用导电膏，在电极的凹面挤入两滴即可如果你用电极糊，将其挤在你的手指上，然后涂在电极固定处，固定电极，同时将其周围毛发分开，轻压电极以保证电极与头皮良好接触。

2）小心勿移动电极，轻拉头带将电极盖住，在此部位牢固固定。

3）为了防止电极脱落，可再用胶带将电缆线固定在绷带外面。

4）再次检查电极连接在头皮标记的区域，确保其接触良好。

（5）实验者定位。

1）让实验者舒服平躺，头部偏向一侧，这样所有的电极均不会被干扰或挤压。

2）进行实验之前，再次检测所有的电极均与实验者和 Bio Amp 槽相连。

2. 噪声识别 见图 12-14。

LabTutor 控制面板上，最上面的频道显示原始的脑电图，下面的 4 个频道显示数字过滤后的原始数据。α波频（8～13Hz，30～50μV）、β波频（13～30Hz，＜20μV）、θ 波频（4～8Hz，＜30μV）、δ 波频（0.5～4Hz，10～200μV）。在实验中，为保证能看到所有记录的数据，可以应用滚动条，自动调整按钮及压缩按钮。实验者处于躺卧并放松的状态。

（1）眨眼

1）点击开始让实验者重复眨眼。

2）观察实验者，并在实验者每次眨眼时点击 enter 键，插入注释。

3）5～10秒后，点击停止。

（2）转动眼睛

1）点击开始让实验者反复交替地注视左和右，实验者应该在眼睛活动时头部保持不动。

2）观察实验者，每次实验者眨眼时点击 enter 键插入注释。

3）5～10秒后，点击停止。

（3）头部运动

1）点击开始让实验者反复交替地向左向右转动头部。

2）观察实验者，每次实验者转动头部时点击 enter 键进入注释。

3）5～10秒后，点击停止。

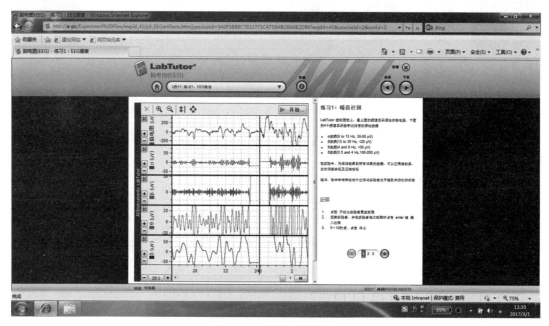

图 12-14　噪音识别界面

3. α 波及 β 波　见图 12-15。

主要检测脑电图中的 α 波及 β 波，以及睁眼和闭眼对它们的影响。

（1）保证实验者处于静卧、放松、双眼睁开的状态。

（2）点击开始。

（3）在注释面板上输入"Close"约30秒后，让实验者闭上双眼，立即点击添加按钮，添加注释并继续记录。

（4）在注释面板上输入"Open"约30秒后，让实验者睁开双眼，立即点击添加按钮进入注释。

（5）记录几秒或更长时间后点击停止。

（6）重复该步骤2次以上，以便取得3次确定的结果。

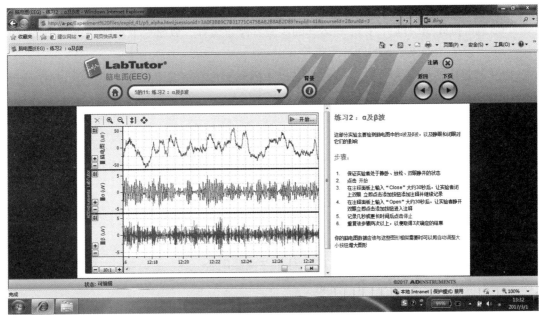

图 12-15　α波及β波界面

4. 精神活动的影响　见图 12-16。

主要检测闭眼时心理运算活动对脑电图中 α 波和 β 波的影响。

（1）保证实验者处于静卧、放松、双眼闭合的状态。

（2）点击开始并加入注释"Shut"。

（3）在 α 波稳定约 30 秒或更长一段时间后，给实验者以下指令：你的指令包括，默算出从任意数字开始减去 7 的倍数的值，如 100-7=93，93-7=86，86-7=79，等等。告知实验者仅仅思考该问题而非说出来。

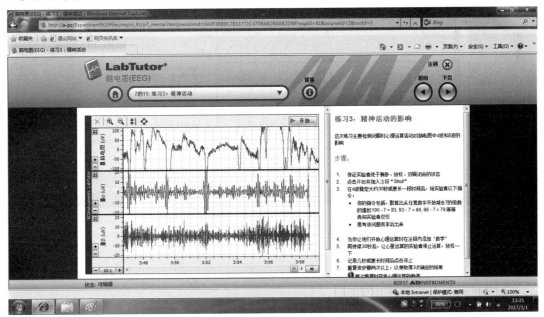

图 12-16　精神活动界面

（4）当你让他们开始心理运算时在注释内添加'数学'。

（5）再持续 30 秒后，让心理运算的实验者停止运算，放松一下。

（6）记录几秒或更长时间后点击停止。

（7）重复该步骤 2 次以上，以便取得 3 次确定的结果。每次重复时变换心理运算的数值。

5. 听觉刺激的影响　见图 12-17。

将检测闭眼时不同类型和不同音量的音乐对 α 波和 β 波的影响。

（1）对实验者演出以下类型的音乐。

1）柔和（古典）音乐，低音量。

2）柔和（古典）音乐，高音量。

3）激烈（摇滚）音乐，低音量。

4）激烈（摇滚）音乐，高音量。

（2）保证实验者静卧、放松，带上耳机并两眼闭合。

（3）点击开始并加入注释"Shut"。

（4）当 α 波稳定 30 秒或更长时间后，播放第一种类型的音乐并添加恰当的注释。

（5）再记录 30 秒或更长时间，关闭音乐。

（6）记录几秒或更长时间后点击停止。

（7）对每种不同类型和音量的音乐重复该步骤。

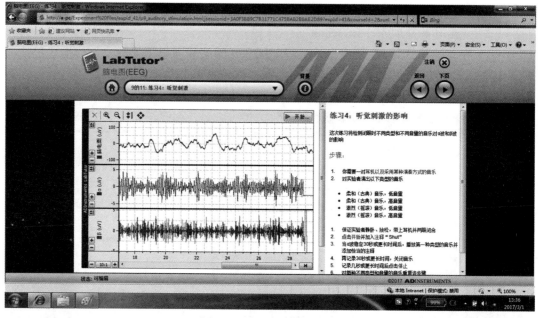

图 12-17　听觉刺激的界面

【实验结果】

1. 噪声识别　见图 12-18。

（1）肌电图，面部肌肉及头皮的活动性（如眨眼、头部运动）。

（2）眼球转动引起的电位（眼动电流图）。

（3）电极的机械运动，尤其是枕部电极的运动，因头发导致其连接不牢固。

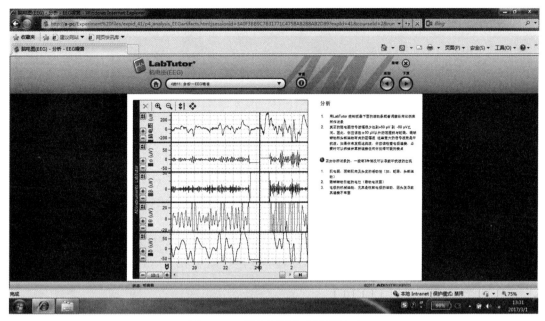

图 12-18　噪音识别实验结果界面

2. α波及β波　见图 12-19。

（1）用水平压缩按钮和滚动条，浏览你的图形记录，寻找睁眼和闭眼时 α 波幅的变化，用同样方法寻找 β 波幅的任何变化。可以通过波的波幅和时间辨认 α 波。虽然存在着个体差异，但 α 波波幅一般低于 50 μV。在此实验中，每个 α 波的周期几乎恰好是 0.1 秒。

（2）明确 α 波和 β 波后，可以定量它们的波幅和（或）频率的改变。

步骤如下。

1）当实验者睁眼时，从你的第一次记录中筛选出相对受人为干扰影响小的波。

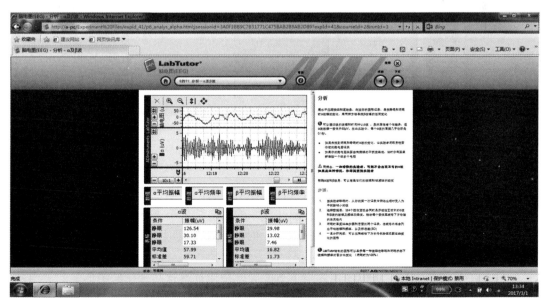

图 12-19　α 波及 β 波实验结果界面

2）选择数据后，这4个数值面板会同时显示被选区域中的α波和β波的波幅及频率测量值。拖动每个数值至表格下方恰当的单元格内。

3）闭眼时重复这些步骤和后面的两个记录，在表格内将会列出平均波幅和频率，以及标准差（SD）。

4）一旦分析完成，可以应用表格下方的导航按钮观察这些变化的图形 LabTutor 绘制的图形可以显示每一种波形在睁眼和闭眼状态下波幅和频率的百分比变化（闭眼时为100%）。

3. 精神活动的影响 见图12-20。

（1）当实验者闭眼但还未进行心理运算时，从第一次的记录中筛选出一段波形。

（2）在数值面板上拖动计算好的波幅和频率的测量结果至表下方恰当的单元格内。

（3）闭眼伴或不伴运算时，重复这些步骤3次，并将结果记录在表格内，表格内将会列出平均波幅和频率，以及标准差（SD）。

（4）一旦分析完成，可以应用表格下方的导航按钮观察这些变化的图形。

LabTutor 绘制的图形可以显示每一种波形在进行运算和无运算时波幅和频率的百分比变化（无运算时为100%）。

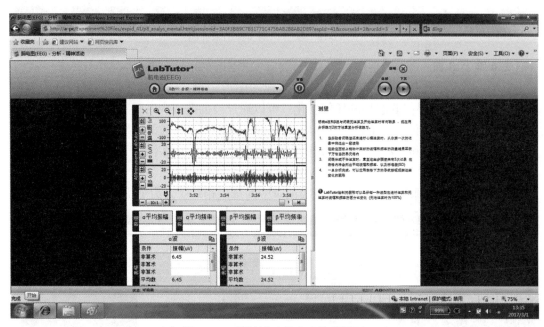

图12-20　精神活动的实验结果界面

4. 听觉刺激的影响 见图12-21。

（1）当实验者闭眼并没有音乐刺激时，从你第一次的记录中筛选出一段。

（2）在数值面板上拖动计算好的波幅和频率的测量结果至表下方恰当的单元格内。

（3）闭眼，同时伴或不伴随不同类的音乐时的记录重复以上步骤，在表格内显示平均波幅和频率。

（4）一旦分析完成，可以应用表格下方的导航按钮观察这些变化的图形。

LabTutor 绘制的图形可以显示每一种波型在无音乐及不同类型音乐时波幅和频率的

百分比变化（无音乐时为 100%）。

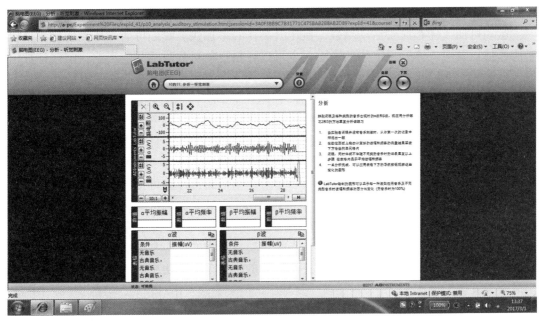

图 12-21 听觉刺激实验结果界面

【注意事项】

1. 实验开始之前，实验者最好洗头，禁用发油等化学品。

2. 化纤衣物会产生静电造成干扰。

3. 酒精擦拭皮肤除去脂肪，使接触更紧密，减少皮肤电阻。

4. 实验者应将身上所有金属物品取下，如眼镜、手表、手机等。

5. 实验者一定要安静，全身肌肉放松。

6. 药物对实验结果会有一定影响，分析结果时要充分考虑其干扰。

【思考题】

1. 辨析脑电图中 3 种来源的干扰波，在这些干扰波中哪种波形最普遍？

2. 在何种情况下 α 波看得最清楚？

3. α 波代表的生理意义是什么？

4. 心理运算对 α 波活动有何影响？

5. 不同类型的音乐对 α 波有何影响？

（于 利 李胜陶）

第三节 定量负荷运动与能量代谢测定

【实验目的】

学习运动对人体心率的影响及其机制；学习心率的测量方法；掌握定量负荷运动（台阶试验、功率自行车等）的实验方法；熟练掌握利用心率评估运动对机体的影响及引起的能量消耗的评估监测方法。

【实验原理】

运动可使人体心血管活动增强，血压升高，心率加快。我们可通过心率的监测来粗略地评估运动对人体能量代谢的影响，也可以评估运动对呼吸运动的影响，间接计算出最大摄氧量，并以此推算出运动所引起的能量代谢。心率作为反映心血管系统功能状态的重要指标，在运动实践中得到广泛应用。在运动中，心率随机体代谢水平的提高而增加，在一定范围内可反映运动强度和机体的代谢水平；运动后，心率的恢复可作为评定运动负荷适宜与否及功能状态的指标和依据。台阶试验，台阶是一种常用的负荷工具（还包括跑台、功率自行车等），高度在 35 ～ 50cm（本实验室台阶：男 40cm；女 35cm），台阶试验过程中，受试者进行有节奏地上下台阶运动，通过计算可得出受试者的运动负荷量，在此定量负荷运动情况下，根据 Astand-Ryhnuiy 最大摄氧量间接测定法。此法理论依据是心率及功率和摄氧量之间的相互关系。当输出功率增加时，摄氧量也成比例增加，最后达到最大摄氧量且保持稳定状态，心脏对功率增加的反应与摄氧量一致，即最大摄氧量与最大心率几乎同时到达，因此，可根据负荷运动时的功率和心率非常近似地推测出最大摄氧量。此方法简便、易于接受及推广，但实验误差相对较大，可达 5% ～ 10%，再计算受试者进行运动过程中的最大摄氧量和能量代谢。

【实验对象】

人。

【实验器材与药品】

标准台阶（高度：男 40cm，女 35cm），节拍器，计时器。

【实验方法】

1. 首先测量受试者的体重（kg）。

2. 准备台阶，高度设定为：男 40cm；女 35cm。

3. 设定节拍器节拍频率为 23 次 / 分，持续 3 ～ 5 分钟（男生 5 分钟；女生 3 分钟），进行有节奏地上下台阶运动，运动过程中，应保持节奏，速度均匀。

4. 记录运动最后 1 分钟的心率。将所有数据填入表 12-1。

表 12-1　定量负荷运动后的最大摄氧量和能量代谢

受试者	体重（kg）X_1	台阶高度（m）	运动时间（min）	最后 1 分钟的心率 X_2	最大摄氧量（L/min）	能量代谢（kJ）
学生 1						
学生 2						
学生 3						
学生 4						

最大摄氧量的测算公式：$Y=1.488+0.038 \times X_1-0.0049 \times X_2$

Y：最大摄氧量（L/min）；X_1：体重；X_2：台阶负荷运动最后 1 分钟的心率。

可根据最大摄氧量相对值的大小对其有氧能力进行等级划分，见表 12-2。

表 12-2　有氧能力的等级划分 $VO_{2max}[ml/（kg·min）]$

年龄组(岁)	非常低	很低	男性平均	很高	非常高	非常低	很低	女性平均	很高	非常高
12～17	34	39	44	49	54	30	35	40	45	50
18～23	34	39	44	49	54	28	33	38	43	48
24～29	32	37	42	47	52	26	31	36	41	46
30～35	30	35	40	45	50	24	29	34	39	44
36～41	28	33	38	43	48	22	27	32	37	42
42～47	26	31	36	41	46	20	25	30	35	40
48～53	24	29	34	39	44	18	23	28	33	38
54～59	22	27	32	37	42	16	21	26	31	36
60 以上	20	25	30	35	40	14	19	24	29	34

5. 计算台阶负荷运动的能量消耗。

能量消耗＝（VO_{2max}－$VO_{2 静息}$）×20.2kJ/L

VO_{2max}：台阶试验运动时的最大摄氧量；$VO_{2 静息}$：静息状态的耗氧量（约为 0.2L/min）。

日常生活中的混合食物的氧热价，即每消耗 1L 氧可产生的热量，为 20.2kJ/L。

能量消耗的计算公式：能量消耗＝（Y － 0.2L/min）×20.2kJ/L。

6. 计算台阶负荷运动的做功量。

计算公式为：

功率 [kg/（m·min）]=[体重（kg）× 台阶高度（m）× 上下台阶次数]÷ 负荷运动时间（min）×（1+1/3）

【实验结果】

1. 比较不同受试者个体的运动负荷量及其所消耗的能量，观察二者之间的关系。

2. 比较不同受试者在进行同等量的定量负荷运动后的心率变化的差异，通过对运动负荷安静时和运动后恢复期的心率监测，可以初步评定受试者心血管系统和呼吸系统的运动性疲劳程度。

【思考题】

1. 利用心率对运动负荷进行推算的实验原理？

2. 影响能量代谢的因素有哪些？

（于　利）

第四节　尿液成分检测与影响因素观察

【实验目的】

学习使用尿样分析仪进行尿液成分检测方法；让学生了解尿液十项指标的测定，了解其对功能评定的意义。

【实验原理】

尿液十项指标是运动功能评定中重要的指标，通常采集运动后 15 分钟的中段尿液 10 ～ 15ml，以检测机体对运动负荷强度的反应程度。取晨尿（安静时）中段尿液 10 ～ 15ml，检测机体的恢复状况。尿蛋白、尿胆原是运动功能评定中经常采用的指标。尿蛋白是蛋白质代谢的产物，可以用来评定运动负荷、功能状态和状态恢复；尿胆原是血红蛋白分解的产物，通常结合血红蛋白评定功能状态和运动负荷。尿成分十项检测分析仪用微电脑控制，采用球面积分仪接受双波长反射光的方式测定试纸条上的颜色变化，进行半定量测定。试纸条上有数个含各种试剂的试剂块，各自与尿中相应成分进行独立反应，而显示不同颜色，颜色的深浅与尿液中某种成分含量呈比例关系。试纸条中还有另一个"补偿块"，作为尿液本底颜色，对有色尿及仪器变化等所产生的误差进行补偿。将吸附有尿液的试纸条放在仪器的试剂带传送槽内，试纸条上已产生化学反应的各种试剂块被双波长光（通过滤光片的测定光和一束参考光）照射，探测器接受其反射光。各个项目（空白块不参加反映，只作标准参考用）的试剂块由于化学反应而呈现颜色变化，并吸收照射的单色光，测定每种试剂块反射光的光量值与空白块的反射光量值进行比较，通过计算机求出反射率，换算成浓度值，由分析仪打印出相应的数据。

仪器按下列公式自动计算出反射率：

$$R = T_m \cdot C_s / (T_s \cdot C_m)$$

式中的 R 为反射率；T_m 为试剂块对测定波长的反射强度；T_s 为试剂块对参考波长的反射强度；C_m 为标准块对测定波长的反射强度；C_s 为标准块对参考波长的反射强度。

【实验对象】

人。

【实验仪器和药品】

AE-4020 尿样分析仪，尿样分析试纸，一次性采尿杯和试管，75% 乙醇棉签。

【实验方法】

1. 打开尿样分析仪的电源开关，待系统自动检测，20 秒预热结束，方可检测。

2. 准备样本，使用一次性采尿杯，收集中段尿，并转入一次性试管中，尿样采集量不少于 10ml（中段尿 10 ～ 15ml），以保证尿样检测试纸能够全部浸入到样本中。

3. 准备试纸条，并将试剂条上的试剂端浸入尿样中 2 秒，然后拿出，将试剂带放入托盘里，仪器自动进行检测后打印出各项结果。

4. 采集尿样选择运动前，运动后 15 分钟，运动后 1.5 小时，分别进行检测；运动可采取台阶定量负荷运动 5 分钟。

【注意事项】

1. 取出试纸条后请马上盖好试纸条瓶盖。一旦吸收空气中的水分，粘到灰尘，试纸条将无法使用。

2. 试纸条浸泡时间为 2 秒。浸泡时间过短试纸条不会充分显色，过长试纸条的试剂会流出，得不到正确的检测结果。

3. 试纸条浸泡样本时，把试纸条的试剂格完全浸入样本中，但请不要浸到黑色标记部。如果浸到黑色标记物，可能得不到正确的检测结果。

4. 把试纸条横搭在 2 根白色导轨上，并照准侦测窗的侦测范围。如果不正确放置，则试纸条无法被移送，可能导致试纸条卡在装置内部或错误检测结果的产生。

5. 机械臂移动过程中，注意不要被夹到手指。

【检测项目】

检测项目包括葡萄糖、蛋白质、胆红素、尿胆原、pH、比重、隐血、酮体、亚硝酸盐、白细胞、颜色。

【实验结果】

1. 对照等级表进行尿样检测结果的分析比较见表12-3～表12-12。

● GLU（葡萄糖）

表 12-3　葡萄糖等级表

等级号码	1	2	3	4	5	6	7	8	9	10	11
定性值	−	±		1+		2+		3+		4+	
半定量值（mg/dl）		30	50	70	100	150	200	300	500	1000	OVER

● PRO（蛋白质）

表 12-4　蛋白质等级表

等级号码	1	2	3	4	5	6	7	8	9	10	11
定性值	−	±		1+			2+		3+		4+
半定量值（mg/dl）		10	20	30	50	70	100	200	300	600	OVER

● BIL（胆红素）

表 12-5　胆红素等级表

等级号码	1	2	3	4	5	6	7	8	9	10
定性值	−	1+		2+			3+			4+
半定量值（mg/dl）		0.5	1	2	3	4	6	8	10	OVER

● URO（尿胆原）

表 12-6　尿胆原等级表

等级号码		1	2	3	4	5	6	7	8
定性值		NORMAL	1+		2+		3+		4+
半定量值（mg/dl）			2	3	4	6	8	12	OVER

● pH（pH）

表 12-7　pH 等级表

等级号码	1	2	3	4	5	6	7	8	9
检测值	5.0	5.5	6.0	6.5	7.0	7.5	8.0	8.5	9.0

● S.G.（比重）

表 12-8　比重等级表

等级号码	1	2	3	4	5	6
检测值	＜ 1.005	1.010	1.015	1.020	1.025	＞ 1.030

● BLD（隐血）

表 12-9　隐血等级表

等级号码	1	2	3	4	5	6	7	8
定性值	−	±	1+		2+		3+	
半定量值（mg/dl）		0.03	0.06	0.1	0.2	0.5	1.0	OVER

● **KET**（酮体）

表 12-10　酮体等级表

等级号码	1	2	3	4	5	6	7	8	9	10
定性值	-	±	1+		2+		3+		4+	
半定量值（mg/dl）			10	20	40	60	80	100	150	OVER

● **NIT**（亚硝酸盐）

表 12-11　亚硝酸盐等级表

等级号码	1	2	3
定性值	-	1+	2+

● **LEU**（白细胞）

表 12-12　白细胞等级表

等级号码	1	2	3	4	5
定性值	-				
半定量值（leu/μl）		25	75	250	500

注：等级表 ▨ 部分是在检测结果中打印异常值标记的等级。pH、S.G. 无异常值标记

2. 检测结果　一定量的运动后，尿蛋白、尿隐血、尿酮体三项指标可能会出现不同程度的阳性，pH 及尿比重可能也会发生变化。

【注意事项】

1. 在机器检测过程中，切勿阻碍试剂条支架的自动运行。

2. 试剂条与机器必须配套使用。

3. 保证机器清洁无污染。

【思考题】

1. 影响尿生成的因素有哪些？

2. 尿的生成与排出对机体维持正常生理功能有何意义？

3. 尿液十项指标在机体状态恢复评定中如何应用？

（于　利）

第五节　能量代谢测定及其影响因素观察

【实验目的】

1. 解释能量代谢的概念和测定原理。

2. 描述心肺在不同强度运动后的变化。

3. 描述脂肪和碳水化合物底物利用的不同。

4. 分析在不同的运动强度，不同种类的食物代谢所用的时间。

【实验原理】

运动可使人体心血管活动增强，血压升高，心率加快；也可以引起呼吸系统功能的变化，通过心率可通过公式法间接计算出最大摄氧量，并以此推算出运动所引起的能量

代谢。心率作为反映心血管系统功能状态的重要指标，在运动实践中得到广泛应用。在运动中，心率随机体代谢水平的提高而增加，在一定范围内可反映运动强度和机体的代谢水平；运动后，心率的恢复可作为评定运动负荷适宜与否及功能状态的指标和依据。

【实验对象】

人。

【实验器材与药品】

Powerlab 主机、肺活量计 -Pod、呼吸流量头、道格拉斯袋、心电图仪、功率自行车、鼻夹、气体分析仪。

【实验方法】

Powerlab 的能量代谢模块内容见图 12-22。

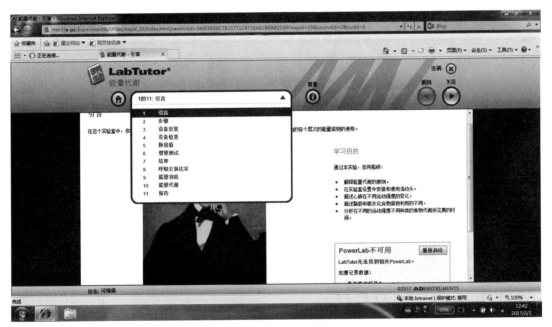

图 12-22　能量代谢实验模块界面

1. 设备安装

（1）呼吸流量头安装，见图 12-23。Powerlab 将记录呼吸速率和从流量头呼出的气体容量。

1）连接肺活量计 -Pod，到 Powerlab 的输入 1。因为肺活量计的 Pod 对温度很敏感，在加热时容易热漂移，在使用前，至少打开 Powerlab 5 分钟。为了防止在加热 Pod 过程中热漂移，将它固定在架子上或固定在 Powerlab 的旁边。

2）将呼吸流量头两个塑料管与肺活量计 -Pod 背后的入口导管相连。

（2）ECG 设置：生物放大器导线插入生物放大器输入口。

2. 气体收集　见图 12-24。

道格拉斯袋用来收集参与者每 5 分钟实验段的最后 1 分钟呼出的空气。对收集的气体进行分析以确定 CO_2 和 O_2 的呼吸交换比率（RER）。

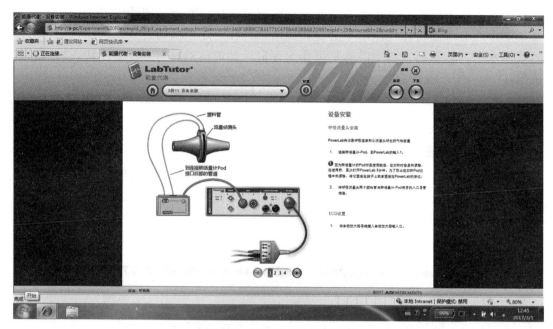

图 12-23　呼吸流量头安装图示

（1）如实验模块说明所示，把咬嘴和滤器放置在呼吸阀上。呼吸阀使受试者从周围环境中吸入空气，而把呼出气呼入道格拉斯袋。

（2）连接大口径管与呼吸阀的呼出口。

（3）连接流量头与大口径管的另一端。

（4）用一短节大口径管连接三路活塞与流头的另一端。三路活塞允许不同收集袋间的转换。

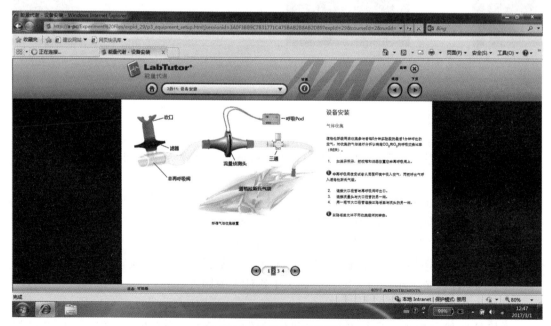

图 12-24　气体收集安装图示

3.连接心电图仪 见图 12-25。

运动时肌肉收缩，由于高水平的噪音导致传统方法放置电极描记的心电图会受到很大干扰，在此实验中，心电图电极会定位在胸部以测量心率。

（1）负极应接身体右侧锁骨。

（2）正极接近左侧肋骨底部。

（3）接地电极应当直接置于正极相反的位置。

（4）分别连接 3 条电极导线至生物放大器导线的 CH1 负极、CH1 正极和接地插口。

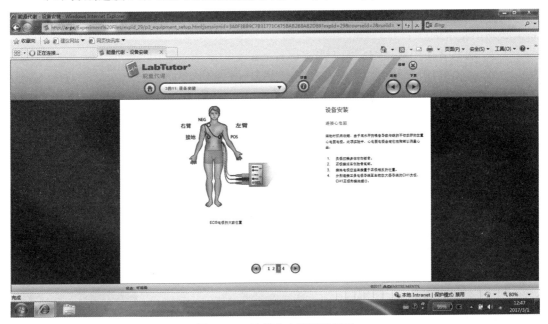

图 12-25 连接心电图安装图示

4.功率自行车 见图 12-26。

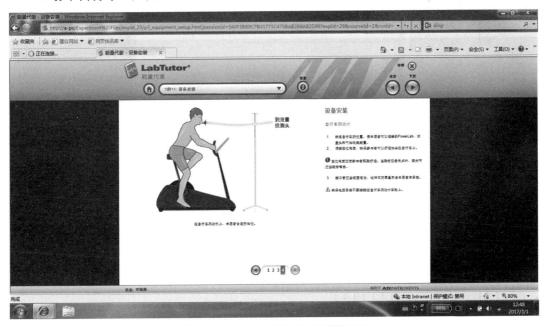

图 12-26 功率自行车连接安装图示

（1）确定自行车的位置，使受试者可以连接到 Powerlab、流量头和气体收集装置。

（2）调整座位高度，确保受试者可以舒适地坐在自行车上。

座位高度应使受试者踩踏舒适。当踏板在最低点时，膝关节应当轻微弯曲。

（3）接口管应当被固定住，这样它的重量就由受试者来承担。

确保电极导线不要缠绕在功率自行车车轮上。

5. 设备检查 见图 12-27。

检测设备，开启记录，观察是否能获得清晰连续的心率、呼吸频率和声音等信号。

（1）使用下方的 Pod 调零按钮使肺活量计 -Pod 归零。归零过程中，流量头在试验台上必须不受干扰。

（2）参与者使用接口器，戴上鼻夹。

（3）点击开始。

（4）记录时，检查信号质量。

（5）观察流量曲线，在呼气时，信号应该是向下的。如果信号是向上的，停止记录并调换呼吸流量头的方向，或者调换呼吸 Pod 上面连接的两个管子的位置。

（6）记录 1 分钟，如果对记录满意，就点击停止。

如果不满意记录的质量，检查电极位置和呼吸流量检测装置的连接。

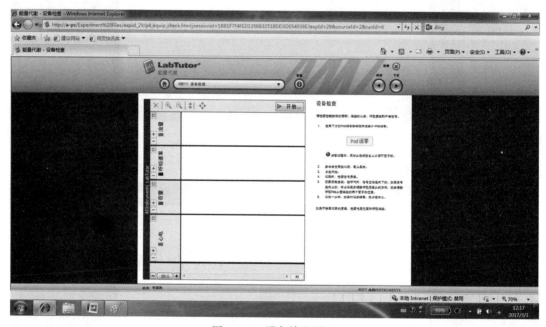

图 12-27　设备检查界面

6. 静息值 见图 12-28。

获得受试者平静呼吸值。参与者应坐姿放松。整个实验中，他们需要各戴一个鼻夹，保持接口管插入。步骤如下。

（1）使用下方的 Pod 调零按钮，使肺活量计 Pod 归零。归零过程中，流动头在试验台上必须不受干扰。

（2）受试者插入接口管并戴鼻夹（允许用 1 分钟适应呼吸装置）。

（3）调整三路活塞以确保呼出的空气收集到道格拉斯袋。

（4）点击开始。

（5）记录数据中添加注释"正常呼吸"。

（6）记录正常呼吸5分钟，然后点击停止。

（7）拧上三路活塞，使空气不会逸出充满的道格拉斯袋。

（8）气体分析。

1）从流动头断开道格拉斯袋，接入气体分析仪。

2）测定 O_2 和 CO_2 分率。将这些值输入到表格适当的空格中。

（9）LabTutor 面板变量。

1）测量空气呼出量，双击时间轴来选择正常呼吸的记录。

2）LabTutor将计算收集的时间值、呼出量、呼吸频率和心率。这些将显示在数值面板。

3）每个数值面板中的数值拖到表中适当的空格。

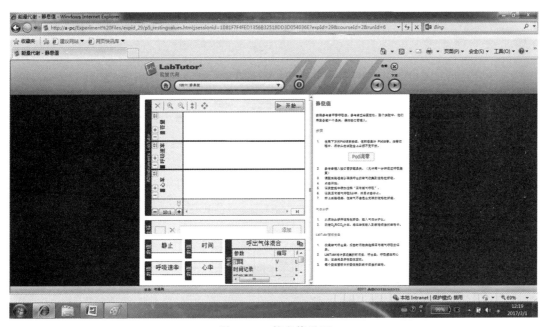

图 12-28　静息值界面

7. 增量测试　见图 12-29。

受试者呼出的空气必须在每5分钟的最后1分钟收集，且必须使用新的道格拉斯袋。在最后5分钟内工作率需要增加50瓦。步骤如下。

（1）使用下方的 Pod 调零按钮，使肺活量计 Pod 归零。归零过程中，流动头在试验台上必须不受干扰。

（2）受试者插入接口管并戴鼻夹（允许用1分钟适应呼吸装置）。

（3）开始让受试者以75瓦的功率骑自行车。

（4）每分钟增加10瓦的工作率，直到125瓦。在受试者运动到125瓦时开始记录数据。

（5）点击开始。

（6）添加注释"125瓦"。

（7）使用三路活塞连接新道格拉斯袋。

（8）调整三路活塞，使呼出的空气不被收集，而是呼入房间中。

（9）运动4分钟后。

（10）关闭三路活塞，使受试者呼出的空气收集到道格拉斯袋。

（11）收集60秒，然后调整三路活塞停止收集。

（12）提高工作强度50瓦（到175瓦）。

（13）添加注释"175瓦"。

（14）取下充满的道格拉斯袋，并使用气体分析仪确定O_2和CO_2分率。输入这些值到表中适当的空格。

（15）重复步骤（7）~（13），直到受试者筋疲力尽（或完成最后的5分钟运动，175瓦）。

（16）当受试者不能再继续下去，立即点击停止。

（17）降低自行车测功计强度，并指导受试者缓和。

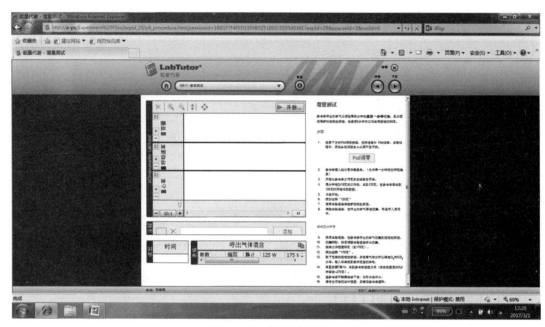

图12-29 增量测试界面

【实验结果】

1. 呼吸交换比率 见图12-30。

O_2消耗量（VO_2）和CO_2产出量（VCO_2）的变化取决于代谢的能量底物。VO_2和VCO_2之间的比率叫作呼吸交换比率（RER）。RER值小于1.0表明有氧代谢，而RER值大于1.0表明无氧代谢参与。检查图表里的结果，注意随运动强度的增加，VO_2、VCO_2和RER是如何变化的。

2. 能量消耗 见图12-31。

运动时，机体利用能源的不同取决于可利用的能量底物和机体的需求。图12-31显示每5分钟时间段碳水化合物、脂肪和能量的使用量。RER值超过1.0显示不准确的碳水化合物和脂肪的利用率，因为无氧代谢供能为主。

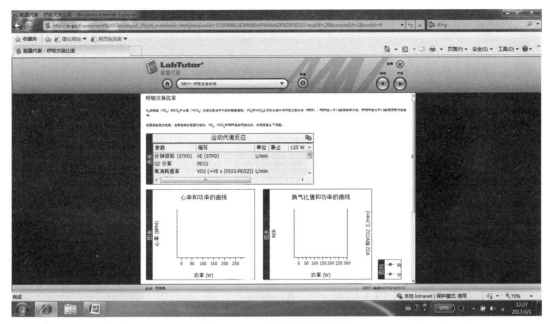

图 12-30　呼吸交换比率界面

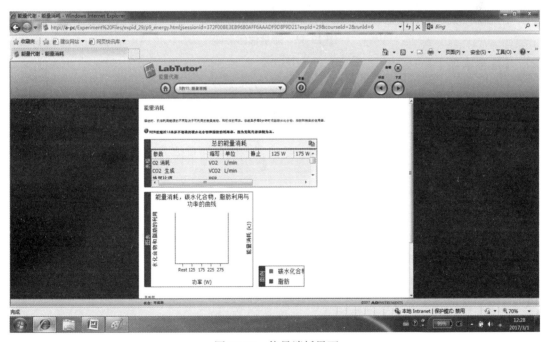

图 12-31　能量消耗界面

3. 能量代谢

每个运动强度级别的能量消耗率如图 12-32 所示。这一数据已被用来计算代谢某些食物所需要的时间。检验图表，并根据受试者能量消耗值，分析其代谢不同的食物所需要的时间。

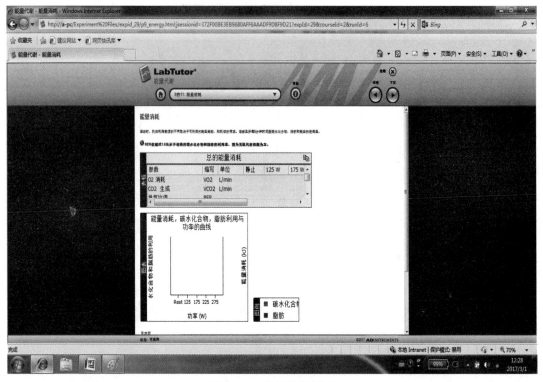

图 12-32　能量代谢界面

【注意事项】

1. 测定最大摄氧量的运动负荷，必须注意要设计有大量肌肉群参加的活动。

2. 每一级的运动负荷，都必须持续一定时间。

3. 在正式测试前应进行身体检查，保证受试者在测试时不发生意外。

4. 在进行最大摄氧量测试前几小时，受试者不应参加重体力活动。此外，在进餐后，必须经过一定时间才能进行所有测试。

5. 根据不同受试者的机能特点，选择不同的运动模型。

6. 根据受试者的性别、年龄、运动项目和运动能力，选择运动起始运动负荷和每级负荷的持续时间及递增负荷的大小。通常最大摄氧量测试时间为 10 ～ 12 分钟达到力竭，起始功率为最大功率的 30%，每级负荷递增 10% ～ 15%。

7. 对年龄过小或过大的受试者，不宜采用直接测试法，年龄过小者难以配合，年龄过大者要避免其发生意外。

【思考题】

1. 心率是否随运动强度不同而变化？为什么？

2. VCO_2 和 VO_2 之间是什么关系？它们对呼吸交换比率（RER）有何影响？

3. RER 是怎样随做功效率变化的？它的生理基础是什么？

4. 在每个运动强度级别，能量消耗多少千焦耳？这对运动训练有什么影响？

5. 解释随着工作率（瓦）的提高所看到的脂肪和碳水化合物使用的变化。

6. 休息时，哪种食物需要代谢的时间最长？为什么？

（于　利　李胜陶）

第六节 人体形态测量

【实验目的】

使学生掌握各种人体形态测量仪器的操作使用方法；熟悉人体主要测量点的位置；掌握人体形态常用的评价方法。

【实验原理】

人体形态学是定量化研究人体外部形态特征的重要方法。它是研究人体的生长发育规律、体质水平、营养状况和运动员选材必不可少的方法。同时对运动能力、身体素质、运动技术和身体机能等方面的研究，也可提供大量有价值的信息。根据"国际体力测定标准委员会（ICPFT）"提出的方案，人体体形态的测量内容概括起来包括体格测量、体形测量、身体成分测量和身体姿势测量等。本节中，我们将简单介绍几种常用的人体形态测量方法。

【实验对象】

人。

【实验器材和药品】

体重计，身高测量计，坐高测量计，直脚规，弯脚规，软带尺，脊弯测量计，重锤线，测量尺，侧径规，皮脂厚度计。

【实验方法】

(一) 体格测量

是指对人体整体及各部位的长度、宽度、围度、重量所进行的测量。是研究人体外部形态结构、生长发育水平等必不可少的方法。

受试者准备：男生上身裸露，下着短裤；女生上着背心，下着短裤，赤足。测试前应排便，排尿。

1. 体重 测量仪器为体重秤，误差不超过 0.1%。

用体重评价肥胖程度的方法之一，布罗科指数。

标准体重＝身高－100，布罗科指数＝体重－标准体重。评定标准见表 12-13。

表 12-13 布罗科评定肥胖标准

肥胖度（%）	肥胖情况
＜ -20	过瘦
＜ -10	瘦
-10 ～ 10	正常
＞ 10	肥胖
＞ 20	过胖

用体重评价肥胖方法之二：BMI 指数。

体质量指数（BMI）＝体重（kg）/ 身高^2（m^2）。评定标准见表 12-14。

表 12-14　BMI 评价肥胖标准

分类	BMI 指数（kg/m^2）
偏瘦	＜ 18
正常	18.5 ～ 24.9
超重	＞ 25
Ⅰ级肥胖	30.0 ～ 39.9
Ⅱ级肥胖	35.0 ～ 39.9
Ⅲ级肥胖	≥ 40.0

2. 身高　身高是人体生长发育过程中一个反映人体骨骼发育状况和身体纵向发育水平的重要指标。一天内身高的波动在 1.5cm 左右。清晨起床时身高最高，夜晚最低，因此，实验以上午 10：00 时测量身高为宜，此时接近全天的平均值。

测量仪器：身高坐高计（仪器误差不超过 0.1cm）。

测量时，受试者取自然立正姿势站在身高计底板上（双臂下垂，足跟靠拢，足尖分开 30°～ 40°），足跟、骶骨和两肩胛间与立柱接触，注意保持耳眼水平位。

3. 坐高　坐高指取坐姿时头顶点至座板平面之间的垂直距离。坐高反映了躯干的长度，一般常用坐高指数评价人体体型及营养状况。坐高指数，亚洲人较欧洲人大，女子比男子大，儿童较成人大。

测量仪器：坐高计。

测量方法：令受试者坐于坐高计底板上，躯干与头部自然正直，保持耳眼水平位，骶骨及肩胛间紧贴立柱。双臂自然下垂，大腿与地面平行并与小腿成直角，注意不要用撑底板。测试者将水平压板沿立柱缓慢下滑，轻压受试者头顶部。两眼与压板呈水平位时进行读数并记录。测量误差不得超过 0.5cm。

4. 指距　测量两上肢向左右做水平伸展时两侧指尖点间的直线距离。受试者两脚开立，两臂平举，上体伏在测量尺上，一手指尖固定于 0 位，另一侧上肢尽量向侧伸展，手掌、臂、胸紧贴尺面，两臂成一直线，测量两中指尖之间的直线距离。

5. 上肢长　是指手臂自然下垂时肩峰点至中指尖点之间的直线距离。测量时，受试者手臂自然下垂，直脚规的一端对准肩峰点，另一端在指尖点的下方，读出测量数据。

6. 下肢长　是指股骨大转子点至地面的垂直距离。因大转子点不易确定，可采用以下方法表示下肢长。

（1）身高减坐高。

（2）髂嵴点至地面的垂直距离。

（3）臀纹线至地面的垂直距离。

（4）髂前上棘点至地面的垂直距离。

7. 足长　是指跟点至趾尖的直线距离。

使用足长测量计，令受试者将右足置于足长测量器上，跟点紧贴后挡板，移动前挡板，使标尺贴于趾尖点进行读数，测量误差不超过 0.2cm。

8. 肩宽　是左右肩峰点之间的直线距离。

9. 骨盆宽　是指左右髂嵴点之间的直线距离。

测量肩宽、骨盆宽时，测试人员位于受试者的后侧，将弯脚规两脚圆端轻轻靠在相应测量点，测量两点之间的直线距离。注意躯干部分的宽度测量应在呼气末进行。测量误差不得超过 0.2cm。

10. 胸围 测试者面对受试者，双手将软带尺上缘置于背部肩胛下角点，经腋窝水平绕至胸前，男性及未发育女性软带尺下缘置于乳头上缘，已发育女性软带尺通过胸中点水平绕行一周。平静呼吸时，呼气末进行读数。

11. 腰围 测量肋骨与髂嵴之间腰部最细处水平绕行一周的围长。

12. 臀围 臀纹线最低点水平绕行一周的围长。

13. 小腿围 腓肠肌最粗处水平绕行一周的围长。

（二）身体姿势的检查

1. 脊柱形态

（1）脊柱前后弯曲测量：令受试者身着短裤（或背心短裤），立于脊弯测量计底板上，足跟、骶骨及背部紧靠立柱。测试者立于侧方，首先观察其耳屏、肩峰、大转子三点是否在同一垂线上。然后将测量计上的小棍向前推，使其密切接触受试者的身体，根据棍棒与腰曲的最大距离，以及上述三点的相互位置进行躯干背部姿势判断。

正常：颈曲和腰曲的深度在 3～5cm，耳屏、肩峰、大转子点在同一垂线。

驼背：颈曲大于 5cm，胸段后弯程度加大似驼峰，头向前探，耳屏点落于肩峰及大转子点前方。腰曲正常。

鞍背：腰曲过大，超过 5cm 以上，背及臀部后突，耳屏点与肩峰落于大转子点前方。颈曲正常。

平背（直背）：腰曲和胸曲均减小，缺乏生理性胸曲及腰曲，背部平直，颈曲或腰曲小于 3cm。

脊柱前后弯曲评定标准见表 12-15。

表 12-15 脊柱前后弯曲的评定标准

类型	颈曲（cm）	腰曲（cm）
正常背	3～5	3～5
驼背	＞5	3～5
鞍背	3～5	＞5
平背（直背）	＜3	＜3

（2）脊柱侧弯测量

1）观察法：令受试者身着短裤或游泳衣，取自然立正姿势站立。测试者立于其正后方，观察受试者两肩是否等高；两肩胛下角是否在同一水平面，与脊柱的间距是否相等；脊柱各棘突是否在同一直线并垂直于地面，根据以上几点判定脊柱是否侧弯。

2）重锤法：受试者自然站立，足跟靠拢。测试者立于其后，使悬垂的重锤线通过其第七颈椎棘突，观察各棘突是否偏离垂线。然后测量偏离距离，分左偏离、右偏离。部位按颈、胸、腰部来判定侧弯程度。偏离距离若小于 1.0cm，为正常；1.0～2.0cm 者，为轻度侧弯；2.1cm 以上者，为重度侧弯。

对判定脊柱侧弯的受试者，令其活动身体，以确定侧弯性质。如在活动时侧弯消失，则判定为习惯性侧弯；如在活动时侧弯仍不消失，则判定为固定性侧弯。然后按照侧弯方向、部位、性质进行记录。

2. 胸廓形状 胸廓前后径和左右径的测量方法：使用侧径规测量胸廓前点和胸廓后点之间的直线距离。前点位于左右第四胸肋关节上缘水平线与前正中线相交点，后点位于前点同一水平线的脊突处；横径，是指前后径同一水平面的胸廓两侧最宽处的直线距离。胸廓形状判定标准见表 12-16。

表 12-16 胸廓形状评定方法

胸廓形状	评定方法
正常胸廓	胸廓上方，下方稍宽，呈锥形，横径和前后径比例约为 4∶3
扁平胸廓	胸廓呈前后扁平，前后径较小，横径和前后径之比增大，大于 4∶3。常见于瘦弱体型和慢性消耗性疾病患者
桶状胸廓	肋骨上提，肋间隙加宽，胸廓上方宽度与下方宽度相近，呈圆桶状。横径与前后径之比接近 1。常见于肺气肿、支气管炎和哮喘患者，婴幼儿胸廓尚未发育成熟时也呈桶状胸
鸡胸	胸廓前后径大，前后径与横径之比小于 1。胸骨明显向前方突出，似鸡胸脯。常见于佝偻病患者
漏斗胸廓	胸骨下端内陷，胸骨剑突联合处下陷较深，使胸廓外形似漏斗状。常见于佝偻病患者或先天性胸廓畸形异常者
不对称胸廓	胸廓两侧不对称，呈鸭蛋形状。常见于胸膜疾病、胸椎结核患者和胸廓发育异常者及上肢用力不均衡的专业运动员

3. 腿部测量方法 令受试者裸露双腿，立正站立。测试者立于其正前方，观察并测量其两腿内侧、两膝、两足跟之间的距离，据此来判断其腿型，见表 12-17。

表 12-17 腿型判定标准

腿型	判定标准
正常腿型	受试者站立时，两膝和两足跟均可靠拢，并能互相接触，或间距小于 1.5cm
X 型腿	受试者站立时，两膝部并拢时，两足跟内侧不能互相接触，且间距大于 1.5cm 以上
O 型腿	受试者站立时，两足跟并拢时，两膝部内侧不能互相接触，两膝间距大于 1.5cm 以上
D 型腿和 K 型腿	受试者站立时，一侧膝正常，另一侧膝若内翻称为 D 型腿，若外翻则称为 K 型腿

4. 足弓 足弓测量是根据足底与地面接触面积的大小比例，将其分为正常足，轻度、中度、重度扁平足。正常足足印空白区与足印区最窄处宽度之比为 2∶1，轻度扁平足为 1∶1，中度扁平足为 1∶2，重度扁平足则足印无空白区。一般可用以下方法测量。

（1）简易法：脚踩滑石粉或清水立于地板或水泥地面上，将其留下的足迹沿第一距骨内侧与足跟内侧画一切线，根据切线内的空白区与足印实区最窄处宽度比例为判定。

（2）纸印法：为了便于资料的保存进行动态分析，可采用纸钱法测量足弓。双足踏过浸以 10% 氧化高铁溶液的纱布或海绵，然后踏在预先准备好（刷过 10% 亚铁氰化钾溶液并已晾干）的纸上，令受试者双足站稳，离开纸后即留下蓝黑色足印。沿足印内缘画一切线，即第一条线；再自中趾尖点到足跟中点引第二条线，两条线交叉形成夹角；然后画出夹角的平分线，即第三条线。至此，三条线将足弓分为内侧部、中间部、外侧部，根据足弓内缘在哪个部位来判定足弓是否正常，见表 12-18。

表 12-18　足弓判定标准

足弓类型	判定标准
正常足	足弓内绷落在中外侧部
轻度扁平足（Ⅰ度）	足弓内缘落在中间部
中度扁平足（Ⅱ度）	足弓内缘落在内侧部
重度扁平足（Ⅲ度）	足弓内缘超出内侧部

（三）身体成分的测量（皮褶厚度法）

身体成分是指人体内各种组织、器官的构成成分。通常分为脂肪成分和非脂肪成分两种。身体脂肪成分分总重量称为体脂重，非脂肪成分总重量称为瘦体重。身体脂肪成分的测量可采取直接测量法和间接测量法。本节中将介绍间接测量法。

人体的皮下脂肪厚度与人体密度有密切关系，可通过实验建立起它们之间回归方程。通过对皮褶厚度测量结果计算出体密度，然后再计算出体脂百分比、体脂重和瘦体重。

1. 测量方法　皮脂厚度计（压强应保持在 $10g/mm^2$，测量前应将校验砝码挂于钳口，将指针调整至红色标记刻度的 15～25mm 范围内。每次测试前将指针调至 0 点）。受试者自然站立，暴露测试部位，测试者选准测量点，用左手拇指和食指、中指将皮褶捏起，立即读数并作记录。测量 3 次取中间值或取其中两次相同的值。测量误差不得超过 5%。以 mm 为单位，取小数点后一位记录。

2. 测量部位

1）臂部：肩峰与上臂后面鹰嘴连线中点。皮褶走向与肱骨平行。

2）肩胛部：肩胛骨下角点下约 1cm 处。皮褶走向与脊柱成 45° 角，方向斜下。

3）腹部：脐水平线与锁骨中线相交处。皮褶走向水平。

4）髂部：髂嵴上缘与腋中线相交处上方约 1cm 处。皮褶走向稍向前下方。

5）大腿部：大腿内侧前部股骨中点处。皮褶走向与股骨平行。

3. 根据回归方程式计算体密度

（1）日本长岭 - 铃木计算法。将测得的皮褶厚度数值代入人体密度推算回归方程式（表 12-19）计算体密度。

表 12-19　体密度推算回归方程式

年龄	男子	女子
9～11	$D=1.0879-0.00151X_1$	$D=1.0794-0.00142X_1$
12～14	$D=1.0868-0.00133X_1$	$D=1.0888-0.00153X_1$
15～18	$D=1.0977-0.00146X_1$	$D=1.0931-0.00160X_1$
成人	$D=1.0913-0.00116X_1$	$D=1.0897-0.00133X_1$
成人	$D=1.0863-0.00176X_2$	$D=1.0709-0.00105X_2$
成人	$D=1.0872-0.00205X_3$	$D=1.0711-0.00164X_3$

注：D 为体密度，X_1 为肩胛部与臂部皮脂厚度之和，X_2 为腹部皮脂厚度，X_3 为髂部皮脂厚度

（2）美国 Pollock 计算法计算体密度（表 12-20）。

表 12-20　美国 Pollock 计算法

不同人群	计算法	备注
青年男子	$D_B=1.09716-0.00065X_1-0.00055X_2-0.0008X_3$	X_1 为胸部皮褶厚度，X_2 为肩胛下角皮褶厚度，X_3 为大腿部皮褶厚度
青年女子	$D_B=1.0852-0.0008X_1-0.0011X_2$	X_1 为肩胛下角皮褶厚度，X_2 为大腿部皮褶厚度
中年男子	$D_B=1.0766-0.0008X_1-0.0007X_2$	X_1 为胸部皮褶厚度，X_2 为大腿部皮褶厚度
中年女子	$D_B=1.0754-0.0012X_1-0.0007X_2$	X_1 为腋部皮褶厚度，X_2 为大腿部皮褶厚度

（3）我国陆瑞芳等提出的公式计算体密度（表 12-21）。

表 12-21　陆瑞芳等公式法计算体密度

不同人群	年龄	计算法	备注
男子	15～18 岁	$D_B=1.0977-0.00146X$	
	19 岁以上	$D_B=1.0913-0.00116X$	X 为肩胛部和上臂部皮脂厚度之和
女子	15～18 岁	$D_B=1.0913-0.0016X$	
	19 岁以上	$D_B=1.0397-0.00133X$	

4. 用 Brozek 或 Siri 公式计算体脂百分比（F%）

Brozek 公式：F%=（4.570 / D_B-4.142）×100%

Siri 公式：F% =（4.95 / D_B-4.5）×100%

以上两个公式的相关系数很高（0.995 ～ 0.999）。但这两个公式不适合儿童和 50 岁以上的人。

计算体脂重（F）　$F=W_a×F\%$

计算瘦体重（LBW）$LBW= W_a-F$

【注意事项】

1. 测量仪器要保持清洁，并于测量前检验、校正。

2. 测量长、宽、围度时，以 cm 为单位；皮脂厚度以 mm 为单位；体重以 kg 为单位。测量与记录一般取小数点后一位。

3. 测量中，应注意尽量减少测量误差。

4. 学生两人一组，互相测量，并按照要求进行记录。

【思考题】

1. 几种不同身体成分测量方法各有什么优缺点？

2. 体脂重的测量在生活中有何意义？

（于　利）

第五篇　创新性实验

第十三章　实验研究的基本知识及统计学方法

第一节　实验研究的基本过程与方法

在整个科研过程中，首先是根据对事物的认识提出某一问题，通过查阅文献，归纳前人的成就和看法，进行逻辑推理，从而形成一种有科学依据的设想和假设。在此基础上设计用以证明该设想的技术路线，并选择适当的实验方法，进行实验观察和资料的累积。最后，经过数据处理和统计学分析，得出结论来验证当初的设想和假说。

高等医学院学生应初步具有对生理过程或疾病进行实验研究的能力。学生自行设计实验是根据已掌握的理论知识和技能，经过逻辑推理，拟出主要以动物为对象的实验方法，来验证某一问题，以初步掌握实验设计的方法。

一、立　题

立题指的是确定一项科学研究的目的。正确地选题是进行科学研究的基础与前提。选题的原则如下。

1. 目的明确　需要通过实验解决的问题必须明确目的，题目简练，内容不宜太大。一个实验解决 1 个问题或 1～2 个主要问题。

2. 科学性强　实验设计要有充分的理论根据和实验依据，包括前人已有的成就、已经指出的问题或得出的结论。

二、实验设计

实验设计（experimental design）是科学研究的一个组成部分，是实验研究计划与方案制定的依据，是实验过程的依据，数据处理的前提，是提高实验质量的保证。良好的实验设计以比较经济的人力、物力和时间，获得较为可靠的结果，使误差减至最低限度。还可使多种处理因素包括在很少的几个实验中，达到高效的目的。

1. 实验设计的三要素　实验设计的 3 个基本要素是处理因素、受试对象与观察指标，它们反映实验研究的内容。科研立题后，从题目通常可反映研究内容的 3 个要素，即处理因素，受试对象，实验效应，例如："一氧化氮对肝硬化大鼠血流动力学的影响""P 物质对大鼠下丘脑弓状核神经元放电活动的影响"等。

（1）处理因素：实验研究的特点之一是研究者人为设置处理因素（study factor）。处理因素可以是物理的因素，如电刺激、射线、温度、外伤、手术等；可以是化学因素，如药物、毒物、营养物、缺氧等；也可以是生物因素，如细菌、真菌、病毒、寄生虫等。在确定处理因素时应注意以下内容。

1）抓住实验的主要因素：实验主要因素按所提出的假设、目的和可能确定单因素或多因素。一次实验的处理因素不宜过多，否则会使分组过多，方法繁杂，受试对象增多，实验时难以控制。而处理因素过少又难以提高实验的广度、深度及效率。

2）确定处理因素的强度：处理因素的强度是因素的量的大小，如电刺激的强度、药物的剂量等。处理的强度应适当。同一因素有时可以设置几个不同的强度，如一种药物设几种剂量组，即有几个水平（处理因素的水平也不要过多）。

3）处理因素的标准化：处理因素在整个实验过程中应保持不变，即应标准化，否则会影响实验结果的评定。例如电刺激的强度（电压、持续时间、频率等）、药物质量（来源、成分、纯度、生产厂、批号和配制方法等）应始终一样。

4）非处理因素的控制：非处理因素（干扰因素）可能会影响实验结果，应加以控制，如离体实验时的恒温、恒压；患者的病种、病情（轻重）、病程（急慢）、年龄、性别等。

（2）实验对象：实验对象包括动物、离体脏器或游离肢体、分离的细胞、活细胞成分等。机能实验课程中的实验对象以实验动物为主。实验动物选择合适与否与实验成败及误差大小有很大的关系。其选择要点是：①动物种类尽量选择接近于人类而又经济的动物；②根据实验要求进行品种和纯度的选择，在有些实验中，需用纯种（近交系）动物；③动物的健康状态和营养状况良好；④最好选用年龄一致或接近、体重一致或相近的动物；⑤动物的性别最好相同，如对性别要求不高的实验可雌雄混用，分组时应雌雄搭配开；与性别有关者，只能用某一性别的动物。

（3）观察指标：医学实验的观察指标是反映实验对象所发生的生理现象或病理现象的标志。指标可分为计数指标和计量指标，或主观指标和客观指标等。所选定的指标，至少要符合下述基本条件。

1）特异性：指标应特异地反映所观察的事物（现象）的本质，即指标特异地反映某一特定的现象，不至于与其他现象混淆。如高血压中的血压尤其是舒张压就可作为高血压病的特异指标。

2）客观性：因为主观指标（如肝脾触诊、目力比色等）易受主观因素的影响而造成较大的误差，所以最好选用可用具体数值或图形表达的客观指标（如脑电图、心电图、血压和呼吸描记、化验检查等）。

3）重现性：一般来说，客观性指标在相同条件下可以重现。重现性高的指标一般意味着无误差或误差小，从而较正确地反映实际情况。重现性小可能与仪器的稳定性、操作误差、受试动物的功能状态和实验环境条件影响等有关，若非这些因素影响而重现性小的指标不宜采用。

4）灵敏性：指标测量的技术方法或仪器灵敏性是极其重要的。方法不灵敏，应该测出的变化测不出来，就会得出"假阴性结果"，仪器不精密，所获数值就不真实。

5）技术和设备的可靠性：尽量选用灵敏客观，且又切合本单位和研究者技术和设备实际的指标。

6）指标选定必须有依据：现成（定型）指标，必须有文献依据，自己创立的指标必须经过专门的实验鉴定。

2. 实验设计的三大原则　实验设计的三大原则是对照、随机和重复。

（1）对照（control）：一般来说，实验都应有实验组（处理组）和对照组，对照组与实验组具有同等重要的意义。这是因为在实验中很难避免非实验因素的干扰而造成误差。用对照组的方法能比较有效地消除各种非实验因素的干扰所造成的误差。对照可分为：①同体对照：即同一动物实验前后（或施加特定影响的前后）获得的结果及数据作对照。这种对照可以最大限度地减少抽样误差。②异体对照：在动物实验中，一般是选用体重相近，性别相同者进行配对或分组。③空白对照：指不给任何处理的对照。但在大多数情况下，都必须给对照组一个与实验组条件相同但不加特定影响的处理。④资料对照：即以文献资料或历史的、其他地区的、他人的资料作为对照。但由于时间、地点和条件不同，差异相当大，动物实验一般不采用。

（2）随机化（randomization）：随机不是随便而是随机遇而定，也就是指被研究的样本是由总体中任意抽取的，即在抽取时要使每一样本有同等概率被抽取，随机抽样是缩小抽样误差的基本方法。在实验中，对照组与实验组除某种特定处理因素不同外，其他非特定因素最好是完全一样、均衡。事实上完全一致和绝对均衡是不可能的，一般只做到基本上一致和均衡，这主要通过随机抽样来完成。随机抽样方法很多，如抽签法、摸球法等，也可查随机数字来确定。

（3）重复（replication）：每一实验应有足够数量的例数和重复数，样本所含的数目越大或重复的次数越多，则越能反映机遇变异的客观真实情况。因此，重复可反映实验结果的可靠性。但是样本例数很多或实验重复次数很多，不仅在实验上有一定困难而且也是不必要的。实验设计就是要使样本的重复次数减少到不影响实验结果的最小限度。实验结果的重现率至少要超过95%，这样做出假阳性的错误判断的可能性小于5%（$P < 0.05$）。如果一定数量的样本就能获得 $P < 0.05$ 水平的实验，当然要比样本量过大获得 $P < 0.05$ 的实验更可取。样本的例数取决于：①处理效果大小，效果越明显所需重复数越小；②实验误差，误差越小所需样本数减少；③抽样误差，样本的个体差异越小，反映越一致，所需样本数就小；④资料性质，计数资料样本数要多些，计量资料则相应要少些。

三、实验观察和结果记录

实验过程是实验研究的主体，就是根据实验设计所制定的观察指标观察处理因素对受试对象的影响过程。观察和记录在科学实验中占十分重要的地位，实验记录时要严谨、细致，实事求是，力戒主观偏性。

要重视原始记录，在实验设计中应预先规定或设计好原始记录方式；原始记录要及时、完整、正确和整洁，并要保存好；原始记录必须写明实验题目、实验对象、实验方法、实验条件、实验者、实验日期、记录好观察测量的结果和数据。规定填写的项目要及时、完整、正确地填写好。图形、图片一定要整理保存。

实验结束后，要完整地收集原始资料及数据，经过归纳、整理使之系统化、标准化。研究者还要应用数理统计学原理和方法来处理数据和对数据进行分析判断。首先要算出各组数据的均值或百分数（率或比）。如是计数资料，一般用百分数来表示；若为计量资料，则计算出均值，最好还要标明均数的标准差，进而标明百分数或均数的标准误。然后，进行统计学检验，通过均值或百分数来估计总体的可能程度；比较两组以上统计数值是否有差异，以此推论事物的一般规律，或否定原先假说使之上升为结论或理论。

（于　利）

第二节 常用统计学方法

通过动物实验获得资料后，应对资料进行整理分析（即数据处理）。恰当地运用统计学方法，能帮助我们正确认识客观事物，透过偶然的、次要的因素阐明机体的功能变化、药物作用的特点和规律性，从而得出比较可靠的结论。

下面从几个方面简要介绍医学统计中常用的统计学方法。

一、计量资料的常用统计学方法

1. 计量资料的常用统计学指标

（1）均数（arithmetic mean，$\bar{x}$）：均数（即样本平均数）是反映资料数据的平均值（通常指算术平均数），是表示一组数据的平均水平或集中趋势的指标。

$$\bar{x} = \frac{x_1 + x_2 + \cdots + x_n}{n} = \frac{\sum x}{n}$$

（2）标准差（standard deviation，s）：标准差是表示数据间变异程度的常用指标。

$$s = \sqrt{\frac{\sum x^2 - (\sum x)^2 / n}{n-1}}$$

根式内分子为方和（L，离均差平方和），$L = \sum x^2 - (\sum x)^2 / n$。根式内值为均方（$MS$），均方是方和与自由度之比。

（3）标准误（standard error，SE，$S_{\bar{x}}$）：标准误是表示样本均数间变异程度的指标。

$$S_{\bar{x}} = \frac{s}{\sqrt{n}} = \sqrt{\frac{\sum x^2 - (\sum x)^2 / n}{n(n-1)}}$$

（4）变异系数：当两组数据单位不同或两个均数相差较大时，不能直接用标准差比较其变异程度的大小，这时可用变异系数做比较。

（5）可信限：可信限用来衡量实验结果的精密度，即从样本所得参数推算总体均数范围。

$$95\% \text{ 可信限} = \bar{x} \pm t(v)0.05 S_{\bar{x}}$$
$$99\% \text{ 可信限} = \bar{x} \pm t(v)0.01 S_{\bar{x}}$$

前一公式表示在 0.05 的概率水平估计可信区间（即 100 次实验有 95 次的均数落在这个范围）。

2. t 检验 是用 t 分布做假设检验的统计学方法。t 值是样本均数与总体均数间的差，相当于标准误的倍数。

（1）自身前后比较（单个样本 t 检验、配对 t 检验）：实验数据处理前后值或配对比较时用本法。

$$t = \left| \frac{\bar{x}}{S_{\bar{x}}} \right| \qquad (v = n-1)$$

式中，$\bar{x}$ 为处理前后（或配对）值之差的均数，$S_{\bar{x}}$ 为处理前后数值之差的标准误。根据 t 值查表或利用统计学程序可确定 P 值，t 值越大，P 值越小，统计学上的差异越显著。

（2）两组成组比较（两个独立样本 t 检验）：两组样本均数的比较时（n 值相同或不同）用本法。

$$t = \frac{\left| \overline{x}_1 - \overline{x}_2 \right|}{S_{\overline{x}_1 - \overline{x}_2}} \qquad (v = n_1 + n_2 - 2)$$

式中，
$$S_{\overline{x}_1 - \overline{x}_2} = \sqrt{Sc^2 \frac{n_1 + n_2}{n_1 n_2}}$$

$$Sc^2 = \frac{\sum x_1^2 - (\sum x_1)^2 / n_1 + \sum x_2^2 - (\sum x_2{}^2) / n_2}{n_1 + n_2 - 2}$$

3. 方差分析　多组（3 组或 3 组以上）计量资料的比较，用方差分析（analysis of veriance）。这是一种很常用的统计学方法。

这里用随机分组的方差分析为例说明。样本均数间的差异可能由两种原因造成：抽样误差（个体间差异）的影响和不同处理的作用。如果处理不发生作用（即各样本均数来自同一总体），则组间均方（$MS_{组间}$，表示组间变异的程度）与组内均方（$MS_{组内}$，表示组内变异的程度）之比值（F 值）接近 1。如 F 值远大于 1，超过方差分析用的 F 值表中 $F(v_1, v_2) 0.05$ 的数值，则各种处理的作用不同（如处理是不同的药物，则不同的药物或不同的剂量作用不同）。下面是方差分析的基本步骤。

（1）求 F 值，做方差分析。

1）计算各组的 $\sum x$、$\sum x^2$、n、$\overline{x}$。

2）求 F 值（表 13-1）。

表 13-1　F 值测定

变异来源	方和（L）	自由度（v）	均方（MS）	F 值
总变异	$\sum x^2 - C$	$N-1$		
组间变异	$\sum \left[(\sum x)^2 / n \right] - C$	$v_1 = k-1$	$L_{组间} / (v)_1$	
组内变异	$L_{总} - L_{组间}$	$v_2 = N-k$	$L_{组内} / (v)_2$	

注：$C = (\sum x)^2 / N$，k 为组数

3）从计算的 F 值及 $F(v_1, v_2) 0.05$、$F(v_1, v_2) 0.01$ 判断 P 值及统计学意义。

（2）各组均数进行两两比较，如方差分析 $P \leqslant 0.05$，则进行下列计算。

1）将各组平均数排序（由大至小或由小至大）。

2）求两组比较的 q 值。

$$q = \frac{\left| \overline{x}_a - \overline{x}_b \right|}{\sqrt{\frac{s^2}{2} \left(\frac{1}{n_a} + \frac{1}{n_b} \right)}}$$

式中 s^2 为组内均方。

3）从 q 值表中判断 P 值及统计学意义。

二、计数资料统计学方法

1. 计数资料的指标

（1）率（p）：如以 n、r 分别代表例数及正反应数，则：

$$正反应率\ p=r/n$$

负反应率 $q=1-p$（p，q 常用小数表示）

（2）标准误（s_p，率的标准误）：

$$s_p = \sqrt{\frac{pq}{n}}$$

（3）可信限：

$$率的\ 95\%\ 可信限\ =p\pm1.96s_p$$

$$率的\ 99\%\ 可信限\ =p\pm2.58s_p$$

计数资料以例数及率（或正反应数与负反应数）为最基本的。

2. 四格表资料的统计学意义测定

（1）四格表专用公式：两组计数资料可用四格表（第 1 组正负反应数为 a、b，第 2 组正负反应数为 c、d）表示，其统计学意义常用四格表专用公式计算。

$$x^2 = \frac{\left(|ad-bc|-N/2\right)^2 N}{(a+b)(c+d)(a+c)(b+d)} \qquad (v=1, x^2_{0.05}=3.84)$$

（2）四格表资料概率直接计算：当 $N < 40$ 或四格表中有理论值（T）< 5 时，须直接计算概率。如 a 理论值 $T_a=(a+b)(a+c)/N$。

直按计算的概率是计算数次概率之和（如四格表中有 1 个实际数为 0 时只计算 1 次）乘以 2 的值。第 1 次计算概率后，4 个实际数中的最小的 1 个值减 1，并调整 a、b、c、d 的值，使 $a+b$、$c+d$、$a+c$、$b+d$ 值不变，进行 2 次概率计算，如此计算若干次，直至 a、b、c、d 中有 1 个为 0 止。

$$x^2 = \frac{(a+b)!(c+d)!(a+c)!(b+d)!}{a!b!c!d!N!}$$

三、回归与相关

前面的资料均为单变量资料。如果两个变量 x、y 存在密切的数量关系，就说 x 与 y 有相关关系（简称相关）。如果两个变量中，x 为自变量，y 为因变量，则可以根据实验数据计算出从自变量 x 值推算 y 的估计值的函数关系，找出经验公式，此即回归分析。如果相关是直线相关，求算的经验公式是直线方程，称为线性回归分析。

1. 相关系数与线性回归

（1）相关系数及其假设检验：两个变量分不清哪一个是自变量，哪一个是因变量时，通常计算其相关系数测定其统计学意义，以了解其相关的密切程度。线性回归资料的两变量应是密切相关的。

$$r = \frac{\sum xy - \left(\sum x \cdot \sum y\right)/n}{\sqrt{\left[\sum x^2 - \left(\sum x\right)^2/n \sum y^2 - \left(\sum y\right)^2/n\right]}}$$

相关系数为（r）

（2）线性回归：线性回归分析是要估计回归直线两个参数：直线斜率 b（回归系数）和截距 a（纵截距）。

2. 可化为直线的回归分析法。

3. 因变量为计数资料的回归。

以上的回归资料，其自变量与因变量均为计量资料。药理学中对 LD_{50} 和 ED_{50} 分析时，其因变量（效应）是计数资料。

上面对机能实验科学中较常用而重要的统计学方法做一简述，主要从实用角度说明其计算方法及适用的场合，以方便查阅，不论对动物或人的资料均适用。

（于　利　宝东艳）

第三节　应用 Excel 进行数据整理和统计学分析

1. Excel 基本知识

（1）Excel 窗口简介：Excel 的工作窗口由 6 个部分组成，它们分别是标题栏、菜单栏、工具栏、状态栏、编辑栏和工作簿窗口（图 13-1）。

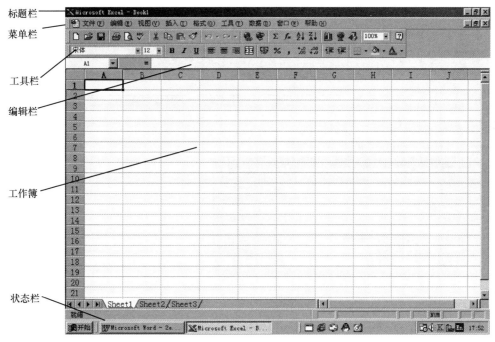

图 13-1　Excel 的工作窗口

菜单栏方便了用户使用 Excel 的各种命令。

工具栏提供了菜单的快捷方式，每个按钮均对应于菜单栏中的一个菜单。

编辑栏是 Excel 独有的，显示活动单元格的内容和公式，并允许用户对当前活动单元格的内容或公式进行编辑。完成数据输入或编辑后，单击"确定"或按回车键结束，或单击"取消"来取消所做的修改及输入。

工作簿窗口为 Excel 的主体。系统默认一个 Excel 文件有 3 个工作簿，分别命名为"Sheet 1"、"Sheet 2"和"Sheet 3"。用户可以增加或减少工作簿。工作簿由单元格组成。单元格以它的座标命名，如单元格 A1 是指 A 列第一行的单元格，即最左上角的那个。

（2）数据输入

1）打开 Excel 时程序会自动开始一个新文件。

2）将鼠标移动到需要输入数据的单元格并单击鼠标。

3）在单元格或编辑栏中输入数据并接回车键确认。

4）点击菜单栏"文件"选项下面的"保存"，并在弹出的对话框中指定文件存放路径及文件名，按"确认"键保存文件。

5）打开已有文件的方法：点击菜单栏"文件"选项下的"打开"，并在弹出的对话框中指定文件存放路径及文件名，按"确认"键打开文件。

2. Excel 中常用统计学工具简介 Excel 提供了一些常用的统计学工具（图 13-2），如均数、方差、t 检验等。第一次使用 Excel 的统计功能时，需加载数据分析工具库。加载方法：点击菜单栏的"工具"，在弹出的下拉菜单中单击"加载宏"，选择弹出的对话框中的"分析工具库"选项，再单击"确定"按钮结束加载。经过上述操作，在菜单栏的"工具"中就会出现"数据分析"选项，以后使用统计功能时单击该选项就可调出数据分析工具对话框。

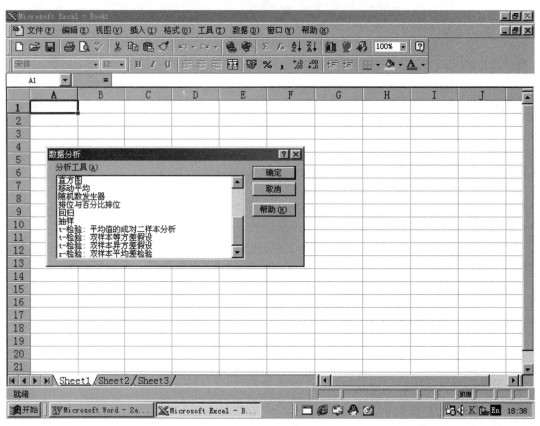

图 13-2　Excel 中常用的统计学工具

当用户要进行某项统计时，点击菜单栏"工具"下拉菜单中的"数据分析"，就会弹出数据分析工具箱对话框（图 13-3），再在对话框中选取所需的统计学工具并单击就可进入相应统计工具对话框。生物医学实验中常用的统计学方法有描述统计（均数、标准差）、方差分析、t 检验、回归、相关系数等。下面就简单介绍在 Excel 中如何进行这几项统计。

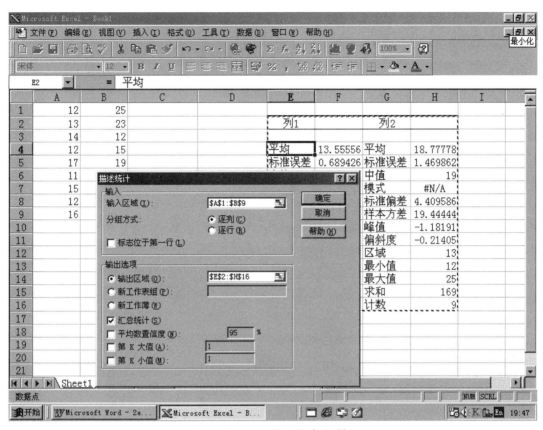

图 13-3 Excel 描述统计对话框

（1）描述统计

1）打开数据分析工具箱并选择"描述统计"，弹出"描述统计"对话框。

2）将分组方式设为"逐列"，选中汇总统计。"第 K 大值"和"第 K 小值"是用于排除最大值和最小值的，可根据需要选择。

3）单击对话框"输入区域"右边的有红色箭头的小按钮，弹出区域选择对话框（图13-3），在工作簿内拖动鼠标选择要统计的数据区域后关闭该对话框。

4）单击"输出区域"前面的小圆点，将统计结果输出到同一工作簿。再单击"输出区域"右方有红色箭头的小按钮，执行类似第 3）步的操作以选择统计结果的输出区域。

5）单击"确定"，描述统计的结果即出现在用户指定的区域中。

描述统计共产生 14 个统计量值，他们分别是平均值、标准误差、中值（中位数，median）、模式（众数，mode）、标准偏差、样本方差、峰值、偏斜度、区域（全距，rang）、最小值、最大值、求和、计数和置换度。图 13-4 显示描述统计对话框及统计结果。

（2）t 检验：在 Excel 中提供了 3 种 t 检验方法。

1）成对双样本平均差检验：比较两套数据的平均值。但数据必须是自然成对出现的，比如同一实验的两次数据，且必须有相同的数据点个数。两套数据的方差假设不相等。

2）双样本等方差假设：假设两个样本的方差相等，确定两样本的平均值是否相等。

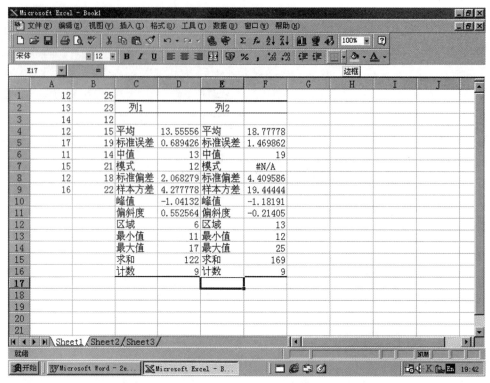

图 13-4 描述统计的结果

3）双样本异方差假设：假设两个样本的方差不相等，确定两样本的平均值是否相等。以上 3 种 t 检验方法的操作方法一致（图 13-5）。

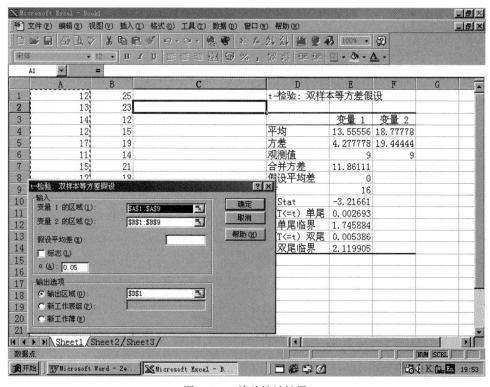

图 13-5 t 检验统计结果

A. 打开"t 检验"对话框。

B. 指定"变量 1"和"变量 2"的输入范围。

C. 选择输出区域。

D. 单击"确定"获得统计结果。

（3）方差分析：方差分析一般检验多套数据的平均值，来确定这些数据集合中提供的样本的平均值是否也相等。Excel 有 3 种方差分析工具。

1）单因素方差分析：通过简单的方差分析，对两个以上样本进行相等性假设检验。此方法是对双均值检验的扩充。

2）可重复双因素方差分析：该分析是对单因素分析的扩展，要求对分析的每组数据有一个以上样本，且数据集合必须大小相同。

3）无重复双因素方差分析：通过双因素方差分析（但每组数据只包含一个样本），对两个以上样本进行相等性假设检验。

单因素方差分析（图 13-6）和无重复双因素方差分析方法一致：①打开"单因素方差分析"对话框；②定义输入区域，选分组方式为"逐列"，并选中"标志位于第 1 行"复选框；③定义输出区域和检验水准 α，Excel 默认 α 为 0.05；④单击"确定"按钮即得统计结果。

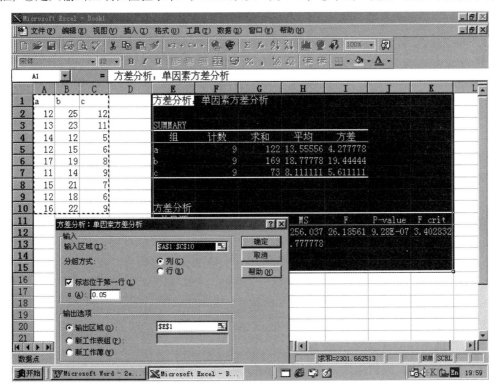

图 13-6　单因素方差分析

可重复双因素方差分析方法：①打开"可重复双因素方差分析"对话框；②定义输入区域，该工具对输入区域内的数据排放格式有两点特殊规定：Ⅰ数据组以列方式排放，Ⅱ数据域的第一列和第一行必须是因素的标志；③定义输出区域和检验水准 α，Excel 默认 α 为 0.05；④单击"确定"按钮即得统计结果。

（4）回归分析：回归是求出锯齿状分布数据的平滑线，一般用图形表示，以直线或平滑线来拟合散布的数据。回归分析使得原始数据的不明显趋势变得清晰可见。回归的使用过程见图 13-7。

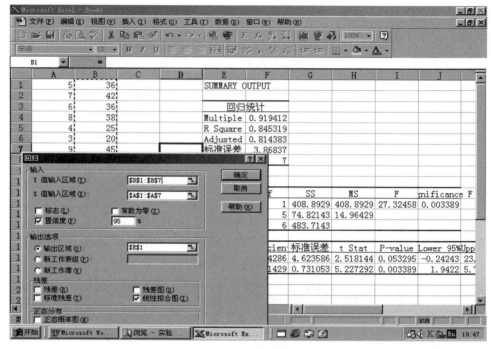

图 13-7　回归分析

1）打开"回归"对话框。

2）指定"X 值区域"和"Y 值区域"的输入范围。回归采用一系列 X、Y 值，即每个数据点的坐标来计算结果，因此上述两个框都必须填入数值。

3）选择输出区域。

4）单击"确定"获得统计结果。

5）在回归对话框中将线性拟合图前方的复选框勾上即可生成线性拟合图。

6）回归公式 $y = a + bX$ 中的 a 等于截距的系数值，b 等于 X 的系数值。

7）统计结果的回归统计项中的"Multiple R"值即为两组数据的相关系数。

8）图 13-8 示回归结果及线形拟合图，方形框内为 a 和 b 的取值。

（5）相关系数：相关系数表明某个数据集合是否与另一个数据集合有因果关系。相关系数工具检查每一个数据点与另一个数据集合对应数据点的关系。如果两个数据集合变化方向相同（同时为正或同时为负），就返回一个正数，否则返回负数。两个数据集合变化越接近，他们的相关性就越高。相关值为"1"表明两组数据的变化情况一模一样，为"-1"表明值的变化情况刚好相反。

图 13-9 显示相关系数对话框及统计结果。相关系数的操作步骤如下。

1）打开"相关系数"对话框。

2）指定输入区域。

3）选择输出区域。

4）单击"确定"获得统计结果。

5）如回归统计中所述，相关系数也可用回归求得。

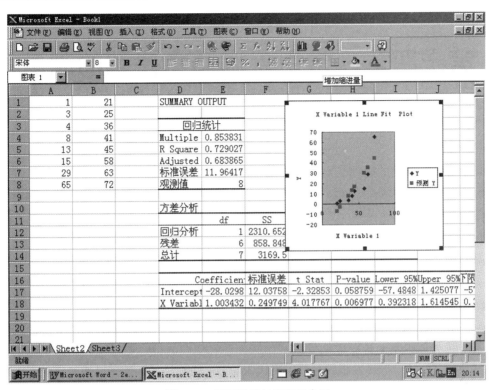

图 13-8 回归结果与线形拟合图

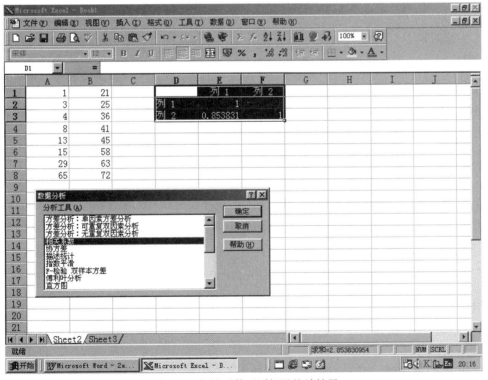

图 13-9 相关系数对话框及统计结果

（于 利 宝东艳）

第十四章　常用疾病动物模型的制备

第一节　大鼠帕金森病模型

【实验目的】

1. 了解帕金森病的病理变化和临床表现。

2. 学习帕金森病动物模型的制备方法，为阐明帕金森病的病理生理机制和探索新的治疗途径提供有利的工具。

【实验原理】

帕金森病（Parkinson's disease，PD）是中老年人常见的一种以肌肉强直，运动减少、缓慢和静止性震颤为特征的慢性神经系统变性疾病。其发病机制主要与中脑黑质多巴胺能神经元变性坏死导致纹状体中多巴胺（dopamine，DA）含量减少有关。

6-羟基多巴（6-Hydroxydopamine，6-OHDA）是儿茶酚胺的羟基化衍生物，其结构与儿茶酚胺类似，是一种有效地导致多巴胺神经元变性的神经毒素。单侧黑质或纹状体内注射 6-OHDA，可选择性损毁黑质-纹状体的 DA 能神经元，使多巴胺受体处于一种超敏状态。而阿朴吗啡（apomorphine，APO）是多巴胺受体的激动剂，可用于 PD 模型的鉴定。当给予阿朴吗啡后，动物损伤侧的反应强于健侧，而诱发动物向健侧旋转，旋转的频率大致与黑质-纹状体的多巴胺能神经元的受损程度一致。

【实验对象】

雄性 Sprague-Dawley 大鼠，体重（280±20）g。

【实验器材和药品】

脑立体定位仪、哺乳类动物手术器械一套、微量注射器（5μl）、2ml 注射器、微型电钻、6-羟基多巴（4μg/μl）、0.05% 盐酸阿朴吗啡、氨苄青霉素、4% 水合氯醛、0.75% 地昔帕明、缝合角针、缝合线、脱脂棉、碘伏、生理盐水。

【实验方法】

1. 麻醉及固定　健康成年 SD 大鼠，手术前腹腔注射 0.75% 地昔帕明（3.3ml/kg 体重）以保护去甲肾上腺素能神经元。4% 水合氯醛（10ml/kg 体重）腹腔注射麻醉后，安插耳棒，将大鼠头颅水平位固定于脑立体定位仪上。

2. 动物手术　用弯剪刀剪除大鼠颅顶部被毛，常规皮肤消毒后，于颅顶正中纵向切开头皮、筋膜，切口长约 2cm。用棉球钝性剥离骨膜，充分暴露前囟和后囟，调整颅骨平面使前后囟处于同一水平面上。参照 Paxinos & Watson 大鼠脑图谱，根据实验需要确定黑质或纹状体给药部位的坐标点及进针深度（表 14-1）。在选定的坐标点所对应颅骨处用微型电钻钻开直径约 1mm 的骨窗。

3. 药物微量注射　用 5μl 微量注射器抽取 6-OHDA 4μl（含 1% 维生素 C 的无菌生理盐水配制而成，浓度为 4μg/μl，4℃避光），将微量注射器置于脑立体定位仪上，缓慢插入上述给药位点，以 1μl/min 的速度分别缓慢注射 6-OHDA 溶液 2μl。注毕留针 10 分钟，再以 1mm/min 的速度缓慢退针。缝合皮肤后，腹腔注射 8 万单位氨苄青霉素。术后置于笼内正常饮食、光照饲养。

【实验结果】

动物清醒后，头轻度右偏。术后 1 周（黑质给药）或 4 周（纹状体给药）进行旋转行为测试。在大鼠颈背部皮下或腹腔注射 0.05% 盐酸阿朴吗啡 0.5mg/kg 体重，注射 5 分钟内大鼠出现向左侧（健侧）旋转，其特征多以左后肢为轴并伴有探究行为。观察并记录 30 分钟大鼠的旋转圈数，旋转 360 度为一圈（r），平均转数达 7 r/min 者为成功 PD 大鼠模型，可用于其他相关实验。

表 14-1　右侧黑质或纹状体注射药物坐标点

注药核团	AP（mm）	ML（mm）	VD（mm）
纹状体 1	1.7	2.0	5.4
纹状体 2	-0.4	4.0	6.0
黑质 1	-5.3	2.0	7.4
黑质 2	-5.3	2.6	6.9

【注意事项】

1. 黑质或纹状体注射药物的部位要准确，以提高 PD 大鼠模型的成功率。

2. 要注意无菌操作，防止术后感染。

【思考题】

1. 基底神经节主要包括哪些结构？损伤后会引起哪些疾病？

2. 帕金森病的病变部位和病因？

（林宇涵　于　利）

第二节　大鼠癫痫模型

【实验目的】

学习大鼠癫痫模型的制备方法，为阐明临床癫痫的产生机制和探索新的治疗途径提供有效的研究工具。

【实验原理】

癫痫（epilepsy）是由先天或后天不同原因引起的一种慢性脑疾病，其特征是大脑神经元突发性异常放电引起短暂的大脑功能障碍所致的运动、感觉、意识、精神和自主神经功能异常的反复性惊厥发作。

目前癫痫发病机制的研究多来自动物模型，动物癫痫模型的制备有多种方法，包括整体与离体、脑片和细胞模型。海仁酸（kainic acid，KA）是从日本的一种天然海藻中提取的兴奋性氨基酸 - 谷氨酸的结构类似物，可对突触后神经元产生过度兴奋毒性。用 KA 制作癫痫模型分为系统（皮下、腹腔或静脉注射）给药和局部（脑室或海马注射）给药。本节仅介绍 KA（脑室注射）癫痫模型制备方法。

【实验对象】

雄性 Sprague-Dawley（SD）大鼠，体重（220±30）g。

【实验器材和药品】

BL-420E⁺ 生物机能实验系统、脑立体定位仪、微型电钻、哺乳类动物手术器械一套、微量注射器（50μl）、2ml 注射器、海仁酸、氨苄青霉素、4% 水合氯醛，生理盐水、碘伏、脱脂棉。

【实验方法】

1. 麻醉及固定 健康成年 SD 大鼠，4% 水合氯醛（10ml/kg 体重）腹腔注射麻醉后，安插耳棒，将大鼠头颅水平位固定于脑立体定位仪上。

2. 埋植脑电记录电极 用弯剪刀剪除大鼠颅顶部被毛，常规皮肤消毒后，沿颅顶中线切开头皮并钝性剥离骨膜，调整颅骨平面使前后囟处于同一水平面上。参照 Paxinos & Watson 大鼠脑图谱，用微型电钻在前囟后 3.8mm，中线旁 2.0mm，钻开颅骨，保持硬脑膜完整，安放脑电图记录电极，并用牙托粉固定。

3. 侧脑室 KA 注射 将上述大鼠在前囟后 0.8mm，中线旁（向左或向右）1.5mm，钻直径 1mm 的圆形骨窗，用微量注射器向侧脑室内注射 0.05% KA 溶液 3μl。以 1μl/min 匀速注射，注射完毕后留针 5 分钟，缓慢退针。缝合头皮后，腹腔注射 8 万单位氨苄青霉素。术后置于笼内正常饮食、光照饲养。

【实验结果】

根据行为和脑电图变化可检测癫痫大鼠模型是否成功。

1. 行为学观察 对大鼠癫痫发作的程度进行评价，按 Racine 提出的癫痫大鼠行为学的分级标准进行分级。即 I 级，咀嚼、眨眼、立须等面部肌肉抽搐；II 级，以点头运动为主的颈部肌肉的抽搐；III 级，单侧前肢的阵挛、抽搐；IV 级，双侧前肢阵挛、抽搐伴身体立起；V 级，双侧后肢强直、身体背曲强直、跌倒。

根据大鼠癫痫症状表现分为重型发作（IV～V 级发作）和轻型发作（I～III 级）两种。

2. 脑电图分析 皮层脑电图在癫痫发作时可记录到明显的癫痫样脑电波。

【注意事项】

1. 注射药物的部位要准确，以保证大鼠癫痫模型的成功率。

2. 要认真观察记录大鼠癫痫发作时表现。

3. 麻醉和手术操作要细心，避免动物意外死亡。

【思考题】

1. 正常脑电图波形及意义？

2. 癫痫发作时脑电图波形如何变化？

（林宇涵　于 利）

第三节　大鼠心肌缺血再灌注模型

【实验目的】

了解心肌缺血再灌注损伤（myocardial ischemia-reperfusion injury, MI-RI）的基本概念，

掌握 MI-RI 最基本的模型制备方法。

【实验原理】

冠脉供血量不能满足心肌对能量的需要时即发生心肌缺血，缺血一定时间、一定程度会引起心肌组织细胞的损伤，血液的重新灌注是防止损伤，使组织细胞存活下来的必要措施。但再灌注不一定使缺血损伤的组织细胞得到恢复，在一定条件下反而加重了损伤，由此逐渐形成了缺血再灌注损伤概念。1977 年 Hearse 首次提出了再灌注损伤概念。MI-RI 表现为再灌注心律失常、心肌顿抑和心肌组织超微结构改变等。大鼠以其冠状动脉侧支循环少、心肌坏死出现早、心律失常发生率高、重复性好、稳定性好、费用低廉而成为制备心肌缺血再灌注损伤模型的首选实验动物。冠状动脉左前降支是左心室供血的最主要血管，如果此血管发生阻塞可引起室间隔、左心室前壁发生心肌梗死，因而结扎冠状动脉左前降支是研究心脏缺血再灌注损伤最好的血管。

【实验对象】

大鼠。

【实验器材和药品】

BL-420E⁺生物机能实验系统、小动物呼吸机、大鼠手术台、哺乳类动物手术器械 1 套、自制大鼠气管插管、18 号缝合圆针、4-0 无损伤缝合针、1 号医用缝合线、0.5cm 长直径 1.5mm 乳胶管，5ml 一次性无菌注射器、0.5% 戊巴比妥钠溶液、氯化三苯基四氮唑（TTC）、心肌酶谱试剂盒。

【实验方法】

选取成年健康雄性 Sprage-Dawley 大鼠若干只，体重 $200 \sim 300g$，分为假手术组和缺血再灌注组。

1. 称重、麻醉、固定 0.5% 戊巴比妥钠溶液 25mg/kg 腹腔注射，麻醉后将大鼠仰卧位固定在小动物手术台上。

2. 记录术前标准 II 导联心电图并存入电脑。

3. 气管插管 颈部剪毛，沿颈部正中线做一 $4 \sim 5cm$ 长切口，剪开皮肤、皮下组织，用止血钳向下做钝性分离，暴露气管。在喉下方将气管与食管钝性分开，在气管下穿线。于甲状软骨下方 2cm 处的两气管软骨之间剪开 $1/3 \sim 1/2$ 气管圆周，并向上剪开 2 个软骨环，呈倒“T”字形剪口。用干棉球将气管内血液及分泌物擦干净，向肺方向插入气管插管，并结扎固定。将气管插管与小动物呼吸机相连，潮气量 0.05ml/g，频率 $60 \sim 80$ 次 / 分，呼吸比为 2：1，于吸气末持续正压呼吸。

4. 用止血钳游离大鼠左侧的胸大肌，暴露左第 2、3、4 肋，分别在左第 2、3、4 肋间隙距离胸骨左缘约 0.5cm 处进针穿线，每个肋间隙同一进针点穿两根长约 40cm 的 0 号手术线，再将两根线用力拉向两侧，分开肋间肌和软组织并结扎肋间动脉，留取结扎线的剩余部分，将两根结扎线剩余部分用力拉向两侧拉开胸腔，并固定之。充分暴露心脏及其表面的血管，剪开心包膜。

5. 用左手拇指及四指将心脏挤出胸腔。在左心耳与肺动脉圆锥之间找到与左冠状动脉伴行的心大静脉，在左心耳下方 2mm 处用眼科针 4-0 丝线穿线，进针深度为 $1 \sim 1.5mm$，宽 $2 \sim 3mm$，结扎之前在预结扎的冠状动脉前降支处放置一根约 0.5cm 长、直径 1.5mm 的乳胶管，连同乳胶管一起结扎冠状动脉前降支（假手术组只穿线不结扎）。结扎后迅速将心脏放入胸腔，轻挤胸腔排出胸腔气体。以同步心电图 QRS 波群增高、增宽、ST 段抬高为结扎成功标志。

6. 于结扎成功 30 分钟后，剪断结扎线，拔除乳胶管再通，再灌注 120 分钟。并观察心电图有无再灌注心律失常，并记录存入电脑。

7. 再灌注结束后自下腔静脉取血 3 ～ 5ml，放置 1 ～ 2 小时，离心 15 ～ 20 分钟（2000 r/min）。取血清测乳酸脱氢酶（LDH）、谷草转氨酶（AST）和肌酸激酶同工酶（CK-MB）含量。

8. 取出心脏剔除心房、结缔组织及右心室，用生理盐水洗净血液，平行房室沟将左心室切成 1.5 ～ 2mm 片，置于 0.25% TTC 染色液中（pH 7.4）37℃避光染色 15 分钟。坏死区心肌呈灰白色，未坏死心肌呈蓝色。用吸水纸或纱布吸去水分，切下坏死区心肌，电子天平称重并记录，计算梗死区心肌重量占左心室重量百分比。

【实验结果】

1. 冠状动脉结扎和再灌注模型成功的标志　冠状动脉结扎成功标志为结扎线远端心肌颜色发绀，心电图表现为 S-T 段抬高和（或）T 波高耸。再灌注损伤模型成功标志为缺血部位心肌颜色恢复，抬高的 S-T 段下降 50% 以上。

2. 观察假手术组和缺血再灌注组大鼠心电图 ST 段变化情况。

3. 观察假手术组和缺血再灌注组大鼠血中 LDH、AST 和 CK-MB 水平改变，一般情况下，缺血再灌注组即冠状动脉结扎 30 分钟，再灌注后 120 分钟后，上述 3 种酶会明显升高。心肌酶谱是反映心肌损伤的血清标准，CK-MB 则是反映心肌坏死程度的特异血清指标。

4. 观察假手术组和缺血再灌注组大鼠心肌梗死范围的改变，计算梗死区心肌重量占左心室重量百分比。

【注意事项】

1. 气管插管时，一定要将气管内的血液与分泌物清理干净以后方能插管。

2. 冠状动脉结扎过程要在 1 ～ 2 分钟内完成，术后如呼吸不好，胸外人工按摩几次，待自主呼吸稳定。

【思考题】

1. 何谓心肌缺血再灌注损伤？冠状动脉结扎和再灌注模型成功的标志分别是什么？

2. 通过查阅文献，了解心肌缺血再灌注损伤的发病机制。

3. 在制备心肌缺血再灌注损伤模型时为什么要设立假手术组？

（刘　卓）

第四节　大鼠不同程度脑损伤模型

在缺血性脑血管病基础医学研究中，建立能较好地模拟临床上缺血性脑损伤过程的动物模型，是实验研究过程中的一个重要步骤。目前常用动物模型主要分为局灶性脑缺血动物模型和全脑缺血动物模型。

一、大鼠大脑中动脉区局灶性脑缺血模型（线栓法）

【实验目的】

了解常用局灶性脑缺血模型优缺点，掌握线栓法制备常用局灶性脑缺血模型的技术要点及实验方法。

【实验原理】

大脑中动脉供血区是脑梗死最常发生的部位，研究急性脑缺血后脑组织损伤的病理生理变化，有赖于建立稳定可靠的动物卒中模型，常见的模型是大鼠大脑中动脉阻塞（middle cerebral artery occlusion，MCAO）模型。MCAO 模型的制作方法有很多，目前国内外最常用的是线栓法。其原理是用线栓阻塞颈内动脉和后交通动脉的血流，同时栓线的前端到达大脑前动脉的起始部，阻塞大脑前交通动脉的血流，使一侧大脑中动脉血流完全阻断。1986 年，Koizumi 等首次报道了通过无须开颅的线栓法制作 MCAO 模型，1989 年 Longa 等对这种方法进行了改进，以后该方法得到了广泛的应用。

【实验对象】

大鼠。

【实验器材和药品】

显微剪、显微镊、微血管夹、自制细铁丝拉钩、外套输液器前部的软管、4-0 和 5-0 的手术线、18 号缝合圆针、4-0 无损伤缝合针、1 号医用缝合线、2% TTC 磷酸盐缓冲液、10% 的水合氯醛溶液、4% 多聚甲醛。

【实验方法】

栓线制备：选用"贵花田"牌鱼线，直径 0.24mm，先将鱼线剪成 3cm 长的小段，60 ～ 70℃加热 2 小时，将鱼线小段塑呈弧形，弧形外切角为 30° 时最佳，可确保线栓弧度与大鼠颈内动脉走行一致。自然冷却后，头端约 5mm 涂上聚胺酯，用油性记号笔在线栓头端和距头端约 2cm 处做上标记，以方便植入线栓时调整线栓方向，了解线栓进入血管的长度。制备好的线栓头端向上，垂直插在海绵垫上，风干，紫外线消毒后备用。

选取成年健康雄性 Sprage-Dawley 大鼠若干只，体重 200 ～ 300 g。随机分为缺血组和假手术组。

1. 麻醉、固定　10% 水合氯醛，按 0.35ml/100g 经腹腔注射麻醉后，将大鼠仰卧位固定于小动物手术台上，固定好大鼠门齿。剪去手术区的毛发，消毒术区皮肤，铺盖无菌洞巾。

2. 暴露血管　颈正中切口，分离、结扎右侧颈总动脉近心端、颈外动脉及其分支动脉。分离右侧颈内动脉，沿颈内动脉向下分离翼颚动脉，根部结扎该分支。在颈内动脉近端备线、远端放置动脉夹。

3. 插线　颈总动脉分叉处切口，插入制备好的栓线，其深度为 17 ～ 20mm，栓线进入颈内动脉，入颅至大脑前动脉，阻断大脑中动脉所有血流来源。撤掉动脉夹，扎紧备线，外留 1cm 长线头，缝合皮肤。假手术组除不向动脉内插入栓线外，其余步骤同上。

【实验结果】

1. 神经行为学评分　造模后 12 小时，待大鼠清醒后，根据 Longa 评分标准，综合评定大鼠脑缺血的损伤程度。0分，无神经功能损伤症状；1分，提尾，不能完全伸展对侧前爪；

2分，行走向外侧转圈；3分，行走困难并向对侧倾倒；4分，不能自发行走，意识障碍。

2. 脑水含量测定　神经行为学评分结束后，一部分动物脑组织用于测定脑水含量。大鼠深麻醉，断头取脑，分别称左右脑半球湿重，置160℃烤箱内24小时后称干重，按以下公式计算脑组织含水量。

$$脑组织含水量（\%）=（湿重-干重）/ 湿重 \times 100\%$$

3. 脑梗死面积测定　神经行为学评分结束后，另一部分大鼠进行TTC染色，观察脑梗死面积改变。大鼠深麻醉，断头取脑，将大脑整体标本置于20g/L TTC溶液中37℃孵育30分钟，可见边界清楚的脑梗死灶. 用数码相机拍照后，再将大脑置于-20℃冰箱中快速冷冻15分钟，以视交叉平面为中心连续冠状切片5张，厚度为5mm，重复上述染色约30分钟，可在冠状位见白色梗死灶。将脑片置于4%多聚甲醛溶液中固定过夜，用数码相机拍照。经电脑图像分析量化脑梗死绝对体积占对侧大脑半球体积的百分比，即相对脑梗死体积。

【注意事项】

1. 模型成功率标准　以存活72小时、神经行为学评分1～3分、TTC染色可见明显缺血灶为造模成功标准。

2. 若线栓插入过程中，线栓进入血管内的长度小于15mm即遇阻力（通常为10mm左右），同时大鼠出现轻微的右侧面肌抽动，提示线栓误入翼腭动脉，须拔线栓，再度调整线栓角度，重新插入。

3. 线栓头端要光滑圆钝，这样不易刺破血管膜。如线栓头端比较锋利，大鼠在醒后扭头挣扎时很容易使线栓刺破菲薄的血管膜而致蛛网膜下腔出血而死，降低建模成功率。

4. 为提高模型稳定性，术中应尽可能缩短颈总动脉缺血时间。

二、四血管阻塞法建立大鼠全脑缺血模型

【实验目的】

　　了解常用全脑缺血模型优缺点，掌握四血管阻塞法制备常用全脑缺血模型的技术要点及实验方法。

【实验原理】

　　利用四血管阻塞法（双侧椎动脉和双侧颈总动脉阻塞）建立大鼠全脑缺血动物模型是应用较为广泛的一种建模方法，其解剖学基础在于大鼠腹侧的脊髓动脉具有一走向脑干的返支，四血管闭塞期间可维持脑干的血液供应，使动物得以存活。该方法主要包括两大步骤：①通过烧灼大鼠第一颈椎上之双侧翼孔，闭塞双侧椎动脉；②动物存活24小时后，在清醒状态下经一过性闭塞双侧颈总动脉，造成全脑缺血。在闭塞双侧颈总动脉期间，通过观察大鼠的神经体征（翻正反射消失，眼球变白）作为达到全脑缺血的判定指标。该方法可较好地模拟临床上因低血压休克、心肺脑复苏等造成全脑缺血性损伤的过程。

【实验对象】

　　大鼠。

【实验器材和药品】

　　大鼠手术台、哺乳类小动物手术器械1套、微型双极电凝镊、18号缝合圆针、1号

医用缝合线、5ml 一次性无菌注射器、10% 水合氯醛溶液、4% 多聚甲醛溶液。

【实验方法】

选取成年健康雄性 Sprage-Dawley 大鼠若干只，体重 200 ～ 300g，分为缺血组和假手术组。

1. 麻醉、固定 10% 水合氯醛，按 0.0035ml/g 行腹腔注射麻醉后，将大鼠仰卧位固定于小动物手术台上。

2. 腹侧颈正中切口，分离双侧颈总动脉并置套扣待用。

3. 然后，将大鼠俯卧固定于立体定位仪的耳杆上，将头向下 30°，尾部用橡皮带绑扎，给以一定拉力，使动物颈部脊髓伸展，使椎板处于水平位置，这样更便于观察和电凝翼状孔下的椎动脉。分离椎旁肌，暴露第一颈椎的翼状孔，用单极烧灼针垂直插入并电凝。消毒后缝合切口。

4. 24 小时后动物在清醒状态下，操纵套扣，夹闭双侧颈总动脉形成全脑缺血。如需要再灌，一定时间后放开夹子使脑血流再灌。

【实验结果】

1. 四动脉阻断后约 3/4 大鼠翻正反射消失，2 ～ 3 分钟内 EEG 成等电位，直到再灌后才恢复。只有这样的动物才被认为全脑缺血。该动物仍有自主呼吸及角膜反射，说明脑干无明显缺血。动物缺血后，血压上升 2.67 ～ 4.0kPa，伴换气量增加，体温下降。缺血 10、20 或 30 分钟的大鼠惊厥比例分别为 0%、8% 和 20%（在 24 小时内），或 40%（72 小时内）。为了便于分析结果，一般将发生惊厥的动物剔除。

2. 组织学观察 取全脑缺血 15 分钟并存活 7 天的大鼠，迅速麻醉，开胸显露心脏，用 200ml 4℃生理盐水心脏灌注，冲洗血液后，立即更换 4% 多聚甲醛快速灌注 200ml，然后维持缓慢灌注 2 小时。用钢针经颅骨在脑组织上标记前囟点的位置，取全脑组织浸入甲醛溶液中继续固定 4 小时。收取前囟后 3.8mm 处冠状切面组织块进行脱水、包埋、切片等操作。HE 染色后观察海马和皮层进行组织学改变。

【注意事项】

1. 手术要分离暴露翼小孔，用电烙针电凝翼小孔内的椎动脉。大鼠翼小孔位于第一颈椎横突，非常细小，难以直视到椎动脉，只能按其解剖位置，将电烙针插入翼小孔，直接电凝翼小孔。电凝的强度和时间至关重要，电凝强度 2 ～ 3 级，时间 3 ～ 4 秒。

2. 大鼠体重和健康状况也是影响手术成功率的因素，体重 180 ～ 220g 的健康大鼠，模型成功率较高。

3. 手术器械需严格消毒，手术过程应无菌操作；术后的大鼠须放在经消毒处理过的饲养笼中分开饲养，避免创口感染。

【思考题】

有一药物可能对脑缺血损伤有保护作用，请自行设计应用何种方法证明该药物对缺血的保护作用，写出具体实验分组和观察指标。

（刘　卓）

第十五章　创新性实验范例

第一节　新的抗心律失常药物筛选

引起实验性心律失常方法甚多，概括起来有：①药物诱发心律失常；②电刺激引起心律失常；③结扎冠状动脉引起心律失常；④应用心肌培养技术和电生理技术研究抗心律失常药对心肌细胞作用的分子机制等。

【实验目的】

掌握研究抗心律失常药物最基本的实验方法，本实验通过氯化钡诱发的心律失常和心肌缺血诱发心律失常两种模型观察药物 LC 的抗心律失常作用。

一、LC 对氯化钡诱发的心律失常的影响

【实验原理】

氯化钡诱发心律失常的确切机制目前尚不明确，可能与下列因素有关：①增加心肌蒲肯野纤维 Na^+ 内流，提高最大舒张期去极化速率；②使心肌细胞 Ca^{2+} 内流增加，诱发迟后除极和触发活动；③氯化钡是 K^+ 通道的开放阻滞药，Ba^{2+} 与 K^+ 竞争结合位点，而通道对 Ba^{2+} 不通透，却抑制了 K^+ 的流出，从而使最大舒张期电位绝对值下降，与阈电位的差值减少，自律性提高。

【实验对象】

大鼠。

【实验器材和药品】

BL-420E$^+$ 生物机能实验系统、注射器（1ml、5ml）、0.5% LC、10% 氯化钡溶液、10% 水合氯醛。

【实验方法】

1. 实验分组　选取成年健康 Sprage-Dawley 大鼠若干只，体重 200～300g，雌雄各半，分为 5 组：模型对照组；LC 三个剂量组（2.5mg/kg、5mg/kg 和 10mg/kg）；阳性药物胺碘酮组（5mg/kg）。

2. 麻醉固定　10% 水合氯醛，按 0.0035ml/g 经腹腔注射，麻醉后大鼠仰卧位固定于大鼠手术台上。记录正常 II 导联心电图。

3. 给药　①模型对照组：经舌下静脉注射氯化钡 4mg/kg 诱发心律失常；② LC 组：舌下静脉注射相应剂量 LC 后，30 分钟后注射氯化钡；③胺碘酮组：经舌下静脉注射胺碘酮 5mg/kg，30 分钟后注射氯化钡。

4. 观测指标　采用 Mest 评分来评估心律失常的严重程度。Mest 评分标准：0 分，窦性心律；20 分，I° 房室传导阻滞、室上性心律失常；40 分，室性期前收缩二联律和三联律、II° 房室传导阻滞；60 分，多源性室性期前收缩、阵发性室性心动过速；80 分，心室纤颤；100 分，死亡。

【实验结果】

模型对照组经舌下静脉注射氯化钡 4mg/kg 的过程中或注入后立即出现典型的双向性室性心律失常，持续 30 分钟以上。

预先静脉注射 LC 或胺碘酮的干预组，与模型对照组相比，观察心律失常程度。可从心律失常出现时间、心律失常持续时间、发生率、心律失常严重程度（可用 Mest 评分方法）几个方面，并与阳性对照药物对比，评价 LC 的抗心律失常作用。

二、LC 对麻醉大鼠冠状动脉结扎诱发心律失常的影响

【实验器材和药品】

BL-420E$^+$ 生物机能实验系统、小动物呼吸机、大鼠手术台、哺乳类小动物手术器械 1 套、自制大鼠气管插管、18 号缝合圆针、4-0 无损伤缝合针、1 号医用缝合线、注射器（1ml、5ml）、0.5% LC、0.5% 戊巴比妥钠溶液。

【实验方法】

1. 实验分组 选取成年健康 Sprage-Dawley 大鼠若干只，体重 200 ～ 300g，雌雄各半。随机分为 6 组，缺血组：结扎冠状动脉前降支；假手术组：不结扎冠状动脉前降支；缺血 +LC 三个剂量组（2.5mg/kg，5mg/kg 和 10mg/kg）：在结扎冠状动脉前降支时舌下静脉注射相应剂量的 LC；缺血 + 胺碘酮组（5mg/kg）：给药方法同 LC 组，假手术组和缺血组给予等容量生理盐水。

2. 大鼠心肌缺血模型建立 建立方法见第十三章第三节。冠状动脉结扎后观察实验各组心律失常发生情况。

3. 心律失常评分标准 心律失常的判定按照 Lambeth 会议标准，评分则参考 Wong 等的评分规则，具体如下：① 0 分，无心律失常；② 1 分，偶发性室性期前收缩（指 1 分钟内发生 3 次以下的室性期前收缩）；③ 2 分，频发性室性期前收缩（指 1 分钟内发生 3 次或 3 次以上的室性期前收缩）；④ 3 分，偶发性室性心动过速（指 1 分钟内发生 3 次以下的室性心动过速）；⑤ 4 分，频发性室性心动过速（指 1 分钟内发生 3 次或 3 次以上的室性心动过速）或偶发心室纤颤（指 1 分钟内发生 3 次以下的心室纤颤）；⑥ 6 分，频发性心室纤颤（指 1 分钟内发生 3 次或 3 次以上的心室纤颤）或死亡。

【实验结果】

记录各组结扎冠状动脉后 30 分钟内室性期前收缩发生次数、心律失常出现时间、室性心动过速持续时间、心室纤颤发生率及心律失常评分，比较各组间差异，进行统计学分析，写出论文。

【注意事项】

1. 氯化钡需要新鲜配制，快速静脉注射。

2. 快速静脉注射氯化钡后，绝大多数动物于给药过程中或给药后 30 秒出现心律失常。

3. 缺血性心律失常严重程度与冠状动脉结扎时间有关。

（刘 卓 刘婉珠）

第二节 丹参酮对心肌缺血及再灌注损伤的保护作用

丹参系活血化瘀中药，有活血化瘀、养血安神、凉血消痈和排脓生肌的作用，临床上广泛用于治疗冠状动脉粥样硬化性心脏病（简称冠心病）、缺血性脑卒中、动脉粥样硬化等。现代药理发现其具有抗心肌缺血、抗血小板、抗血栓形成、调血脂、抗氧化及抗动脉粥样斑块形成等作用。本实验进一步确定丹参对心肌缺血及再灌注损伤的保护作用。

【实验目的】

掌握研究心肌缺血及再灌注损伤最基本的实验方法。学会抗心肌缺血及再灌注损伤药物研究基本实验设计，了解论文的写作方法。进一步确定丹参对心肌缺血及再灌注损伤的保护作用。

【实验原理】

参见第十四章第三节大鼠心肌缺血再灌注模型。

【实验对象】

大鼠。

【实验器材和药品】

BL-420E$^+$生物机能实验系统、小动物呼吸机、大鼠手术台、手术器械、自制大鼠气管插管、18号缝合圆针、4-0无损伤缝合针、1号医用缝合线、0.5cm长直径1.5mm乳胶管、5ml一次性无菌注射器、0.5% 戊巴比妥钠溶液、氯化三苯基四氮唑（TTC）、心肌酶谱试剂盒、超氧化物歧化酶（SOD）测试盒、丙二醛（MDA）测试盒。

【实验方法】

选取成年健康雄性 Sprage-Dawley 大鼠若干只，体重 200～300g。随机将大鼠分为6组，①假手术组；②缺血再灌注模型对照组；③缺血再灌注＋丹参酮3个剂量组（5mg/kg、10mg/kg和20mg/kg）。假手术组和模型组给予等容量生理盐水，丹参酮各剂量组给予相应药物，均为灌胃给药，喂养3天，末次给药2小时后进行手术。

模型制备方法见第十四章第三节大鼠心肌缺血再灌注模型。

【实验结果】

1. 记录Ⅱ导联心电图，观察 S-T 段改变，并对大鼠心律失常进行评分。

2. 丹参酮对大鼠缺血再灌注心肌梗死范围的影响 将实验动物的冠状动脉结扎40分钟再灌注120分钟。实验结束后，取出心脏剔除心房、结缔组织及右心室，用生理盐水洗净血液，平行房室沟将左心室切成 1.5～2mm 片，置于 0.25% NBT 染色液中（pH 7.4）37℃避光染色15分钟。坏死区心肌呈灰白色，未坏死心肌呈蓝色。用吸水纸或纱布吸去水分，切下坏死区心肌，电子天平称重并记录，计算梗死区心肌重量占左心室重量百分比。

3. 丹参酮对大鼠缺血再灌注血清 LDH、AST 和 CK-MB 的影响 再灌注结束后自下腔静脉取血 3～5ml，放置 1～2 小时，离心 15～20 分钟（2000 r/min）。取血清测乳酸脱氢酶（LDH）、谷草转氨酶（AST）和肌酸激酶同工酶（CK-MB）含量。

4. 丹参酮对大鼠缺血再灌注血清 SOD 活性和 MDA 含量的影响 取血清，用 TBA 比色法测定血清 MDA 含量，用黄嘌呤氧化酶法测定 SOD 活性。MDA 为脂质过氧化反应产物，其含量能较好地反映心肌缺血再灌注后局部组织的脂质过氧化程度，与心肌损伤程度成正比。SOD 广泛地存在于需氧代谢细胞中，能清除自由基而起保护细胞作用。心肌缺血再灌注后，作为自由基清除剂的 SOD 活性降低。

【注意事项】

1. 本实验为创新性实验，可根据预实验结果摸索丹参酮的有效剂量及量效关系。

2. 可根据具体实验条件确定实验观察指标。

3. 心肌缺血及再灌注时间可根据实验结果确定。

（刘　卓　刘婉珠）

第三节　深部脑刺激治疗帕金森病的实验研究

【实验目的】

1. 观察高频电刺激丘脑底核（subthalamic nucleus，STN）对帕金森病模型大鼠纹状体（striatum，STR）神经元自发放电的影响，探讨深部脑刺激治疗帕金森病的可能机制。

2. 学习神经电生理学的实验方法。

【实验原理】

与调节运动有关的基底神经节结构主要有纹状体（尾核、壳核和苍白球）、丘脑底核和中脑黑质。基底神经节接受大脑皮质谷氨酸纤维投射，其传出纤维经直接和间接通路又返回大脑皮质，直接通路易化皮层运动，而间接通路抑制运动。由于黑质 - 纹状体多巴胺递质系统通过多巴胺受体可增强直接通路的活动，抑制间接通路活动，所以当黑质 - 纹状体多巴胺递质系统受损时，可使直接通路活动抑制，间接通路活动增强，从而抑制大脑皮质对运动的发动，出现了帕金森病运动减少和动作缓慢等症状。

帕金森病的治疗方法主要有药物（左旋多巴、M 型受体阻滞药等）、深部脑刺激及干细胞移植等，其中深部脑刺激（deep brain stimulation，DBS）已成为目前外科治疗进展型帕金森病的主要手段，但 DBS 的治疗机制尚未明确，可能是 DBS 阻断了基底节到丘脑、皮质及脑干的异常输出信号，同时也与其调节神经元的递质释放有关。将丘脑底核作为刺激靶点，同时纹状体作为引起 PD 的主要核团，从电生理学的角度，其神经元放电模式的改变可能会引起或改善 PD 的症状。因此，本实验采用电生理学的方法观察电刺激 STN对 PD 和正常大鼠 STR 神经元放电的影响，探讨 DBS 的治疗机制。

【实验对象】

雄性 Sprague-Dawley 大鼠，PD 模型大鼠，体重（280 ± 20）g。

【实验器材和药品】

脑立体定位仪、微电极拉制仪、微电极推进器、A320R 隔离刺激器、单管玻璃微电极、DAM 80 微电极放大器、Spike 2 生物信号处理系统、哺乳类动物手术器械一套、微量注射器（5μl）、2ml 注射器、微型电钻、6- 羟基多巴（4 μg/μl）、0.05% 阿朴吗啡、氨苄青霉素、20% 氨基甲酸乙酯、4% 水合氯醛、生理盐水、滂胺天蓝、缝合角针、缝合线、脱脂棉、碘伏。

【实验方法】

1. 动物手术　PD 或正常大鼠用20% 氨基甲酸乙酯(0.8ml/100g 体重)腹腔注射麻醉后，固定于脑立体定位仪上。行常规开颅术，剥开硬脑膜，暴露脑组织，并行小脑延髓池引流。

2. 电刺激方法 按 Paxions & Watson 的大鼠脑图谱，将刺激电极（双极同心圆电极 NEX100，外径 0.25mm，直流输出阻抗 3 ～ 6MΩ）插入右侧丘脑底核（定位：距前囟 3.8mm，中线旁 2.4mm，硬膜下 7.6mm）。电刺激由 A320R 隔离电刺激器产生，经同心圆电极输出。刺激参数为：方波脉冲，刺激频率 100 ～ 130Hz，强度 0.6mA，波宽 0.06ms，刺激时程 5 秒。

3. 神经元放电记录方法 取单管玻璃微电极，尖端直径 1 ～ 5μm，电阻 5 ～ 10 MΩ，灌注含 0.1% 滂胺天蓝的 3 mol/L NaCl 溶液（pH 7.0）用于引导神经元放电。借助微电极推进器将微电极缓缓插入大鼠脑内 STR（定位：距前囟 1.7mm，中线旁 2.0mm，硬膜下 5.4mm）或其他核团，使微电极尖端到达记录的核团内。单位神经元放电经微电极放大器和前置放大器引导、滤波，显示于示波器上，同时由 Spike 2 生物信号处理系统记录并存储于计算机中，同时生成神经元放电序列直方图。实验中只对放电稳定且信噪比 > 3 ：1 的神经元放电信号进行记录，分别观察和计算高频电刺激前后记录 STR 神经元的放电形式和频率变化。

【实验结果】

1. 观察并记录神经元放电形式的变化 神经元的放电形式通常有 3 种，即规则放电、不规则放电和爆发式放电。

2. 记录并统计电刺激前后神经元放电频率的变化 高频电刺激前后，核团神经元放电的电频率变化可根据下面公式判断：

R ＝（电刺激后放电频率 - 电刺激前放电频率）/ 电刺激前放电频率 ×100%

R ≥ 20% 为兴奋型反应；R ≤ −20% 为抑制型反应；介于两者之间为无反应。

所得数据可应用 SPSS 12.0 统计软件处理，统计资料用 $(\bar{x} \pm S_{\bar{x}})$ 表示，放电频率的比较用 t 检验。$P < 0.05$ 为差异有统计学意义；$P < 0.01$ 为有极显著性差异。

3. 根据实验结果讨论电刺激的可能机制。

【注意事项】

1. 刺激和记录部位要准确定位。

2. 注意排除干扰，保持动物体温。

【思考题】

1. 帕金森病的主要临床表现和治疗原则？
2. 基底神经节与大脑皮质之间的纤维联系（直接通路和间接通路）？

（林宇涵 于 利）

第四节 急性肺水肿的实验性治疗

【实验目的】

1. 通过给家兔静脉输入大量生理盐水和肾上腺素，复制实验性肺水肿动物模型，并探讨其发生机制。

2. 实验性治疗肺水肿。

【实验原理】

同第七章第二节。

【实验对象】

家兔。

【实验器材和药品】

兔固定台、兔常规手术器械、气管插管、呼吸换能器、BL-420E$^+$生物机能实验系统、静脉导管及输液装置、听诊器、1%普鲁卡因、生理盐水、肾上腺素、氧气、呋塞米、吗啡等。

【实验方法】

1. 模型复制同第七章第二节家兔实验性肺水肿，分为肺水肿组、肺水肿治疗组。

2. 应密切观察以下情况：①呼吸曲线的变化，有无呼吸急促、呼吸困难；②听诊肺部有无湿啰音；③有无发绀；④气管插管口有无粉红色泡沫状液体溢出。

3. 当动物出现肺水肿典型表现时，治疗组自行设计抢救方案，治疗用药品见上。观察呼吸曲线的变化，呼吸困难有否改善，听诊肺部啰音，观察气管插管内泡沫样液体的变化。肺水肿组用止血钳夹闭气管，处死动物，取肺称重计算肺系数。治疗组治疗完毕后取肺称重。

4. 肉眼观察肺大体变化，用手术刀切开肺组织，比较两组肺病理改变。

【实验结果】

实验结果填入表 15-1 中

表 15-1　家兔实验性肺水肿的临床表现和病理变化

组别	呼吸	湿啰音	发绀	肺系数	肺病理变化
实验前					
肺水肿组					
治疗组					

【思考题】

1. 肺水肿的发生机制？
2. 肺水肿的治疗原则？

（叶丽平）

第五节　利尿药对水、电解质及酸碱平衡的影响

【实验目的】

1. 观察利尿药对水、电解质及酸碱平衡的影响，并分析其发生机制。

2. 观察机体缓冲酸碱失衡的机制并进行实验性治疗。

【实验原理】

呋塞米可抑制髓袢升支粗段对 NaCl 的重吸收，使肾小管腔内 NaCl 浓度增加，肾髓质间液中 NaCl 减少，渗透压梯度降低，使水重吸收减少，影响尿的浓缩过程。其利尿作用迅速、强大。呋塞米利尿的同时也增加了酸、钾等排泄，长期连续使用利尿药可导致到水电解质、酸碱平衡失调。

【实验对象】

家兔。

【实验器材和药品】

兔固定台、兔常规手术器械、气管插管、呼吸换能器、膀胱插管、BL-420E⁺生物机能实验系统、血气分析仪、静脉输液装置、头皮针、注射器、手术线、生理盐水、1% 呋塞米溶液、25% 氨基甲酸乙酯（乌拉坦）。

【实验方法】

1. 取一只家兔称重，耳缘静脉注射 20% 氨基甲酸乙酯（乌拉坦）（5ml/kg 体重），全身麻醉后，仰卧固定在兔手术台上。

2. 剪去颈部兔毛，在颈正中做 5～6cm 切口，钝性分离气管和一侧颈总动脉，穿线备用。用头皮针耳缘静脉注入 1% 肝素（2ml/kg 体重）进行抗凝，并留置头皮针待用。

3. 气管插管　粗线结扎固定，然后将气管插管的一端与呼吸换能器相连并连接在 BL-420E⁺生物机能实验系统 CH1 通道，描记呼吸曲线。

4. 动脉插管　将动脉插管与血压换能器相连，排空气泡并充满肝素。向心方向插入动脉插管。将血压换能器连接 BL-420E⁺生物机能实验系统 CH2 通道，描记血压。

5. 膀胱插管　在耻骨联合上做腹部正中切口，长约 5cm，找到膀胱，将之拉出腹腔并造瘘，插入导尿管并结扎，排空尿液。观察家兔正常呼吸（频率、幅度）、血压、血气指标，用量筒记录每 5 分钟尿量和 30 分钟总尿量。

6. 经耳缘静脉注入 1% 呋塞米溶液（5mg/kg），每 5 分钟收集收集并记录尿量和 30 分钟总尿量。期间观察并记录以上指标。

7. 实验性治疗　经耳缘静脉注射生理盐水。

【实验结果】

将实验结果填入表 15-2 中。

表 15-2　利尿药对水电、酸碱平衡紊乱的影响

组别	尿量	呼吸	血压	pH	PaO₂	PaCO₂	SB	AB	BE	K⁺	Na⁺	Cl⁻	判断
实验前													
呋塞米													

【注意事项】

1. 颈总动脉结扎时应避开伴行的迷走神经；血压换能器应处于家兔心脏同一水平。

2. 采集动脉血之前将动脉插管内的血弃去 1ml，再抽取新鲜血液检测血气，血液样本一定要与空气隔绝，抽血动作要快，否则会影响结果。

3. 尽量减少手术性出血和休克。为减少手术创伤。

4. 膀胱插管勿扭曲折叠，防止影响尿液排出。

【思考题】

1. 呋塞米的利尿机制？

2. 利尿引发水电解质、酸碱平衡失调的机制？

（叶丽平）

第六篇 病 例 讨 论
第十六章 病 例 讨 论
病 例 一

患者，男性，20岁。

主诉：突发右胸痛、气促半天，症状加重就诊。

现病史：患者在锻炼过程中突感右侧胸痛，气促，偶有咳嗽，无明显咳痰、发热。开始未给予特殊处理，半天来症状逐渐加重，随即来门诊就医。

既往史：体健，无食物药物过敏史。

体格检查：体温36.8 ℃，脉搏98次/分，呼吸28次/分，血压100/60mmHg（13.3/8.0kPa）。呼吸急促，皮肤无黄染。气管略向左移位，右肺叩鼓音，听诊右侧呼吸音消失。心率98次/分，律齐。腹部查体无异常。

辅助检查：

（1）血常规：RBC $4.9×10^{12}$/L，WBC $8.2×10^9$/L，PLT $110×10^9$/L，N 65%。

（2）心电图：未见明显异常。

（3）胸片：右侧肺纹理消失，右侧肺压缩约40%。

诊断：自发性气胸。

【思考题】

1. 该患者为什么突发右侧胸痛，气促？其诊断依据是什么？

2. 什么是胸膜腔负压？它是如何形成的？

3. 胸膜腔负压有什么重要的生理学意义？

4. 气胸会引起哪些生理功能的改变？

（于 洋）

病 例 二

患者，男性，62岁。

主诉：活动后气短伴干咳1年，加重2周。

现病史：患者于1年前无明显诱因出现活动后气短，步行上3层楼感到呼吸困难，休息后缓解。伴干咳，无胸痛、咯血，无低热、盗汗。自服止咳药，咳嗽症状能缓解。1年来活动后气短逐渐加重，步行50米感呼吸困难。2周前无明显诱因咳嗽较前加剧，少痰，活动后气短重，轻微活动即感呼吸困难，无寒战、盗汗，无喘息、胸痛。自发病以来一般情况可，体重无明显减轻。

既往史：否认肝炎、结核病史。无药物、食物过敏史。否认支气管哮喘、高血压和冠心病等病史。家中饲养1只小狗3年余。吸烟15年，每天半包，已经戒烟10年。否认家族性遗传病史。

体格检查：神志清楚，精神差，口唇发绀。双下肺可闻及吸气末捻发音。心界无扩大，心率 90 次 / 分，律齐，心音有力，未闻及杂音。腹部平坦，腹软，肝脾肋下未及。双下肢不肿。可见杵状指（趾）。

辅助检查：

（1）血常规：WBC 10.5×10^9/L，N 82%，L 18%；Hb 131g/L；PLT 312×10^{12}/L。

（2）红细胞沉降率：28mm/h。

（3）血气分析（未吸氧）：pH 7.387，$PaCO_2$ 40.1mmHg，PaO_2 51.6mmHg，SaO_2 85.8%。

（4）肺功能：FVC 占预计值（%）：54%，FEV_1/FVC：78%，FEV_1 占预计值（%）：84%，TLC 占预计值（%）：60%，RV/TLC 42%，DLCO 占预计值（%）：45%。

（5）胸部 HRCT：双下肺胸膜下小叶间隔增厚，可见部分蜂窝肺和牵张性支气管扩张，有小片状的磨玻璃影。

（6）支气管肺泡灌洗液（右中叶）：细胞总数 1.2×10^6，细胞活性 85%。巨噬细胞 84%，淋巴细胞 3%，嗜中性细胞 10%，嗜酸性细胞 3%。未见含铁血黄素细胞。无肿瘤细胞，抗酸杆菌阴性。

诊断：特发性肺纤维化，Ⅰ型呼吸衰竭。

【思考题】

1. 肺组织纤维化时，患者为什么表现为吸气困难？

2. 肺通气功能的评价指标有哪些？哪个指标能更好地反映肺通气功能？

3. 什么是 FEV、FVC？ FEV_1/FVC 表示什么含义？有什么重要的生理学意义？

4. 如何鉴别阻塞性肺疾病和限制性肺疾病？

（于 洋）

病 例 三

患者，女，18 岁。

主诉：停经 2 个月余，阴道流血 16 天，近 3 天感到头晕、眼花、乏力明显就诊。

现病史：患者末次月经 2013 年 10 月 10 日，2013 年 12 月 7 日起阴道流血，超月经量，12 月 15 日外院查尿 HCG 阴性，血红蛋白 5g/L，输血 800ml。同时给予戊酸雌二醇 2mg，1 次 /8 小时，口服，3 天血止，自行停药，再次出现大量阴道流血。近 3 天头晕、眼花、乏力明显来就诊。

既往史：健康，有性生活史，无传染病史，无手术史、无输血史。

月经史：13 岁初潮，平时月经不规则，周期 30 ～ 90 天，经量时多时少。

体格检查：体温 36.3 ℃，心率 100 次 / 分，呼吸 20 次 / 分，血压 100/70mmHg（13.3/9.3kPa）；神清，面色发黄，眼睑苍白，心、肺、腹叩诊无异常。

专科检查：外阴血染，阴道通畅。宫颈光滑，见血自宫颈管流出，子宫正常大小，双附件正常。

辅助检查：

（1）血常规：WBC 9.0×10^9/L，RBC 1.5×10^{12}/L，Hb 50g/L，PLT 150×10^9/L。

（2）彩超：子宫 75mm×50mm×23mm，宫腔内膜回声不均约 27mm，双侧附件无异常。

诊断：青春期功能失调性子宫出血，继发重度贫血。

【思考题】

1. 利用生理学知识分析该患者头晕、眼花、乏力的原因可能有哪些?

2. 利用生理学知识分析该患者停经的原因?

3. 何谓月经与月经周期? 月经血有何特点?

4. 月经周期的形成机制?

（李伟红）

病 例 四

患者，女，28岁。

主诉：结婚后未采取任何避孕措施，4年后仍未怀孕就诊。

现病史：王女士24岁与丈夫张先生结婚，婚后夫妻二人未采取任何避孕措施，结婚4年仍未怀孕，家人十分着急而来就诊。

既往史：健康，无传染病史，无手术史、无药物、食物过敏史。

月经史：12岁初潮，平时月经周期不规律，周期40～50天，每次持续7～10天，经量正常，无痛经。

体格检查：体温36.5℃，心率82次/分，呼吸18次/分，血压110/72mmHg（14.6/9.6kPa）；神清，心、肺、腹叩诊无异常。

专科检查：外阴正常，阴道通畅。宫颈光滑，子宫正常大小，双附件正常。

辅助检查：

（1）血常规：WBC 8.0×10^9/L，RBC 4.5×10^{12}/L，Hb 130g/L，PLT 200×10^9/L。

（2）盆腔B超检查：子宫和卵巢均正常。

诊断：不孕症。

【思考题】

1. 依据生理学知识分析该患者可能有哪些原因导致不孕?

2. 该患者还需要进一步做哪些检查来确定病因?

3. 依据生理学知识分析男性不育的原因可能有哪些?

4. 诊断早期妊娠的重要指标是什么? 请说出原因。

（李伟红）

病 例 五

患者，女性，25岁。

主诉：皮肤出血点2天。

现病史：患者2天前无明显诱因突然发现皮肤出血点，前胸部及四肢均可见，急诊住院治疗。自患病来，无鼻出血、齿龈出血，无尿血及便血，无头晕、头痛，无眼花、耳鸣，平素无易脱发，无反复口腔溃疡，无皮肤光过敏，无口眼干燥，食睡欠佳，平素无偏食，二便可。

既往史：否认肝炎、结核、糖尿病病史，否认高血压病史，无手术、输血史，无食物及药物过敏史。预防接种史不详。

入院查体：体温36.9℃，脉搏90次/分，呼吸18次/分，血压123/82mmHg（16.4/10.9kPa），神清，发育正常，步入病房，查体合作。皮肤黏膜无黄染，前胸部及四肢散在出血点。浅表淋巴结未及肿大。巩膜无黄染，睑结膜无苍白，眼睑无水肿。咽无充血，扁桃体不大，颈软、甲状腺不大。胸骨无压痛，双肺呼吸音清，未闻及干湿啰音，心率90次/分，律齐，腹软，全腹无压痛，肝脾未扪及，移动性浊音阴性，肠鸣音4次/分，双肾区无叩痛，双下肢无浮肿，双侧膝反射对称引出，双侧病理反射未引出。

辅助检查：WBC 6.78×10^9/L，RBC 4.27×10^{12}/L，Hb 111g/L，PLT 3×10^9/L

初步诊断：血小板减少性紫癜。

【思考题】

1. 血液的成分有哪些？

2. 红细胞、白细胞、血小板的正常值是多少？

3. 血小板的生理特性有哪些？

4. 血小板的功能是什么？

5. 生理性止血的过程是什么？

6. 血液凝固的过程是什么？

（田　原）

病　例　六

患者，男性，41岁。

主诉：因车祸造成左股骨骨折及大失血入院。

现病史：患者于1小时前发生车祸，左股骨骨折及大失血，急诊入本院治疗。

体格检查：昏迷，口唇苍白，双肺呼吸音清，心界无扩大，脉搏微弱，律齐，未闻及杂音。腹部平坦，腹软，肝脾肋下未及。双下肢不肿。

辅助检查：血压70/50mmHg（9.3/6.7kPa），血型AB型，Rh（-）

诊断：失血性休克。

【思考题】

1. ABO血型的构成？

2. Rh血型的分类及意义？

3. 什么是交叉配血试验？

4. 血型为Rh（-）者输血时选择哪种血型最合适？

（田　原）

病　例　七

患者，男性，52岁。

主诉：间断性头晕、头痛3年，加重1周。

现病史：患者近3年来常出现间断性头晕、头痛，伴视物模糊，无胸痛、胸闷，无恶心、呕吐等不适症状，休息及自行服用罗布麻片，症状缓解。1周前患者再次出现头晕、头痛，并且出现恶心、呕吐症状，服用罗布麻片，症状缓解不明显。患者发病以来，精神、睡眠可，大小便正常。

既往史：既往体健，否认肝炎、结核等传染病史及接触史，无外伤手术史，无药物过敏史，无输血史，预防接种史不详。

体格检查：体温 36.4℃ 脉搏 78 次/分 呼吸 18 次/分 血压 150/95mmHg（20.0/12.6kPa）。神清，眼睑无苍白，口唇无发绀。颈软，颈静脉不怒张。胸廓无叩压痛，心前区无异常隆起凹陷，双肺叩诊清音，呼吸音清对称，未闻及干湿啰音。心界不扩大，心率 78 次/分，心音有力，律齐，各瓣膜区未闻及杂音。腹软，肝脾未扪及肿大。颈、脊柱、四肢活动自如。神经系统查体未见异常。

辅助检查：

（1）血常规：无异常。

（2）尿、便常规：均无异常。

（3）胸透：心肺隔未见明显异常。

（4）心电图示：窦性心律，大致正常心电图。

诊断：原发性高血压。

【思考题】

1. 该患者为什么头痛、头晕？根据对患者的检查，你的初步诊断是什么？

2. 什么叫动脉血压？动脉血压的正常值是多少？

3. 动脉血压的形成条件？影响动脉血压的因素有哪些？血压如何调节？

4. 什么是高血压？病因和发病机制？

5. 高血压的诊断标准是什么？如何分级？

（刘 卓）

病 例 八

患者，男性，62 岁。

主诉：反复活动后心前区疼痛 1 年，近 1 个月发作频率明显增多且发作时间延长。

现病史：患者 1 年前开始上楼时出现心前区疼痛，呈闷痛，伴左上肢酸痛，每次持续几十秒至 1 分钟，休息约 2 分钟可缓解，每个月发作 1 次。1 个月前开始患者劳累、情绪激动时出现心前区闷痛，范围巴掌大小，感觉胸部被大石头压住了，伴冷汗、头昏、乏力，同时有整个左上肢酸痛或不适，持续达近 10 分钟，心前区疼痛与左上肢疼痛同时发作、消失，经休息或含服"速效救心丸"3～5 分钟方可缓解，共发作 4～5 次。患者在家属陪同下，前来医院心内科就诊。患者有原发性高血压病史 8 年，血压控制不详。

既往史：无肝炎、结核病史。无药物、食物过敏史。吸烟史（15 支/天，20 年），少量饮酒。

体格检查：体温 36.7℃，脉搏 74 次/分，呼吸 18 次/分，血压 140/84mmHg（18.6/11.2kPa）。查体未见异常。

辅助检查：

（1）心电图：心率 70 次/分，窦性心律，V_5、V_6 的 ST 段近似水平下移 0.05～0.075 mV，T 波低平。

（2）血常规：Hb 126g/L，WBC 5.2×10⁹/L，PLT 255×10⁹/L。

（2）血常规：Hb 126g/L，WBC $5.2×10^9$/L，PLT $255×10^9$/L。

（3）尿常规：蛋白阴性，镜检未见异常。

（4）肝功检测：尿素氮 5.1mmol/L，肌酐 115μmol/L，空腹血糖 5.38mmol/L（3.6～6.1mmol/L），总胆固醇 7.06mmol/L（3.1～6.1mmol/L），甘油三酯 2.88mmol/L（0.4～

1.86mmol/L），高密度脂蛋白 0.8mmol/L（0.9 ～ 2mmol/L），低密度脂蛋白 8.8mmol/L（2.1 ～ 3.4mmol/L），磷酸激酸酶同工酶（CK-MB）13U/L，肌钙蛋白 I（cTnI）0.01ng/L。

（5）超声心动图：左心室、左心房略大，室间隔中下部及心尖部运动幅度降低，与左心室后壁运动不协调。

（6）胸片：两肺纹理增多，余未见异常。心影大小正常，两肺未见有渗出及异常密度影。

诊断：恶化型心绞痛，Ⅱ型高脂血症。

【思考题】

1.试分析患者胸痛的可能原因？从患者胸痛的性质、特点、持续时间、部位和伴随症状再结合体格检查发现，对患者胸痛做出可能的最初诊断。

2.心绞痛是怎么发生的？冠心病发生胸痛的原因？

3.从患者的辅助检查中，你能发现哪些问题？

4.什么是高脂血症？患者属于哪一种高脂血症？患者的血脂异常和其胸痛有联系吗？

5.引起冠心病的危险因素有哪些？患者具有哪些冠心病的危险因素？

（刘　卓）

病 例 九

患者，男，69 岁，退休干部。

主诉：持续性胸前区闷痛 4 小时，伴意识模糊 1 小时。

现病史：患者 4 小时前于睡眠中突觉胸前区闷痛，伴濒死感，自服硝酸甘油 1 片，5 分钟后无效，先后含 3 次无缓解，伴大汗、恶心、呕吐少许胃内容物。1 小时前家人发现反应迟钝，问话不答或回答不清，急送医院诊治。

体格检查：体温 37℃，脉搏 112 次 / 分，呼吸 30 次 / 分，血压 80/50mmHg（10.6/6.7kPa）。神志模糊，半卧位，呼吸急促，口唇发绀，颈静脉无怒张，双肺底可闻及湿啰音，心率 112 次 / 分，律齐，心音低钝，可闻及第四心音，心尖区 2 级收缩期杂音，腹部查无异常，四肢皮肤轻度发绀。

辅助检查：

（1）心电图：窦性心律，$V_1 \sim V_6$ 导联可见 ST 段弓背向上型抬高 0.2 ～ 0.5mV，T 波高耸，V_1、V_2、V_3 导联可见病理性 Q 波，Ⅱ、Ⅲ、aVF 导联 ST 段下移 0.1 ～ 0.2mV，T 波倒置。

（2）心肌酶谱：谷草转氨酶（AST）40U/L，CPK 112U/L，CPKMB 62U/L。

诊断：冠心病，急性广泛前壁心肌梗死，心源性休克。

治疗经过：

（1）吸氧。

（2）多巴胺 200mg，间羟胺 10mg 加入 10% 葡萄糖静脉滴注。根据血压情况调节多巴胺给药速度，5 ～ 15mg/（kg·min）至血压恢复。

（3）杜冷丁 100mg，肌内注射。

（4）阿司匹林 100mg，每日一次口服。

（5）普拉固（普伐他汀）10mg，每日一次口服。

（6）患者于用上述药物 2 小时后血压仍不稳定回升，且胸痛无缓解。给予冬眠合剂：杜冷丁 100mg、氯丙嗪 50mg、异丙嗪 50mg 加入 10% 葡萄糖 250ml 中静脉滴注；除多巴胺、间羟胺外加入去甲肾上腺素 2mg，泵入。

（7）之后，血压恢复为 90～100/60～70mmHg（12.0～13.3/8.0～9.3kPa）。给予尿激酶 150 万 U，加入生理盐水 150ml，30 分钟内滴入。2 小时后患者胸痛缓解，心电图抬高的 ST 段回落，血压进一步回升至 110～120/70～80mmHg（14.6～16.0/9.3～10.6kPa）。减慢升压药泵入的速度。

（8）消心痛 10mg，每日 3 次口服；卡托普利 12.5mg，每日 3 次口服；倍他乐克（美托洛尔）12.5mg，每日 2 次口服；24 小时后撤去升压药物，病情趋于平稳。

【思考题】

1. 本病例为何要根据血压情况调节多巴胺给药速度？

2. 本病例的心肌梗死疼痛为何不用吗啡而用杜冷丁？

3. 阿司匹林、普拉固、尿激酶在该病例中起何作用？它们的作用机制是什么？

4. 消心痛、卡托普利、倍他乐克分别属于哪类药物？在该病例中起何作用？

（刘晓健）

病 例 十

患者，男，78 岁，退休干部。

主诉：胸闷、气短 10 年余，加重伴不能平卧 1 周。

现病史：该患者 10 年余前多于劳累时胸闷、气短，曾诊断为"冠心病"。近 1 年来逐渐加重，体力劳动能力明显降低，仅散步即觉气短，多次住院治疗，并发现血压高，具体不详。1 周前以感冒为诱因病情进一步加重，气短不能平卧，夜间重，伴咳嗽、咳白色泡沫样痰，偶有黄痰。自服消心痛 10mg、头孢氨苄片未见缓解来院。

既往史：Ⅱ型糖尿病 3 年。

体格检查：体温 37.5 ℃，脉搏 104 次/分，呼吸 28 次/分，血压 160/100mmHg（21.3/13.3kPa）。端坐位，呼吸急促，口唇发绀，皮肤潮湿，颈静脉怒张，双肺可闻及较密集的中、小水泡音，右下肺可闻及干啰音。心率 104 次/分，节律整齐，第一心音弱，肝右肋下 4cm，质韧，肝颈静脉反流阳性，双下肢浮肿。

辅助检查：

（1）血常规：WBC 12.5×10^9/L，RBC 4.87×10^{12}/L，PLT 150×10^9/L，空腹血糖 9.8mmol/L。

（2）心电图：窦性心律，STV_1、V_6 水平下移 0.1mV，T 波倒置。

（3）心脏彩超：LVESV 35mm；LVEDV 58mm；EF 34%；LA 35mm，显示左心房、左心室增大，室间隔运动减弱，左心室收缩功能下降。

诊断：冠心病，高血压，心功能Ⅳ级，肺内感染，Ⅱ型糖尿病。

治疗经过：卡托普利 25mg，每日 3 次口服；5- 单硝酸异山梨醇酯 40mg，每日 1 次口服；呋塞米 20mg，每日 1 次口服；安体舒通（螺内酯）20mg，每日 2 次口服；西地兰 0.4mg，稀释后缓慢静脉注射；硝普钠 25mg 泵入；阿司匹林 100mg，每日 1 次口服；中性胰岛素（RI）4U，4U，4U，三餐前皮下注射；头孢曲松钠 2.0g 加入 250ml 生理盐水静脉滴注。

【思考题】

1. 本病例中为何应用呋塞米和安体舒通？为何用安体舒通而不是氨苯蝶啶？

2.西地兰属于哪类药物？在该病例中起何作用？其作用机制是什么？

3.在该病例中为何应用阿司匹林、头孢曲松、中性胰岛素？

4.5-单硝酸异山梨酯、卡托普利、硝普钠分别属于哪类药物？在该病例中起何作用？它们的作用机制各是怎样的？

（刘晓健）

病 例 十 一

患者，女，17岁，学生。

主诉：喘息1天。

现病史：昨天因吸入花粉突然发生喘息，不能平卧，曾自服氨茶碱不见好转，而急诊入院。

既往史：去年春季前曾有过类似发作。

体格检查：体温37℃，脉搏120次/分，呼吸32次/分，血压12.0/8.0kPa（90/60mmHg）。神志恍惚，问话不能回答，大汗淋漓，端坐体位，口唇发绀，胸廓胀满，呈吸气位，呼吸运动减弱，两肺广泛的哮鸣音，呼气延长，心音纯，律整，心率120次/分，腹软，肝脾未触及，双下肢无水肿，四肢末梢发绀。

辅助检查：X线胸片示两肺透亮度增加。血常规：WBC $12.0×10^9/L$，N 65%，L 25%，E 10%。

诊断：重症哮喘。

【思考题】

1.该病例应该同时给予哪些药物进行治疗？并说明其应用理由。

2.该病例是否可以应用糖皮质激素、氨茶碱、异丙肾上腺素和抗生素治疗？请说明理由。

（刘晓健）

病 例 十 二

患者，男，36岁。

主诉：反复上腹痛3年余。

现病史：患者于3年前无明显诱因出现上腹部阵发性隐痛，无放射痛，以饥饿痛、夜间痛显著，进食后可缓解，偶伴返酸、嗳气。上腹部痛多于每年秋、冬季节发作。无恶心、呕吐，腹胀、腹泻，无乏力、食欲不振、油腻，无畏寒、发热，无呕血、黑便，无黏液、脓血便，无渐进性消瘦。自服复方氢氧化铝片（胃舒平）后症状可短期缓解。曾在外院行腹部B超检查肝、胆、脾、胰未见异常。自起病以来患者精神、食欲如常，睡眠稍差，大小便正常，体重无明显减轻。

体格检查：除上腹剑突下轻压痛外，无其他阳性体征；辅助检查常规未发现明显异常。内镜检查示十二指肠球部小弯侧前壁溃疡，直径0.50cm，幽门螺杆菌（Hp）阳性。

诊断：十二指肠球部溃疡。

治疗经过：奥美拉唑20mg，每日2次；克拉霉素500mg，每日2次；阿莫西林1g，每日2次。疗程为7日。治疗7日后，症状消失。停药后3个月及1年分别复查，胃镜见十二指肠球部溃疡已愈合，Hp阴性。患者未再出现以上症状。

【思考题】

1. 该病例中应用奥美拉唑起何作用？其作用机制是什么？

2. 为根除 Hp，除上述药物以外，还可用那些药物，为什么？

（刘晓健）

病 例 十 三

患者，女，64 岁，退休干部。

主诉：发热伴咳嗽、咳痰 2 周。

现病史：患者于入院前 2 周无明显诱因出现咳嗽、咳少量白痰，发热，体温最高达 39.5 ℃，午后为著，盗汗，全身乏力，无咯血、胸痛，无皮疹，无消瘦。自服"先锋Ⅳ号"5 天后，效果不佳。为进一步诊治收入院。

过去史：40 年余前曾换"肺结核"，经抗痨治疗 1 年痊愈。有糖尿病史 13 年，饮食控制及服药物治疗。无慢性咳嗽、咳痰、喘息病史。

体格检查：体温 38.5 ℃，除右下肺叩诊浊音、双侧肺呼吸音粗、右下肺可闻及少许湿啰音外，无其他阳性体征。

辅助检查：

（1）血常规：WBC 11.5×10^9/L，N 81.8%，L 12.6%。

（2）红细胞沉降率 72mm/h。

（3）PPD（纯蛋白衍生物，5U）试验：呈强阳性。

（4）胸片：右下叶背段肺可见片状高密度影，边界模糊，右肋膈角稍钝。

（5）胸部 CT：右下肺可见点条状阴影，边界模糊不清，伴少许钙化。

（6）痰中未找到抗酸杆菌。

诊断：右下肺继发型肺结核，涂（一），复治，Ⅱ 型糖尿病。

治疗经过：2SHRZE/1HRZE/5HRE 疗程为 8 个月。药物缩写（S- 链霉素，H- 异烟肼，R- 利福平，Z- 吡嗪酰胺，E- 乙胺丁醇）

【思考题】

1. 抗结核治疗应遵循哪些原则？一线抗结核药物包括哪些？

2. 异烟肼、利福平、吡嗪酰胺、乙胺丁醇、链霉素的抗结核作用机制、特点及主要不良反应各是什么？

（刘晓健）

病 例 十 四

患儿，女，8 个月。

主诉：呕吐、腹泻，伴发热 2 天。

现病史：患儿于 2 天前出现腹泻，每天 6～8 次，为水样便，无黏液及脓血，无特殊臭味。呕吐 4 次，非喷射性。病后 1 天发热，体温最高 39.4℃，尿量减少，末次尿于 6 小时前。病后曾自服加盐米汤，量不详。于入院前全身抽搐 1 次，8 月 7 日急诊入院。

体格检查：体温 38.9 ℃（肛）（正常 36.5～37.7℃），血压 96/70mmHg（12.3/9.3kPa），呼吸 30 次 / 分，脉搏 92 次 / 分，神志清楚，烦躁不安，哭闹不止，面色发红，口唇、皮肤明显干燥，皮肤不凉、无汗。

辅助检查: RBC 5.1×10^{12}/L, Hb 130g/L, WBC 9.8×10^9/L, N 81%, L 18%。血清$[K^+]$ 4.6mmol/L, $[Na^+]$ 158mmol/L, $[Cl^-]$ 106mmol/L。pH 7.39, AB 14.3mmol/L, SB 17.5mmol/L, BE-4mmol/L, $PaCO_2$ 24mmHg（3.2 kPa）。便常规偶见 WBC, 尿 300ml/24 h, 尿比重 1.026。

治疗经过: 住院后给予静脉滴注 5% 葡萄糖溶液 800ml/d 等。3 天后患儿体温回落, 但精神萎靡, 食欲不振。

体格检查: 体温 37.2℃（肛）, 血压 80/50mmHg（10.7/6.7kPa）, 呼吸 36 次 / 分。患儿嗜睡状, 浅快呼吸, 皮肤紧张度下降, 弹性减退, 两眼凹陷, 囟门稍下陷, 心率 138 次 / 分, 律齐, 心音低钝, 肺无异常所见, 腹稍胀, 肝肋下 1cm, 肠鸣音减弱, 腹壁反射减弱, 全身肌肉弛缓, 膝反射迟钝, 四肢发凉, 哭无泪, 皮肤发花。

复查: 血清$[K^+]$ 2.9mmol/L, $[Na^+]$ 122mmol/L, $[Cl^-]$ 89mmol/L。pH 7.20, AB 18mmol/L, SB 17.5mmol/L, BE-5mmol/L, $PaCO_2$ 33mmHg（4.4kPa）。

【思考题】

1. 该患儿治疗前后有何水、电解质和酸碱平衡紊乱? 诊断依据是什么? 其原因和机制是什么?

2. 对患儿应采取怎样的防治措施? 为什么?

3. 该患儿为什么会有发热?

（康艳平）

病 例 十 五

患儿, 男, 6 岁,

主诉: 呕吐、腹泻 5 天入院。

现病史: 患儿 5 天前出现腹泻, 腹泻每日 10 余次, 为不消化蛋花样稀样便, 呕吐每日 5 ～ 6 次, 为胃内容物, 进食甚少。

体格检查: 血压 80/60mmHg（10.7/8kPa）, 脉搏 120 次 / 分, 呼吸 36 次 / 分, 呼吸深。神志淡漠, 嗜睡, 皮肤弹性下降, 眼球下陷。肺与腹部检查未见明显异常。四肢发凉。

辅助检查: pH 7.18, AB 10mmol/L, SB 11mmol/L, BE － 5mmol/L, $PaCO_2$ 18mmHg（2.4kPa）, 血清$[K^+]$ 4.6mmol/L, $[Na^+]$ 131mmol/L, $[Cl^-]$ 94mmol/L。

【思考题】

1. 该患儿有何水、电解质和酸碱平衡紊乱? 诊断依据是什么? 其原因和机制是什么?

2. 对患儿应采取怎样的治疗措施? 为什么?

3. 该患儿呼吸有何变化? 为什么?

（康艳平）

病 例 十 六

患者, 女性, 23 岁, 工人。

现病史: 因结核性腹膜炎和肠梗阻住院手术, 术后禁食, 并连续做胃肠减压 7 天,共抽吸液体2200ml。平均每天静脉滴注5%葡萄糖盐水2500ml，尿量2000ml。手术2周后，患者精神不振，嗜睡，面无表情，肌肉软弱无力，两下肢软瘫，两上肢活动不便，不能翻身。恶心、呕吐、厌食、腹胀、全身乏力等。

体格检查：脉搏86次/分，呼吸16次/分，血压90/62mmHg（12.0/8.3kPa），四肢肌张力减退，两膝反射消失。

辅助检查：血清[K^+]1.7mmol/L，[Na^+]140mmol/L，[Cl^-]103mmol/L。AB 32.03mmol/L，尿呈酸性。心电图显示：窦性心率，各导联T波低平，V_3、V_5出现U波。

治疗经过：立即开始每日给KCl(加入5%葡萄糖中静脉滴注)，4天后，血钾升至4.6mmol/L，一般情况好转，能坐起，食欲增进，面带笑容，四肢活动自如，腱反射恢复，心电图显示正常。

【思考题】

1. 该患者为什么会出现明显的神经肌肉症状和心电图改变？各自发生的原因和机制是什么？

2. 患者的血AB升高，而尿却显示酸性，是否检查结果不正确？为什么？

3. 给患者补钾4天后病情有所好转，为什么需要这么久的时间？给患者直接静脉注射氯化钾溶液，可以很快提高血清钾浓度，能不能如此补钾？为什么？

（康艳平）

病例十七

患者，女性，36岁，体重50 kg。

现病史：因烧伤入院。烧伤面积85%（Ⅲ度烧伤占60%），并有严重呼吸道烧伤。入院时神志清楚，但表情淡漠，呼吸困难，血压75/55mmHg（10.0 kPa/7.3 kPa），并有血红蛋白尿。

辅助检查：Hb 152g/L，RBC 5.13×10^{12}/L，pH 7.31，HCO_3^- 15.1mmol/L，$PaCO_2$ 55mmHg（7.3kPa），血清[K^+] 4.2mmol/L，[Na^+] 135mmol/L，[Cl^-] 100mmol/L。

治疗经过：住院后立即气管切开，吸氧，静脉输液及其他急救处理。伤后24小时共补血浆1400ml、右旋糖酐500ml，5%葡萄糖1400ml，20%甘露醇200ml，10%KCl 10ml。患者一般情况好转，血压90/70mmHg（12.0/9.3kPa），尿量1836ml/24 h，Hb 119g/L，pH 7.38，HCO_3^- 23.4mmol/L，$PaCO_2$ 41mmHg（5.5 kPa）。

不久，患者出现呼吸浅快（36～40次/分），肺闻及湿性啰音，X光胸片显示肺水肿。次日上午实验室检查：pH 7.35，HCO_3^- 36.3mmol/L，$PaCO_2$ 66mmHg（8.8 kPa），[Na^+]140mmol/L，[Cl^-]107mmol/L。立即人工通气，当日下午pH 7.54，HCO_3^- 15.7mmol/L，$PaCO_2$ 18.8mmHg（2.5kPa），经调整通气量，此后10天余病情稳定。

入院第28天发生创面感染（绿脓杆菌），败血症，血压降至70/50mmHg（9.3/6.7kPa），尿量100～300ml/24h，pH 7.09，HCO_3^- 9.8mmol/L，$PaCO_2$ 55mmHg（7.32kPa），血清[K^+] 5.8mmol/L，[Na^+] 132mmol/L，[Cl^-] 102mmol/L。虽经积极救治，病情仍无好转，终因严重感染败血症而死亡。

【思考题】

1. 该患者在28天住院过程中都发生了哪些病理过程？诊断依据是什么？其发生的原因和机制有哪些？

2. 该患者住院治疗时有无不当之处？给患者都带来那些不良影响？若您是主治医生治疗时都应注意什么？

（康艳平）

病例十八

患者，男性，17岁，学生。

主诉：头痛、全身肌肉酸痛2天。

现病史：2天前患者出现头痛、全身肌肉酸痛、食欲减退，下午逐渐出现体温升高。门诊以"发热待查"收住院。

体格检查：体温39.2 ℃，脉搏100次/分，呼吸26次/分，血压100/70mmHg（13.3/9.3kPa），咽部充血，两肺呼吸音稍粗糙，未闻啰音，心律齐，腹软，肝脾未触及。

辅助检查：WBC 19.3×10^9/L，N 83%。尿量减少，大便检查未见异常。胸透无异常发现。

治疗经过：入院后给予抗生素治疗。在输液过程中出现畏寒、寒战、烦躁不安，体温41.6 ℃，心率120次/分，呼吸30次/分，浅快。立即停止输液，肌注异丙嗪1支，并用乙醇擦浴，头部置冰袋。次日，体温渐降，患者精神萎靡，大量出汗，继续输液及抗感染治疗。3天后体温降至37℃，除感乏力外，无不适感。住院7天痊愈出院。

【思考题】

1. 该患者入院时有无发热？原因机制是什么？

2. 该患者输液过程中出现畏寒、寒战、体温升高（41.6℃）等属于何种反应？为什么？与入院时发热有无区别？

3. 该患者的一系列临床表现，如头疼、烦躁不安、面色苍白、畏寒、寒战、食欲减退、大量出汗，脉搏、呼吸、心率等改变是否与发热有关？发生的机制是什么？

4. 为什么对患者采用乙醇擦浴，头部置冰袋？可否静脉注射退热药？为什么？

（康艳平）

病例十九

患者，男性，25岁。

现病史：10天前，患者开始感到周身不适，乏力，食欲减退、厌油腻、腹胀；5天来上述症状加重，全身发黄而就诊。门诊诊断急性黄疸性肝炎收入院。

体格检查：神志清楚，表情淡漠，巩膜黄染，肝大肋下1.5cm，质软，压痛（＋），全身微黄。

辅助检查：Hb 100g/L，WBC 3.9×10^9/L，PLT 120×10^9/L。

治疗经过：入院后虽经过积极治疗，但病情日益加重。入院第10天腹部及剑突下皮肤出现淤斑，尿中有少量红细胞，尿量减少，PLT 50×10^9/L。第11天，PLT 39×10^9/L，PT 30s（正常对照15s），Fib 2.4g/L。给予输液及激素治疗，并用肝素抗凝。第13天，PLT 30×10^9/L，PT 31s，Fib 1g/L。继续在肝素化基础上输血，患者当日便血约600ml，尿量不足350ml/d。第14天，PLT 30×10^9/L，PT 29s，Fib 1g/L。继续用肝素、输血，并加6-氨基己酸治疗。第15天仍大量便血、呕血，PLT 28×10^9/L，PT 28s，Fib 0.8g/L，

3P试验（++），尿量不足 100ml/d，血压 63/43mmHg（8.3/5.7kPa），出现昏迷而死亡。

【思考题】

1. 根据所学过的病理生理学的内容，该患者发生了哪些病理过程？其诊断依据是什么？导致各病理过程的原因和机制有哪些？

2. 该患者的血小板计数为什么进行性减少？凝血酶原时间为什么延长？纤维蛋白原定量为什么减少？3P试验为什么阳性？

3. 该患者发生出血的原因和机制是什么？

4. 该患者发生少尿甚至无尿的原因和机制是什么？

5. 该患者血压有什么变化？发生原因及其机制是什么？

（康艳平）

病 例 二 十

患者，男性，24岁，农民。

主诉：翻车事故中右腿严重压伤5小时。

现病史：在一次拖拉机翻车事故中，整个右腿遭受严重压伤，在机车下压了大约5小时才得到救护，立即送往医院。

体格检查：脉搏 105 次 / 分，呼吸 25 次 / 分，血压 65/40mmHg（8.6/5.3kPa）。急性痛苦面容，伤腿发冷、发绀，从腹股沟以下开始往远端肿胀。膀胱导尿，导出尿液 300ml。入院后经大约 1 个小时静脉输液治疗，患者循环状态得到显著改善，血压恢复至 110/70mmHg（14.6/9.3kPa），右腿循环也有好转，但仍无尿。入院时血清钾为 5.5mmol/L，输液及外周循环改善后升到 8.6mmol/L，根据病情决定立即行截肢术。

治疗经过：右侧大腿中段截肢，静脉滴注胰岛素、葡萄糖和用阳离子交换树脂灌肠后，血清钾暂时降低，高钾血症的心脏效应经使用葡萄糖酸钙后得到缓解。

伤后 72 小时内患者排尿总量为 200ml，呈酱油色，内含肌红蛋白。在以后 22 天内，患者完全无尿，持续使用腹膜透析。病程中因透析而继发腹膜炎，右下肢残余部发生坏死，伴大量胃肠道出血。

伤后第 23 天，平均尿量为 50 ～ 100ml/24h，尿中有蛋白和颗粒、细胞管型。血小板 $56×10^9$/L，血浆纤维蛋白原 1.3g/L，凝血时间显著延长，FDP 阳性。血尿素氮 17.8mmol/L（50mg/dl），血清肌酐 388.9μmol/L（4.4mg/dl），血清钾 6.5mmol/L，pH 7.18，二氧化碳结合力 12mmol/L，$PaCO_2$ 30mmHg（3.9kPa），虽采取多种治疗措施，但患者一直少尿或无尿，于入院第 41 天死亡。

【思考题】

1. 根据所学过的病理生理学的内容，该患者发生了哪些病理过程？其诊断依据是什么？导致各病理过程的原因和机制有哪些？

2. 该患者血压有什么变化？发生原因及其机制是什么？

3. 该患者血钾有何改变？发生机制有哪些？

4. 该患者伤腿为什么发绀、肿胀？

5. 该患者酸碱平衡有何改变？发生机制有哪些？

6. 该患者为什么会出血？发生机制有哪些？

7. 该患者为什么少尿、无尿? 发生机制有哪些?

8. 死因是什么?

（康艳平）

病例二十一

患者，女性，49 岁。

主诉：月经增多 2 年。

现病史：既往月经正常，2 年前感到每次经血量渐增多，每次来潮约 10 天，量多并有血块。1 年来常感头晕、心慌，虽经中西医多次治疗但仍无效，要求手术根治。

体格检查：体温 37.2℃，脉搏 94 次 / 分，血压 150/90mmHg（19.9/12.0kPa）。发育营养尚好，贫血貌，神志清楚。皮肤未见出血点。头颈无异常发现。胸廓对称，心肺检查未见异常。腹软，肝脾未触及。下肢无凹陷性水肿。妇科检查情况：宫颈外口可容一指，内有结节样突起，宫体位偏右，约 6 周妊娠大小，质硬、活动尚可。

辅助检查：血红蛋白 78.3g/L，RBC 2.75×10^{12}/L，WBC 5.85×10^9/L，出血、凝血时间均为 1 分钟，尿常规正常，肝功能正常。

住院诊断：（1）子宫肌瘤，继发贫血；（2）原发性高血压。

治疗经过：住院后准备手术，配血 400ml，于第 6 天上午输血（"B" 型）。在输血过程中，患者有发冷、寒战，体温升到 38.2 ℃等反应，暂停输血。下午 1 时，加氢化可的松 100mg 继续滴注，下午 4 时 200ml "B" 型血滴注完，未出现反应。配血过程中患者排尿一次约 50ml，略带红色。第 8 天 15 时在硬膜外麻醉下行子宫及双侧附件切除术。术前放置导尿管，膀胱内无尿。术中发现切口易渗血，腹腔内有少量血性渗出液。再次配血时发现患者血型为 "O" 型，证实 2 天前误输 B 型血 200ml，经追问患者得知，输血后到术前的 2 天中，患者排尿不足 500ml，为深棕色（患者体内已发生了什么病理变化）。17 时 40 分手术结束，立即组织抢救小组进行抢救。

首先静脉滴注 20% 甘露醇溶液、速尿等。3 小时内患者排尿 12ml（有何临床意义）。查血尿素氮（BUN）为 14.9mmol/L，非蛋白氮（NPN）57.0mmol/L（80mg/dl），血清钾 6.7mmol/L，二氧化碳结合力 15.3mmol/L。决定当晚用人工肾透析。透析中血压稳定在 110 ～ 140/70mmHg（14.6 ～ 18.6/9.3kPa），透析后复查 BUN 为 9.46mmol/L，血钾为 5.1mmol/L。此后，经过以下处理：①严格控制入液量，每日限制为 800ml。②饮食调节：高糖、高脂、低钾饮食，限制蛋白摄入量。③预防高血钾、氮质血症，促进肾小管功能恢复：25% 葡萄糖溶液 + 胰岛素 + 维生素 B_6 静脉滴注，ATP 肌内注射等。④预防和治疗感染，红霉素 + 氯霉素静脉滴注。⑤预防水中毒：口服甘露醇、应用利尿合剂、肾区理疗等。

患者 17 天内基本无尿，颜面、双下肢出现明显浮肿。

在第二次血液透析中曾发生下述情况：透析结束时，医务人员将灌注透析器的部分血液输入患者体内。透析结束后，患者很快发生严重气喘，心慌、不能平卧。查体发现心率增快，120 次 / 分，血压 210/100mmHg（27.9/13.3kPa），中心静脉压达到 180mmH$_2$O（1.76 kPa），肺部听诊两肺布满细小湿啰音（这些症状和体征表明患者体内发生了什么变化? 原因为何? ）立即给予毒毛旋花子甙 K 等并吸氧后症状稍有缓解，后又放血 350ml，上述心肺症状体征明显缓解。

第四次血透析后，血 BUN 由 16.1mmol/L（45mg/dl）降到 7.5mmol/L（21mg/dl），NPN 由 57.0mmol/L（80mg/dl）降至 28.5mmol/L（40mg/dl），第 26 天患者尿量超过 400ml/d。

第 30 天尿量 1400ml/d，停用利尿药，但血 NPN 偏高。第 35 天尿量达 2100ml，加服 KCl。因有贫血而先后输新鲜血 2 次，血浆 1 次。然而很快 NPN 升至 59.2mmol/L（83mg/dl），血 BUN 15.4mmol/L（43mg/dl）（此现象有何临床意义）。经结肠透析后，分别降至 28.5mmol/L（40mg/dl）及 8.2mmol/L（23mg/dl）。在此期间，合并败血症、急性胃肠炎、急性泌尿系统感染各一次，及时应用青霉素、氯霉素等静脉滴注，肌内注射丙种球蛋白，得以控制。

住院 64 天时查体：患者一般情况良好，体重 53kg，颜面红润，心、肺、脾无异常发现，肾区无叩痛，下肢不肿，血压 120/80mmHg（15.9/10.6kPa），血红蛋白 101.5g/L（70%），白细胞 5.1×10^9/L，尿常规检查无异常发现，血 NPN 21.4mmol/L（30mg/dl），二氧化碳结合力 18.4mmol/L（41vol%），血钾、肝功能均正常。患者出院调养。

【思考题】

1. 该患者有无发热？其发生原因、机制是什么？
2. 该患者于住院输血和手术后并发了哪些病理过程？依据是什么？是什么原因引起的？
3. 该患者抢救后为什么又发生并发症？采取了哪些抢救措施？为什么要采取这些措施？
4. 该患者有哪些临床表现？这些临床表现发生机制是什么？
5. 该患者的每个病理过程临床经过哪几期？依据是什么？为什么？
6. 给患者每日输入液体 800ml 是否合理？为什么？
7. 从本病例中应吸取哪些教训？

（康艳平）

病例二十二

患者，男性，64 岁。

主诉：咳嗽加重、黄痰、发热 1 周，胸闷气憋加重、意识不清 4 小时。

现病史：患者于 20 余年前的冬天，因受凉感冒后出现咳嗽、流涕、气喘，经抗生素治疗后好转。此后常年反复咳嗽，少痰，以夜间为主。冬春季节常加重，开始少量白色黏痰，后变为黄痰。严重时剧咳不能平卧。无胸痛、咯血、盗汗。

5 年来，劳累后感心悸、气促，休息后好转。近 2 年来出现双下肢浮肿，腹胀。患者一直在基层医院接受中西药治疗，症状稍有改善。1 周前，突然出现发热，剧烈咳嗽，食欲不振，全身乏力，在外院给予青霉素治疗，效果欠佳。入院 4 小时前，患者突然感到胸闷气憋，呼吸困难，口唇发绀，头痛、头晕，烦躁不安，意识不清，四肢抽搐，急诊收住院。

体格检查：体温 38.8℃，血压 138/80mmHg（18.4/10.7kPa），脉搏 112 次/分，呼吸 32 次/分。昏睡状，呼之能应。半卧位，呼吸吃力，瞳孔等大等圆，对光反射灵敏，唇甲发绀。咽部充血，颈静脉怒张。桶状胸，肋间隙增宽，呼吸运动受限，叩诊两肺呈过清音，两肺呼吸音较弱，呼气音延长，两肺上部可闻及哮鸣音，两肩胛下区可闻及细湿啰音。剑突下可见心脏冲动，心界无明显增大，心音弱，心率 112 次/分，律整，未闻及病理性杂音。腹平软，右上腹压痛明显，肝肋缘下 2cm，剑突下 3cm，质中，肝颈静脉反流（＋），脾未触及，移动性浊音（－）。双下肢凹陷性水肿。

辅助检查：

1. 实验室检查 RBC 5.1×10^{12}/L，Hb 156g/L，WBC 17.4×10^9/L，N 88%。肝功能正常，血清总蛋白 37g/L。pH 7.18，PaO_2 56mmHg（7.47kPa），$PaCO_2$ 82mmHg（10.9 kPa），

AB 27.3mmol/L，SB 22.5mmol/L，BE+2.8mmol/L。

2.心电图 肺性 P 波，电轴右偏，右心室肥厚，心肌劳损。胸部 X 线片：肺动脉段突出，右心室弓增大，肺野透亮度增强，肺门部纹理增粗紊乱，边缘模糊，肋间隙增宽。痰培养：流感嗜血杆菌（＋）。

治疗经过：入院后，静脉滴注抗生素、碳酸氢钠（118mmol/L），吸入 70% O_2，镇咳，祛痰、强心、利尿等治疗，1 个小时后患者情况恶化，当医生被叫到患者床边时患者已经处于深度昏迷状态。患者呼吸浅而弱。血压 85/50mmHg（11.3/6.7kPa），脉搏 134 次 / 分。

复查血气酸碱指标：PaO_2 66mmHg（8.8kPa），$PaCO_2$ 90mmHg（12.0kPa），pH 7.36，AB 48.3mmol/L，SB 44.5mmol/L，BE +12.8mmol/L。

经调整治疗方案，患者病情逐渐缓解，神志转清。

【思考题】

1.本病例主要的病理过程有哪些？诊断依据是什么？机制是什么？

2.该患者呼吸有何变化？机制是什么？

3.该患者为什么会发生意识障碍？机制是什么？

4.该患者发生了哪些水、电解质和酸碱平衡紊乱？机制是什么？

5.该患者有无发热？其原因、机制是什么？

6.该患者有无发绀？机制是什么？

7.该患者入院后状况恶化的主要原因是什么？应如何调整治疗措施？

8.该患者右心室肥厚是怎么形成的？心功能不全机制有哪些？

9.该患者血压、心率有何变化？为什么？

（康艳平）

病例二十三

患者，女性，32 岁。

现病史：幼时有"风湿性心脏病二尖瓣狭窄、关闭不全"入院治疗史。5 年前发现心房颤动，近年来逐渐加重，在上坡或登楼梯时感到头晕、心悸、气短，休息后好转。最近症状进一步恶化，2 周来有时夜晚入睡后感到气闷而惊醒，并坐起喘气和咳嗽，3 天前因感冒引起气喘加重而入院。

体格检查：体温 37.5 ℃，心率 146 次 / 分，血压 105/82mmHg（14/10.9kPa），呼吸 36 次 / 分，神志清楚，慢性病容，端坐呼吸，口唇明显发绀，颈静脉怒张。呼吸浅快，双肺水泡音。心尖抬举性冲动，心音强弱不等，节律不齐，心尖部可听到收缩期吹风样及舒张期隆隆样杂音。肝大于肋下 5cm，有压痛，移动性浊音（＋）。下肢凹陷性水肿。

辅助检查：胸部 X 光片可见自肺门开始的蝶形云雾状阴影，肺纹理增多，双侧膈下移。心脏呈球性，向左右扩大。心电图显示心房颤动、左心室劳损。多普勒超声心动图显示有二尖瓣狭窄和关闭不全，右心室壁普遍肥厚及动力增强，左右心腔扩大。

【思考题】

1.什么是心力衰竭？心力衰竭有哪些分类？该者属于哪一类心力衰竭？其依据是什么？原因和机制是什么？

2. 该患者的心功能不全是如何逐步加重的?

3. 患者的心率为什么会加快? 有何利弊?

4. 患者出现了哪型心肌肥大? 有何意义? 为什么最终又发生了心力衰竭?

5. 患者为什么有时夜晚入睡后气闷而惊醒? 又为什么坐起来气闷会得到缓解?

6. 患者为什么取端坐呼吸? 机制是什么?

7. 患者出现水肿的机制有哪些?

8. 患者有无发绀? 为什么?

9. 患者有颈静脉怒张的机制是什么?

10. 该患者的治疗原则是什么?

(康艳平)

病例二十四

患者,男性,40 岁。

主诉: 因黑便、呕血 2 天,神志不清入院。

现病史: 患者于 5 年前诊断为慢性肝炎,平时常有肝区隐痛不适。3 个月来自觉全身乏力、恶心、食欲不振、腹胀、常有鼻出血。因劳累过度,2 天前突然感觉上腹部不适,解出柏油样大便,并呕出咖啡色胃内容物约 500ml,伴头晕、心慌,继之出现烦躁不安,神志恍惚,言语错乱急诊入院。

体格检查: 体温 37.8℃,脉搏 96 次/分,呼吸 28 次/分,血压 75/60mmHg(10/8kPa)。营养差,面色萎黄,神志不清,巩膜黄染,上胸部可见数个蜘蛛痣,肝掌。腹部胀满,肝脾触诊不满意,移动性浊音(+)。下肢轻度凹陷性水肿。

辅助检查: Hb 60g/L,RBC 2.5×10^{12}/L,WBC 10.0×10^9/L,N 86%,PLT 78×10^9/L。大便隐血试验(+++)。尿胆红素(+)。肝功能:ALT 124U/L,血清白蛋白 26g/L,球蛋白 36g/L,HBsAg、抗 HBc、抗 Hbe 均(+),AFP(-)。血清总胆红素 200μmol/L(11.7mg/dl),凡登白定性试验双相(+),血氨 100 μmol/L(170.3μg/dl)。血清 [K^+] 3.5mmol/L,[Na^+] 136mmol/L,[Cl^-]103mmol/L,pH 7.48,$PaCO_2$ 26.6mmHg(3.55 kPa),HCO_3^- 19.3mmol/L。B 超:肝表面欠光滑,实质光点增多,回声强,分布不均。

治疗经过: 入院后经止血、输血输液,乳果糖灌肠,静脉输入左旋多巴和复方支链氨基酸及氨卞青霉素等治疗,患者神志逐渐转清,出血停止。1 周后,给予腹腔放液和利尿药(速尿)等治疗,次日患者再次陷入昏迷状态,经应用谷氨酸钾等治疗,患者神志一度清醒,感觉上腹部不适,突然大量呕鲜血,使用三腔气囊管压迫止血无效,血压急剧下降,输库存血 1000ml,抢救无效死亡。

【思考题】

1. 该患者发生了什么病理过程? 其诊断依据是什么?

2. 该患者出现意识障碍、昏迷的原因和诱因是什么?

3. 该患者为什么经乳果糖灌肠、给予左旋多巴、复方支链氨基酸和谷氨酸钾等治疗后神志转清? 昏迷的机制是什么?

4. 该患者发生了哪些水、电解质和酸碱平衡紊乱? 其机制是什么?

5.该患者的治疗和饮食是否合理？为什么？

（康艳平）

病例二十五

患者，男性，30岁。

主诉：近1个月来，全身严重水肿，气急。

现病史：患者自5年前起每日尿量约2500ml，夜间尿量多于白天，两侧腰部酸痛，自感乏力，但无水肿。2年前，因着凉引起感冒、发热、咽痛，出现眼睑、颜面和下肢浮肿，并有恶心、呕吐和血压升高，尿量减少，尿检查发现有蛋白、红细胞、白细胞和颗粒管型。住院治疗1个多月，好转出院后血压持续升高，经常服用降压药，仍常感头昏，骨痛跛行。近1个月来，厌食，晨起恶心、呕吐，全身皮肤瘙痒，记忆力减退，全身水肿加重，伴气急而住院诊治。

体格检查：体温37.8℃，脉搏92次/分，呼吸24次/分，血压150/100mmHg（20/13.3kPa）。面色苍白，全身凹陷性水肿，心浊音界稍向左下扩大。

辅助检查：尿量450ml/24 h，比重1.010～1.012，蛋白（++）。Hb 74g/L，RBC $2.54×10^{12}$/L，WBC $7.4×10^9$/L，PLT $100×10^9$/L。血清总蛋白50g/L，白蛋白28g/L。血清 $[K^+]$ 3.5mmol/L，$[Na^+]$ 130mmol/L，$[Ca^{2+}]$ 1.9mmol/L，$[P^{3+}]$ 2.7mmol/L，BUN 41.4mmol/L，Cre 1100μmol/L，CO_2CP 11.22mmol/L。

治疗经过：患者在5个月住院期间采用抗感染、降血压、利尿、低盐和低蛋白饮食等治疗，病情未见好转。在最后几天内，血 BUN 60.5mmol/L，血压170/110mmHg（22.6/14.6kPa），出现左侧胸痛，可听到心包摩擦音。经常呕吐、呼出气有尿味、精神极差、住院后的第164天出现昏迷、抽搐，呼吸和心搏骤停，抢救无效而死亡。

【思考题】

1.该患者发生了哪些病理过程？诊断依据是什么？

2.该患者发病过程中尿量有何变化？为什么？

3.该患者此次住院时尿比重有何变化？为什么？

4.该患者为什么发生了水肿？发生机制是什么？

5.该患者发病过程伴有高血压？为什么？

6.该患者RBC、Hb有何变化？为什么？

7.该患者为什么胸痛和出现心包摩擦音？

8.该患者 CO_2CP 有何变化？为什么？

9.该患者为什么会发生昏迷、抽搐？

10.该患者有无骨营养不良？依据是什么？发生机制是什么？

（康艳平）

病例二十六

患者，男性，28岁。

主诉：因头晕4年，近2个月加重，伴有恶心、呕吐，近5天有夜间阵发性呼吸困难而入院。

现病史：患者于4年前曾患"急性肾炎"，此后血压一直波动于190～200/100～

130mmHg（25.3～26.7/13.3～17.3kPa），尿常规常有异常变化。半年来出现运动性气短，近2个月食欲不振，伴有恶心、呕吐、全身皮肤瘙痒，近5天有夜间阵发性呼吸困难。

体格检查：体温36.8℃，呼吸27次/分，脉搏96次/分，血压210/130mmHg（28.0/17.3kPa）。消瘦，精神萎靡，反应迟钝，但意识清楚。皮肤、黏膜苍白，未见出血点，眼睑面部轻度浮肿，颈静脉无明显怒张。心脏叩诊，浊音界向左下扩大。肝在肋下3cm，有轻度压痛。双侧肾区轻度扣击痛。

辅助检查：RBC $2.1×10^{12}$/L，Hb 57g/L，血细胞比容21%，PLT $89×10^9$/L。BUN 28.6mmol/L，Cre 1387.9μmmol/L，酚红试验2小时未排出。CO_2CP 15.2mmol/L，血 $[Ca^{2+}]$ 1.6mmol/L，$[P^{3+}]$ 4.4mmol/L，$[K^+]$ 4.3mmol/L，$[Na^+]$ 121mmol/L，$[Cl^-]$ 82mmol/L。尿量1000ml，尿比重固定在1.008～1.010，酸性，蛋白（+++），尿沉渣镜检发现白细胞、红细胞和颗粒管型。眼底检查血管变细，有交叉压迫现象，视网膜乳头水肿。X线示全身骨质脱钙。心电图显示左心室肥大。

治疗经过：入院后经给予低蛋白、低盐饮食，应用利尿药、降压药和强心药等药物治疗，心力衰竭症状好转，血压降至180/100mmHg（24.0/13.3 kPa）。但其他症状未见减轻。入院28天多次发生鼻出血，且尿量逐渐减少，300ml/24h左右，BUN升高达89.3mmol/L，逐渐神志不清，在呕吐200ml咖啡样胃内容物后死亡。

【思考题】

1. 该患者的基本病理过程是什么？其诊断依据有哪些？为什么会发生？

2. 该患者继发了哪些病理过程？有何诊断依据？为什么会发生？

3. 该患者的死因是什么？临终前为何呕吐出咖啡样液体？

（康艳平）

参考文献

高东明，金英 . 2007. 机能实验学教程 . 2 版 . 北京：科学出版社

黄海，雷志平，王琨，等 . 2006. 运动人体机能实验学 . 北京：人民体育出版社

姜恩奎，金英 . 2003. 机能实验学教程 . 北京：科学出版社

李伟红，焦金菊，倪月秋 . 2010. 生理学实验教程 . 武汉：华中科技大学出版社

孙艺平，邹原 . 2009. 医学机能实验学 . 3 版 . 北京：科学出版社

王爱梅，金英，曲巍 . 2012. 医学机能实验学 . 3 版 . 北京：科学出版社

王建红，古宏标 . 2008. 医学机能学实验 . 北京：中国医药科技出版社

杨宝峰 . 2008. 药理学 . 7 版 . 北京：人民卫生出版社

朱大年 . 2008. 生理学 . 7 版 . 北京：人民卫生出版社

附　　录

一、常用平衡盐溶液的成分及配制方法

附表1　常用平衡盐溶液的成分及用途

试剂及剂量	蒂罗德液（用于哺乳类动物）	任氏液（用于两栖类）	洛克液（用于两栖类）	生理盐水	
				哺乳类	两栖类
氯化钠（g）	8.00	6.50	9.00	9.00	6.50
氯化钙（g）	0.20	0.12	0.24	—	—
氯化钾（g）	0.20	0.14	0.42	—	—
氯化镁（g）	0.10	—	—	—	—
碳酸氢钠（g）	1.00	0.20	0.1～0.3	—	—
磷酸二氢钠（g）	0.05	0.01		—	—
葡萄糖（g）	1.00	2.0（可不加）	1.0～2.5	—	—
蒸馏水加至（ml）	1000	1000	1000	1000	1000

附表2　几种平衡盐溶液的配制方法

原液成分	蒂罗德液	林格液	洛克液
20% 氯化钠（ml）	40.0	32.5	45.0
10% 氯化钙（ml）	2.0	1.2	2.4
10% 氯化钾（ml）	2.0	1.4	4.2
5% 氯化镁（ml）	2.0	—	—
5% 碳酸氢钠（ml）	20.0	4.0	2.0
1% 磷酸二氢钠（ml）	5.0	1.0	—
葡萄糖（g）	1.0	2（可不加）	1～2.5
蒸馏水加至（ml）	1000	1000	1000

注：配制时先将其他原液混合并加入蒸馏水，最后再加入氯化钙，同时进行搅拌，以防形成钙盐沉淀，葡萄糖在临用前加入

（于　利）

二、常用实验药物的相对分子质量

附表3　常用实验药物的相对分子质量

实验药物	相对分子质量
氯化乙酰胆碱（acetylcholine chlorid）	181.7
溴化乙酰胆碱（acetylcholine bromide）	226.1
碘化乙酰胆碱（acetylcholine iodide）	273.1
肾上腺素（adrenaline）	183.2
盐酸肾上腺素（adrenaline hydrochloride）	219.7
盐酸丁卡因（amethocaine hydrochloride）	368.5
亚硝酸异戊酯（amylnitrite）	117.5
阿托品（atropine）	289.4

续表

实验药物	相对分子质量
硫酸阿托品（atropine sulphate）	694.8（347.7）
氨茶碱（aminophyllinum）	256.46
氯化钡（barium chloride）	244.3
缓激肽（bradykinin）	1060
溴苄胺（bretyilum tosylate）	414.4
咖啡因（caffeine）	194.2
枸橼酸咖啡因（caffeine citrate）	386.3
氯仿（chloroform）	119.4
扑尔敏（chlorpheniramine malate）	390.9
盐酸沙夫卡因（cinchocaine hydrochloride）	379.9
盐酸可卡因（cocaine hydrochloride）	339.8
去乙酰毛花苷（deslanoside）	943.1
洋地黄毒苷（digitoxin）	764.9
地高辛（digoxin）	780.9
盐酸苯海拉明（diphenhydramine hydrochloride）	291.8
盐酸麻黄碱（ephednine hydrochloride）	201.7
苯甲酸雌二醇（estradiol benzoate）	376.5
马来酸麦角新碱（ergometrine Maleate）	441.5
组织胺（histamine）	111.1
盐酸（hydrochloric acid）	36.46
东莨菪碱（hyoscine）	303.4
氢溴酸东莨菪碱（hyoscine hyrobromide）	438.3
异丙肾上腺素（isoprenaline）	211.2
盐酸异丙肾上腺素（isoprenaline hydrochloride）	247.7
硫酸异丙肾上腺素（isoprenaline sulphate）	556.6（278.3）
硝酸山梨醇酯（isosorbide Dinitrate）	236.14
盐酸利多卡因（lidocaine hydrochloride）	288.8
硫酸镁（magnesium sulphaate）	246.5
溴化新斯的明（neostigmine bromide）	303.2
菸碱（nicoting）	162.2
尼可刹米（nikethamide）	178.2
去甲肾上腺素（noradrenaline）	169.1
盐酸去甲肾上腺素（noradrenaline hydrochloride）	337.3
缩宫素（oxytocin，1mg=500i.u.）	1006
盐酸酚妥拉明（phentolamime hydrochloride）	317.8
水杨酸毒扁豆碱（physostigmine salicylate）	413.5
硫酸毒扁豆碱（physostigmine sulphate）	648.8（324.4）
盐酸普鲁卡因（procaine hydrochloride）	272.8
盐酸毛果云香碱（pilocarpine hydrochloride）	244.7
盐酸罂粟碱（papaverine hydrochloride）	375.8
盐酸异丙嗪（promethazine hyrochloride）	320.9
溴经普鲁本辛（propantheline bromide）	448.4
盐酸普萘洛尔（propranolol hydrochloride）	295.8
盐酸普鲁卡因胺（procainamide hydrochloride）	272.8
盐酸奎尼丁（quinidine hydrochloride）	378.8
乙烯雌酚（stilbestrol）	268.4
亚硝酸钠（sodium Nitrite）	69.0
溴化琥珀胆碱（suxamethonium bromide）	486.3
氯化琥珀胆碱（suxamethonium chloride）	397.4
氯化筒箭毒碱（tubocurarine chloride）	695.8
加压素（vasopressin）	1005

（于 利 王国贤）

三、药物剂量单位、药物浓度及剂量换算

1. 药物剂量单位　药物的重量以"克"（g）为基本单位，容量以"毫升"（ml）为基本单位。机能学实验常用容量和重量的公制见附表4。

附表4　机能学实验常用容量和重量的公制

单位符号	物理量名称	单位符号	物理量名称
pg（picogram）	皮克（微微克）	μm（micron）	微米
ng（nanogram）	纳克（毫微克）	mg（milligram）	毫克
nl（nanolitre）	纳升（毫微升）	ml（millitre）	毫升
nm（nanometre）	纳米（毫纳米）	mm（millimetre）	毫米
μg（microgram）	微克	kg（kilogram）	千克（公斤）
μl（microlitre）	微升	km（kiolmetre）	千米（公里）

2. 剂量单位

（1）动物实验所用药物的剂量，一般按 mg/kg（或 g/kg）体重计算，应用时须从已知药液浓度换算出相当于每千克体重应注射的药液量（ml），以便于给药。

小鼠常以 mg/10g 计算，换算成容积时也以 ml/10g 计算较为方便。

（2）在动物实验中，有时必须根据药物的剂量及某种动物给药途径的药液容量，配制相应的浓度以便于给药。

例：给家兔耳缘静脉注射水杨酸钠 50mg/kg，注射量为 2ml/kg，应配制的浓度是多少？

3. 动物间及动物与人的剂量换算

按千克体重换算：已知 A 种动物每千克体重用药剂量，预估计 B 种动物每千克体重用药剂量时，可查附表5，找出折算系数（W），再按下式计算：

B 种动物的剂量（mg/kg）=W×A 种动物的剂量（mg/kg）

附表5　动物与人体的每千克体重等效剂量折算系数表

折算系数	A 种动物或成人						
	小鼠（0.02 kg）	大鼠（0.2 kg）	豚鼠（0.4 kg）	兔（1.5 kg）	猫（2.0 kg）	犬（12 kg）	成人（60 kg）
B 种动物或成人　小鼠（0.02 kg）	1.0	1.4	1.6	2.7	3.2	4.8	9.01
大鼠（0.2 kg）	0.7	1.0	1.14	1.88	2.3	3.6	6.25
豚鼠（0.4 kg）	0.61	0.87	1.0	1.65	2.05	3.0	5.55
兔（1.5 kg）	0.37	0.52	0.6	1.0	1.23	1.76	3.30
猫（2.0 kg）	0.30	0.42	0.48	0.81	1.0	1.4	2.70
犬（12 kg）	0.21	0.28	0.34	0.56	0.68	1.0	1.88
成人（60 kg）	0.11	0.16	0.18	0.304	0.371	0.531	1.0

例：已知某药对大鼠的最大耐受量为 50mg/kg，需折算为家兔用药量。

查 A 种动物为大鼠，B 种动物为兔，交差点为折算系数 W=0.52，故家兔用药量为 0.52×50mg/kg=26mg/kg，1.5 kg家兔用药量为 39mg。

（于　利　王国贤）

四、常用实验动物的生理常数

附表 6　常用实验动物的生理功能指标

	犬	猫	家兔	大鼠	小鼠	豚鼠	蛙
呼吸（次/分）	20～30	20～50	38～60	100～150	136～216	100～150	
心率（次/分）	100～130	110～140	123～304	261～600	328～780	260～400	36～70
心输出量 [L/（min·kg）体重]	0.12	0.11	0.11	0.2～0.3			
平均动脉压（kPa）	16.1～18.6	16～20	13.3～17.3	13.3～16.1	12.6～16.6	10～16.1	
体温（℃）	37.5～39.7	38～39.5	38.5～39.7	37.5～39.5	37～39	37.8～39.5	
血量（%体重）	5.6～8.3	6.2	7～10	7.4	8.3	6.4	5
红细胞（$\times 10^{12}$/L）	4.5～8	6.5～9.5	4.5～7	7.2～9.6	7.7～12.5	4.5～7	4～6
血红蛋白（g/L）	110～180	70～155	80～150	120～175	100～190	110～165	80
血小板（$\times 10^{10}$/L）	12.7～31.1	10～50	26～30	10～30	15.7～26	11.6	0.3～0.5
白细胞（$\times 10^{9}$/L）	11.3～18.3	9～24	6～13	5～25	4～12	10	2.4

（于　利）

五、人体化验正常值

所列的数值可能因年龄、性别等因素而变化，仅供病例分析参考用，见附表 7。

附表 7　人体主要化验正常值

项目名称	正常参考值
红细胞计数（RBC）	成年：男性（4.0～5.5）$\times 10^{12}$/L；女性（3.5～5.0）$\times 10^{12}$/L 初生儿：（6.0～7.0）$\times 10^{12}$/L
血红蛋白（Hb）	成年：男性 120～160g/L；女性 110～150g/L 初生儿：170～200g/L
血细胞比容（HCT）	微量法：男性 0.467±0.039；女性 0.421±0.054 温氏法：男性 0.4～0.5；　女性 0.37～0.48
网织红细胞（Ret）	显微镜计数法：成人百分数 0.005～0.015 初生儿百分数 0.02～0.06 绝对值（24～84）$\times 10^{9}$/L 流式细胞仪法：成人百分数 0.002～0.012 绝对值（43.6±19）$\times 10^{9}$/L
平均红细胞容积（MCV）	手工法：82～92 fl（μm^3） 血细胞分析仪法：80～100 fl（μm^3）
平均红细胞血红蛋白量（MCH）	手工法：27～31 pg 血细胞分析仪法：27～34 pg
平均红细胞血红蛋白浓度（MCHC）	320～360g/L（32%～36%）

续表

项目名称	正常参考值
白细胞计数（WBC）	成人：（4～10）×10⁹/L；初生儿：（15～20）×10⁹/L
	6个月～2岁：（11～12）×10⁹/L
白细胞分类计数（DC）	百分率：中性杆状核细胞 0～5%
	中性分叶核细胞 50%～70%
	嗜酸性粒细胞　0.5%～5%
	嗜碱性粒细胞　0～1%
	淋巴细胞　　　20%～40%
	单核细胞　　　3%～8%
	绝对值：中性杆状核细胞（0.04～0.5）×10⁹/L
	中性分叶核细胞（2.0～7.0）×10⁹/L
	嗜酸性粒细胞　（0.05～0.5）×10⁹/L
	嗜碱性粒细胞　（0～0.1）×10⁹/L
	淋巴细胞　　　（0.8～4.0）×10⁹/L
	单核细胞　　　（0.12～0.8）×10⁹/L
嗜酸粒细胞直接计数	（0.05～0.5）×10⁹/L
血小板计数（PLT）	（100～300）×10⁹/L
血小板平均体积（MPV）	7～11fl
血小板体积分布宽度（PDW）	15%～17%
红细胞沉降率（ESR）	男性 0～15mm/1h 末；女性 0～20mm/1h 末
血糖（Glu）	葡萄糖氧化酶法 3.6～6.1mmol/L
	邻甲苯胺法：3.9～6.4mmol/L
甘油三酯（TG）	0.56～1.70mmol/L
总胆固醇（TC）	成人：2.86～5.98mmol/L；儿童：3.12～5.2mmol/L
高密度胆固醇（HDL-C）	沉淀法：0.94～2.0mmol/L
低密度胆固醇（LDL-C）	沉淀法：2.07～3.12mmol/L
载脂蛋白 A_1（Apo-A_1）	ELASA法 男性：1.42～0.17g/L；女性：1.45～0.14g/L
载脂蛋白 B（Apo-B）	ELASA法 男性：1.01～0.21g/L；女性：1.07～0.23g/L
心肌酶	
乳酸脱氢酶（LDH）	连续监测法：104～245U/L；速率法：95～200U/L
乳酸脱氢酶同工酶（LDH-1）	32.7%±4.6%
肌酸激酶（CK）	连续监测法：男性：38～174U/L；女性：26～140U/L
肌酸激酶同工酶（CKMB）	＜0.05
肝功能	
丙氨酸氨基转移酶（ALT）	连续监测法：0～40U/L
天门冬酸氨基转移酶（AST）	连续监测法：0～40U/L
总蛋白（TP）	60～80g/L
白蛋白（Alb）	40～55U/L
总胆红素（TBIL）	成人：3.4～17.1μmol/L
直接胆红素（DBIL）	0～6.8μmol/L
间接胆红素（NBIL）	1.7～10.2μmol/L
胆汁酸（TBA）	0～10μmol/L
白蛋白/球蛋白（A/G）	1.1～2.5
γ-谷氨酰转肽酶（γ-GT）	＜50U/L

续表

项目名称	正常参考值
肾功能	
血尿素氮（BUN）	成人：3.2～7.1mmol/L；儿童：1.8～6.5mmol/L
肌酐（Cre）	血清或血浆：男性53～106μmol/L；女性44～97μmol/L
尿酸（UA）	酶法：男性208～428μmol/L；女性155～357μmol/L
碱性磷酸酶（ALP）	40～110U/L
淀粉酶（AMY）	酶偶联法：20～115U/L
补体C3	0.8～1.5g/L
补体C4	0.2～0.6g/L
免疫球蛋白IgA	0.7～3.5g/L
免疫球蛋白IgG	7.0～16.6g/L
免疫球蛋白IgM	0.5～2.6g/L
凝血功能	
凝血酶原时间（TT）	16～18s（超过对照组3s为延长）
活化部分凝血活酶时间（APTT）	31～43s（延长超过对照组10s以上为异常）
凝血酶时间（TT）	16～18s（超过对照组3s为延长）
血浆纤维蛋白原含量（Fib）	2～4g/L
抗链球菌溶血素"O"（ASO）	滴度＜1：400
血氧、血气酸碱指标	
动脉血氧分压（PaO_2）	12.6～13.3kPa（95～100mmHg）
动脉血二氧化碳分压（$PaCO_2$）	4.7～6.0kPa（35～45mmHg）
动脉血氧饱和度（SaO_2）	95%～98%
动脉血氧含量（CaO_2）	19～21ml/dl
静脉血氧含量（CaO_2）	14～15ml/dl
血液酸碱度（pH）	7.35～7.45
血液碳酸氢盐（AB=SB）	22～27mmol/L（平均24mmol/L）
二氧化碳结合力（CO_2CP）	22～31mmol/L（50～70vol/L）
全血缓冲碱（BB）	44～55mmol/L（平均50mmol/L）
碱剩余（BE）	成人：（0±2.3）mmol/L；儿童（-4～±2）mmol/L
阴离子间隙（AG）	8～16mmol/L
血清离子	
钾（K^+）	3.5～5.5mmol/L
钠（Na^+）	135.0～145.0mmol/L
氯（Cl^-）	95～105mmol/L
钙（Ca^{2+}）	总钙（2.25～2.58mmol/L），离子钙（1.10～1.34mmol/L）
磷（P^{3+}）	成人：0.97～1.61mmol/L；儿童：1.29～1.94mmol/L
镁（Mg^{2+}）	成人：0.8～0.12mmol/L；儿童：0.56～0.72mmol/L

（叶丽平）